全国中医药行业高等教育"十三五"规划教材

全国高等中医药院校规划教材（第十版）

U0273001

临终关怀护理学

（供护理学专业用）

主　编

邸淑珍（河北中医学院）

副主编

王　燕（天津中医药大学）　　　　　　孙建萍（山西中医药大学）

刘　伟（辽宁中医药大学）　　　　　　何桂娟（浙江中医药大学）

郭　红（北京中医药大学）

编　　委（以姓氏笔画为序）

石文青（广西中医药大学）　　　　　　纪敬敏（河北中医学院）

张　敏（黑龙江中医药大学）　　　　　张银华（湖南中医药大学）

杨　静（成都中医药大学）　　　　　　郭　趣（云南中医学院）

夏浩志（南京中医药大学）　　　　　　黄丽群（陕西中医药大学）

董　雪（长春中医药大学）　　　　　　魏　琳（广州中医药大学）

中国中医药出版社

·北　京·

图书在版编目（CIP）数据

临终关怀护理学/邱淑珍主编．—北京：中国中医药出版社，2017.7（2023.5 重印）

全国中医药行业高等教育"十三五"规划教材

ISBN 978 - 7 - 5132 - 4193 - 9

Ⅰ．①临…　Ⅱ．①邸…　Ⅲ．①临终关怀 – 护理学 – 中医学院 – 教材　Ⅳ．①R473

中国版本图书馆 CIP 数据核字（2017）第 100336 号

中国中医药出版社出版

北京经济技术开发区科创十三街31号院二区8号楼

邮政编码　100176

传真　010-64405721

河北省武强县画业有限责任公司印刷

各地新华书店经销

开本 850×1168　1/16　印张 12.5　字数 312 千字

2017 年 7 月第 1 版　2023 年 5 月第 7 次印刷

书　号　ISBN 978 - 7 - 5132 - 4193 - 9

定价　38.00 元

网址　www.cptcm.com

服 务 热 线　010 - 64405510

购 书 热 线　010 - 89535836

侵 权 打 假　010 - 64405753

微信服务号　zgzyycbs

微商城网址　https://kdt.im/LIdUGr

官 方 微 博　http://e.weibo.com/cptcm

天猫旗舰店网址　https://zgzyycbs.tmall.com

如有印装质量问题请与本社出版部联系（010-64405510）

全国中医药行业高等教育"十三五"规划教材

全国高等中医药院校规划教材（第十版）

专家指导委员会

许二平（河南中医药大学校长）

孙忠人（黑龙江中医药大学校长）

孙振霖（陕西中医药大学校长）

严世芸（上海中医药大学教授）

李灿东（福建中医药大学校长）

李金田（甘肃中医药大学校长）

余曙光（成都中医药大学校长）

宋柏林（长春中医药大学校长）

张欣霞（国家中医药管理局人事教育司师承继教处处长）

陈可冀（中国中医科学院研究员　中国科学院院士　国医大师）

范吉平（中国中医药出版社社长）

周仲瑛（南京中医药大学教授　国医大师）

周景玉（国家中医药管理局人事教育司综合协调处处长）

胡　刚（南京中医药大学校长）

徐安龙（北京中医药大学校长）

徐建光（上海中医药大学校长）

高树中（山东中医药大学校长）

高维娟（河北中医学院院长）

唐　农（广西中医药大学校长）

彭代银（安徽中医药大学校长）

路志正（中国中医科学院研究员　国医大师）

熊　磊（云南中医药大学校长）

戴爱国（湖南中医药大学校长）

秘 书 长

卢国慧（国家中医药管理局人事教育司司长）

范吉平（中国中医药出版社社长）

办公室主任

周景玉（国家中医药管理局人事教育司综合协调处处长）

李秀明（中国中医药出版社副社长）

李占永（中国中医药出版社副总编辑）

全国中医药行业高等教育"十三五"规划教材

编审专家组

组 长
王国强（国家卫生计生委副主任 国家中医药管理局局长）

副组长
张伯礼（中国工程院院士 天津中医药大学教授）
王志勇（国家中医药管理局副局长）

组 员
卢国慧（国家中医药管理局人事教育司司长）
严世芸（上海中医药大学教授）
吴勉华（南京中医药大学教授）
王之虹（长春中医药大学教授）
匡海学（黑龙江中医药大学教授）
刘红宁（江西中医药大学教授）
翟双庆（北京中医药大学教授）
胡鸿毅（上海中医药大学教授）
余曙光（成都中医药大学教授）
周桂桐（天津中医药大学教授）
石　岩（辽宁中医药大学教授）
黄必胜（湖北中医药大学教授）

前　言

为落实《国家中长期教育改革和发展规划纲要（2010–2020年）》《关于医教协同深化临床医学人才培养改革的意见》，适应新形势下我国中医药行业高等教育教学改革和中医药人才培养的需要，国家中医药管理局教材建设工作委员会办公室（以下简称"教材办"）、中国中医药出版社在国家中医药管理局领导下，在全国中医药行业高等教育规划教材专家指导委员会指导下，总结全国中医药行业历版教材特别是新世纪以来全国高等中医药院校规划教材建设的经验，制定了"'十三五'中医药教材改革工作方案"和"'十三五'中医药行业本科规划教材建设工作总体方案"，全面组织和规划了全国中医药行业高等教育"十三五"规划教材。鉴于由全国中医药行业主管部门主持编写的全国高等中医药院校规划教材目前已出版九版，为体现其系统性和传承性，本套教材在中国中医药教育史上称为第十版。

本套教材规划过程中，教材办认真听取了教育部中医学、中药学等专业教学指导委员会相关专家的意见，结合中医药教育教学一线教师的反馈意见，加强顶层设计和组织管理，在新世纪以来三版优秀教材的基础上，进一步明确了"正本清源，突出中医药特色，弘扬中医药优势，优化知识结构，做好基础课程和专业核心课程衔接"的建设目标，旨在适应新时期中医药教育事业发展和教学手段变革的需要，彰显现代中医药教育理念，在继承中创新，在发展中提高，打造符合中医药教育教学规律的经典教材。

本套教材建设过程中，教材办还聘请中医学、中药学、针灸推拿学三个专业德高望重的专家组成编审专家组，请他们参与主编确定，列席编写会议和定稿会议，对编写过程中遇到的问题提出指导性意见，参加教材间内容统筹、审读稿件等。

本套教材具有以下特点：

1.加强顶层设计，强化中医经典地位

针对中医药人才成长的规律，正本清源，突出中医思维方式，体现中医药学科的人文特色和"读经典，做临床"的实践特点，突出中医理论在中医药教育教学和实践工作中的核心地位，与执业中医（药）师资格考试、中医住院医师规范化培训等工作对接，更具有针对性和实践性。

2.精选编写队伍，汇集权威专家智慧

主编遴选严格按照程序进行，经过院校推荐、国家中医药管理局教材建设专家指导委员会专家评审、编审专家组认可后确定，确保公开、公平、公正。编委优先吸纳教学名师、学科带头人和一线优秀教师，集中了全国范围内各高等中医药院校的权威专家，确保了编写队伍的水平，体现了中医药行业规划教材的整体优势。

3.突出精品意识，完善学科知识体系

结合教学实践环节的反馈意见，精心组织编写队伍进行编写大纲和样稿的讨论，要求每门教材立足专业需求，在保持内容稳定性、先进性、适用性的基础上，根据其在整个中医知识体系中的地位、学生知识结构和课程开设时间，突出本学科的教学重点，努力处理好继承与创新、理论与实践、基础与临床的关系。

4. 尝试形式创新，注重实践技能培养

为提升对学生实践技能的培养，配合高等中医药院校数字化教学的发展，更好地服务于中医药教学改革，本套教材在传承历版教材基本知识、基本理论、基本技能主体框架的基础上，将数字化作为重点建设目标，在中医药行业教育云平台的总体构架下，借助网络信息技术，为广大师生提供了丰富的教学资源和广阔的互动空间。

本套教材的建设，得到国家中医药管理局领导的指导与大力支持，凝聚了全国中医药行业高等教育工作者的集体智慧，体现了全国中医药行业齐心协力、求真务实的工作作风，代表了全国中医药行业为"十三五"期间中医药事业发展和人才培养所做的共同努力，谨向有关单位和个人致以衷心的感谢！希望本套教材的出版，能够对全国中医药行业高等教育教学的发展和中医药人才的培养产生积极的推动作用。

需要说明的是，尽管所有组织者与编写者竭尽心智，精益求精，本套教材仍有一定的提升空间，敬请各高等中医药院校广大师生提出宝贵意见和建议，以便今后修订和提高。

国家中医药管理局教材建设工作委员会办公室

中国中医药出版社

2016 年 6 月

编写说明

临终关怀是医学专业服务中最后一个重要的、必要的环节，是临终患者和家属的迫切需求，切合我国"健康中国"的大政方针政策，顺应国际医学的进步和要求，也是医学和护理学专业人员必备的技能。

临终关怀护理学作为临终关怀学的一个重要分支，是一门融合了多学科理论知识和实践技能，为临终患者及家属提供人文关怀与护理服务的新兴的、多交叉学科，是建立在临终关怀学和护理学基础上，运用心理学、伦理学、死亡学、社会学、行为科学及宗教学等专业知识的一门综合性、实践应用性学科。本学科以临终患者及家属为中心，以提高其生存质量为宗旨，以提供临终患者身、心、社、灵的优质护理为目的，帮助临终患者解除躯体上的痛苦、缓解心理上的问题、满足整体需求和照护，并遵从临终患者意愿，使患者平静、安详、舒适、有尊严、无遗憾地抵达人生终点；同时给予临终患者家属帮助、支持和照护，提高其生活质量。通过本课程的教学，使学生不但能够掌握临终关怀护理学的基本理论与实践技能知识，而且能做到以人为本、尊重患者、善待生命，满足临终患者及家属这一特殊群体人性化、专业化及科学化的护理服务需要，并推动我国临终关怀护理事业的发展。

本教材主要针对本科护理学专业教育，内容围绕和紧扣本科教育的教学大纲和目标，结合临终关怀护理的理论实践和最前沿的进展，借鉴和参考了英国、美国、加拿大等国及中国台湾地区的理论和实践经验，深入浅出、融会贯通、系统完整并贴近临床实践。教材突出创新性，强调专业性，重视实践性，关注人文性，体现科学性，满足需求性，坚持实用性。

本教材共分12章：第一章由邱淑珍编写，第二章由郭趣编写，第三章由王燕编写，第四章由孙建萍编写，第五章由夏浩志编写，第六章由董雪、杨静编写，第七章由刘伟、邱淑珍编写，第八章由何桂娟、张敏编写，第九章由何桂娟、魏琳、石文青编写，第十章由郭红、黄丽群编写，第十一章由张银华编写，第十二章由纪敬敏编写。

本教材主要供本科护理学专业学生使用，也适合医院、安宁疗护中心、护理院、养老机构和社区卫生服务中心的护理、全科医学、临床医学专业人员和专门从事安宁疗护（临终关怀）的人员学习和培训使用。

本教材的编写汇集了15所中医药院校具有丰富专业知识和编写经历的教师，他们付出了大量心血，并得到所在单位的大力支持和帮助，在此一并表示衷心的感谢！

本教材的编写得到了中国生命关怀协会调研部常务副主任、上海市社区卫生协会老年保健与临终关怀委员会主任委员施永兴教授，北京大学肿瘤医院姑息治疗中心主任刘巍教授，英国伦敦国王学院西西里·桑德斯研究所郭平博士等许多专家学者的热心支持和指导，在此表示诚挚的谢意！

由于《临终关怀护理学》是一本新教材，参考资料少，内容涵盖量大，编写困难多，加之时间紧任务重，若有疏漏不当之处，敬请广大专家学者惠予指正，以便再版时修订提高。

《临终关怀护理学》编委会

2017 年 3 月

目 录

第一章 绪论 1

第一节 临终关怀 …………………… 1
一、概念 1
二、临终关怀团队、模式与原则 1
三、临终关怀的起源、发展与现状 4

第二节 临终关怀护理学 ………… 6
一、临终关怀学 7
二、临终关怀学与护理学 7
三、临终关怀护理学 8

第三节 临终关怀护理学相关理论 ……… 9
一、人类基本需要层次理论 9
二、系统理论 10
三、舒适护理理论 11
四、多元文化护理理论 11
五、金的达标理论 12
六、罗伊适应模式理论 12
七、华森关怀科学模式理论 13
八、中国传统医学理论 13

第二章 临终人文关怀 15

第一节 人文关怀概述 ………… 15
一、概念 15
二、意义与价值 15

第二节 文化与临终关怀 ………… 16
一、文化背景与临终关怀 16
二、临终关怀文化 19
三、临终文化休克 19

第三节 人文关怀与临终护理 ……… 21
一、家庭人文关怀与临终护理 21
二、医疗机构人文关怀与临终护理 22
三、社会人文关怀与临终护理 24

第三章 临终护理概述 26

第一节 临终护理的概念与原则 ……… 26
一、概念与宗旨 26
二、目标与意义 26
三、特点与原则 27

第二节 临终护理程序 ………… 28
一、临终护理评估 28
二、临终护理诊断 29
三、临终护理计划 30
四、实施计划 30
五、临终护理评价 31

第三节 临终护理管理 ………… 32
一、概念与特点 32
二、目的与任务 33
三、临终护理质量标准化管理 33

第四章 临终患者的评估 36

第一节 临终期的确定 ………… 36
一、临终期的界定 36
二、临终轨迹 36

第二节 功能状态评估 ………… 37
一、分类 37
二、常用评估工具 37

第三节 需求评估 ………… 38
一、生理需求评估 38
二、心理需求评估 40
三、社会和环境需求评估 40

第四节 生命质量评估 ………… 41
一、概念 42
二、评估内容 42
三、评估量表 43
四、癌症患者生命质量评估 44

第四节　预生存期与生存期评估 …………… 45
　　一、预生存期评估　　　　　　　　　46
　　二、生存期评估　　　　　　　　　　48

第五章　死亡与死亡教育　　50

第一节　死亡概述 ……………………………… 50
　　一、脑死亡概念　　　　　　　　　　50
　　二、脑死亡标准　　　　　　　　　　50
　　三、死亡分期　　　　　　　　　　　51
　　四、死亡特点与价值　　　　　　　　52
第二节　死亡观与死亡态度 ………………… 52
　　一、死亡观的概念　　　　　　　　　52
　　二、中西文化死亡观　　　　　　　　52
　　三、死亡态度概述　　　　　　　　　53
　　四、不同人群的死亡态度　　　　　　54
　　五、临终关怀工作者的科学死亡观与死亡
　　　　态度　　　　　　　　　　　　　57
第三节　死亡教育 ……………………………… 58
　　一、概念与意义　　　　　　　　　　58
　　二、目的与目标　　　　　　　　　　59
　　三、国内外死亡教育的历史与发展　　59
　　四、对象与方法　　　　　　　　　　60

第六章　对临终患者及家属的
　　　　　心理护理　　64

第一节　临终患者心理发展理论 …………… 64
　　一、库伯勒 – 罗斯临终心理发展理论　64
　　二、帕蒂森临终心理发展理论　　　　65
第二节　对临终患者的心理护理 …………… 66
　　一、常见的心理问题　　　　　　　　66
　　二、常见心理治疗方法　　　　　　　67
　　三、心理护理措施　　　　　　　　　68
第三节　对临终患者家属的心理护理 ……… 69
　　一、常见心理问题　　　　　　　　　69
　　二、心理护理措施　　　　　　　　　70
第四节　中医心理治疗 ……………………… 70
　　一、中医心理治疗含义　　　　　　　71
　　二、中医心理治疗原则　　　　　　　71
　　三、常见的中医心理治疗方法　　　　72

第七章　与临终患者及家属的
　　　　　沟通交流　　75

第一节　沟通与有效沟通 …………………… 75
　　一、概念与意义　　　　　　　　　　75
　　二、有效沟通的标准与原则　　　　　76
第二节　与临终患者的沟通交流 …………… 76
　　一、沟通原则　　　　　　　　　　　77
　　二、沟通内容　　　　　　　　　　　77
　　三、沟通策略与技巧　　　　　　　　78
第三节　与临终患者家属的沟通交流 ……… 80
　　一、沟通内容　　　　　　　　　　　80
　　二、沟通策略与技巧　　　　　　　　81
第四节　病情告知 …………………………… 81
　　一、病情告知必要性　　　　　　　　82
　　二、病情告知原则　　　　　　　　　82
　　三、告知策略与技巧　　　　　　　　82
　　四、病情告知模式与步骤　　　　　　84

第八章　安宁疗护　　86

第一节　概述 ………………………………… 86
　　一、命名与概念　　　　　　　　　　86
　　二、内涵与理念　　　　　　　　　　86
　　三、安宁疗护与临终关怀的关系　　　87
　　四、核心要素　　　　　　　　　　　87
　　五、服务模式　　　　　　　　　　　89
第二节　安宁疗护的伦理与法律 …………… 90
　　一、伦理原则与规则　　　　　　　　90
　　二、立法实践　　　　　　　　　　　91
　　三、常见的伦理与法律问题　　　　　94
第三节　中医药与安宁疗护 ………………… 97
　　一、概述　　　　　　　　　　　　　97
　　二、中医理论在安宁疗护中的运用　　98
　　三、中医药在安宁疗护中的应用　　　98
　　四、补充替代医学疗法在安宁疗护中的应用　99
第四节　灵性照护 …………………………… 101
　　一、概述　　　　　　　　　　　　　101
　　二、灵性照护的内容　　　　　　　　103
　　三、灵性照护的方法　　　　　　　　104

第九章　临终患者常见症状护理　106

第一节　疼痛症状的护理 …………… 106
　　一、概述　106
　　二、原因　107
　　三、临床特点　107
　　四、疼痛评估　107
　　五、疼痛的控制和护理措施　109

第二节　常见非疼痛症状的护理 …………… 115
　　一、疲乏与虚弱　115
　　二、体温升高与降低　116
　　三、睡眠障碍　117
　　四、呼吸困难　118
　　五、吞咽困难　119
　　六、恶心呕吐　120
　　七、便秘　121
　　八、大小便失禁　122
　　九、水肿　123
　　十、皮肤瘙痒　124
　　十一、恶性肠梗阻　125
　　十二、恶性伤口　126
　　十三、恶病质（恶液质）　127
　　十四、意识障碍　128

第三节　常见濒死期症状护理 …………… 129
　　一、临终脱水　130
　　二、死前喉鸣　130
　　三、谵妄状态　131
　　四、感知觉减退　132
　　五、皮肤湿冷　132

第十章　常见晚（末）期疾病临终患者的护理　134

第一节　恶性肿瘤晚期临终患者的护理 …… 134
　　一、概述　134
　　二、临床特点　134
　　三、护理措施　135
　　四、常见急症护理　138

第二节　老年人多器官功能衰竭的护理 …… 141
　　一、概述　141
　　二、临床特点　141

　　三、护理措施　141

第三节　儿童白血病晚期患者的护理 ……… 144
　　一、概述　144
　　二、临床特点　144
　　三、护理措施　145

第四节　艾滋病临终患者的护理 ………… 148
　　一、概述　148
　　二、临床特点　148
　　三、护理措施　149

第十一章　临终常用护理技术　152

第一节　日常基础护理技术 ………… 152
　　一、口腔护理　152
　　二、皮肤清洁护理　153
　　三、饮食护理　154
　　四、压疮护理　155

第二节　康复护理技术 ……………… 157
　　一、作业疗法　157
　　二、言语疗法　158
　　三、推拿疗法　159

第三节　舒缓疗护技术 ……………… 161
　　一、艺术疗法　162
　　二、芳香疗法　165

第十二章　居丧照护　167

第一节　概述 ……………………… 167
　　一、概念　167
　　二、目的与意义　167
　　三、居丧照护程序　168

第二节　哀伤辅导 ………………… 168
　　一、基本概念　169
　　二、悲伤的发展过程　169
　　三、悲伤的分类　170
　　四、哀伤辅导措施　170

第三节　遗体护理 ………………… 173
　　一、遗体护理过程　173
　　二、遗体整容　175

第四节　丧葬仪式 ………………… 175
　　一、丧葬办理程序　175
　　二、民俗丧葬仪式　176

三、宗教丧葬仪式 176

附录 178

附录 1 安宁疗护中心基本标准（试行） …… 178
附录 2 上海市社区卫生服务中心临终患者
病情（生存期）评估表 …………… 179

附录 3 护理人员伦理准则 ………………… 180
附录 4 台湾安宁缓和医疗条例 ………… 182

主要参考书目 185

第一章 绪 论

生老病死是自然规律，追求优逝、获得善终是每个人的基本权利，也是医学发展和社会文明进步的体现。随着人口老龄化的加剧、家庭规模小型化的趋势及疾病谱、死因谱的变化，临终关怀的需求日益增加，因此临终关怀服务也变得越来越迫切、越来越重要。联合国提出享有临终关怀服务是人的一项基本权利，被视为国家和社会进步的标志。世界卫生组织（WHO）建议各国将临终关怀服务作为国家健康政策的重要组成部分，人人都有权享受。2014 年 5 月，194 个成员国都承诺，将临终关怀服务列为自己国家卫生系统中的一项重要工作。《中国护理事业发展规划纲要（2011—2015 年)》也将临终关怀列为主要目标。

第一节 临终关怀

死亡是人的自然回归，临终是生命结束的必经之路。提高临终患者的生命质量，是临终关怀服务的根本宗旨。让临终患者安详、舒适、有尊严而无遗憾地走到生命终点是临终关怀的最终目的和意义所在。

一、概念

临终关怀（hospice care）是指针对各种疾病晚期治疗不再生效，不以治愈和延长患者生命为目的，由多学科人员共同组成的临终关怀团队，向临终患者及其家属提供的生理、心理、精神和社会等方面的一种全面性支持和照护。

世界卫生组织对临终关怀的定义是：临终关怀指的是一种照护方法，它通过运用早期确认、准确评估和治疗身体疼痛及心理和精神疾患等其他问题来干预并缓解临终患者的痛苦，使患者及其家属正确面对患有威胁生命的疾病所带来的问题，从而提高临终患者及其家属的生活质量。

临终关怀尊重生命、接纳死亡，认为死亡是一种自然过程；避免不适当的、有创伤的无效治疗；注重减轻患者的痛苦症状，给予人性化、个体化的整体照护；满足患者需求，维护其尊严；提供患者尽可能地积极生活直至生命最后一刻的支持；减轻家属的医疗经济负担并提供居丧帮助和哀伤辅导。

二、临终关怀团队、模式与原则

（一）临终关怀团队

临终关怀需要有组织的多学科、多专业和多方面人员组成的完整团队服务。临终关怀团队

（team of hospice care）包括临床医师、护理人员、心理师、营养师、药剂师、康复师、社会工作者、志愿者、患者及家属等（图1-1）。临终关怀团队的服务质量具有广泛性和协调性，程序性和连续性，综合性和整合性。

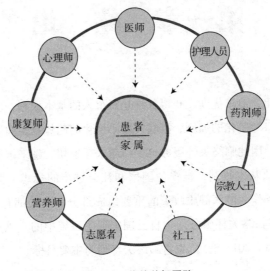

图1-1　临终关怀团队

1. 临床医师　是指经过专门培训的内科医师、全科医师、缓和/姑息医学（palliative medicine）专业医师，也包括肿瘤科、ICU及疼痛科医师。他们能治疗临终患者并存的多种疾病和症候群，处理临终患者的诸多痛苦症状，为患者制定完整的治疗方案和个体化的照护计划并进行指导和实施。

2. 护理人员　实施以患者为中心的整体和全程护理，执行专业护理技术操作规程，做好巡视及病情变化观察，对患者及患者家属进行健康教育和指导，满足其身心社灵的需求。

3. 心理师　进行心理咨询、疏导和治疗。及时发现并积极解决临终患者及家属出现的各种心理问题及心理障碍，如焦虑、抑郁、烦躁、失眠和自杀等。

4. 营养师　动态评估患者的营养状况，配合临床医师为患者制定和实施适宜的个体化营养目标和有效的营养支持方案。

5. 药剂师　根据患者病情，制定优选药物计划，保证有效缓解症状的同时尽可能减少药物数量及药物不良反应。

6. 康复师　综合评估患者的各种功能状况，为患者制定康复治疗方案，并进行具体的治疗和康复训练的指导。能运用理疗和中医药技术如针灸、刮痧、艾灸、推拿、拔罐、热疗、耳穴贴压及穴位按摩等简单易行的方法为患者解除痛苦。

7. 社会工作者　社会工作者遵循"助人自助"的价值理念，协调、整合和利用各方面资源，协助患者做出意愿选择和达成心愿、处理未完成的事情，满足患者灵性需求，探寻生命价值和意义，维护家庭功能，进行哀伤辅导等专业服务，满足患者及家属的社会心理等需求。

8. 宗教工作者　对于有信仰的临终患者需要宗教工作者参与，如基督教、佛教、伊斯兰教、道教和天主教，可进行相应的宗教交流，提供合法的、符合宗教风俗习惯的服务活动。

9. 患者本人　把临终患者本人纳为临终关怀团队中最重要的成员，是对其权利和人格的尊重，对其尊严的维护。临终患者在医务人员及其他成员的关怀、支持、指导和帮助下，对疾病和痛苦有正确的认识和理解，选择适合本人的疗护和支持方案。国外很多文献已经证明，如果能和患者探讨疾病及如何科学地管理疾病，的确能够减轻患者的焦虑、抑郁等情绪，增加患者依从性，有利于制定更合理的治疗策略，也称之为医患的共同决策（shared decision making，SDM）。

10. 家属 主要是家庭成员，他们是临终患者最需要、最有力和最贴心的支持者。家属有足够的爱心、孝心、耐心和无微不至的关心，注重了解和遵从临终患者的意愿，积极主动配合医护人员进行的各种医学疗护，接受多学科团队的相关指导和帮助，能有效提高临终患者的生活质量。

11. 志愿者 临终关怀需要大量的志愿者支持和参与，更需要具备临终关怀理念、专业背景和生活阅历的志愿者队伍。志愿者是有爱心、耐心、细心和有责任心的无私奉献者。通过他们的陪伴和照护，使临终患者和家属感受到社会的温暖，得到了精神上的支持和生活质量的提升。

（二）临终关怀模式

临终关怀模式（model of hospice care），是指人们在临终关怀实践中发展起来的一种关于向临终患者及其家属提供照护的标准形式和总体看法。

英国的临终关怀服务主要采用住院服务的形式，包括全日住院和日间住院两类。美国采用的是以家庭临终关怀服务为主，住院服务为辅的服务模式。台湾的照护模式有四种：住院安宁（hospice in-patient care）、安宁居家（hospice home care）、安宁共同照护（hospice shared care）和社区安宁（community hospice care）。我国目前多在综合医院、专科医院和养老机构专设病区和病房中开展，社区卫生服务中心的临终关怀病房也正在蓬勃兴起。具体的临终关怀服务模式主要有以下6种。

1. 独立的临终关怀医疗机构 专门提供临终关怀服务的机构，其软硬资源较齐备，可提供良好的环境和身体、心理、社会和精神全面的照护。2016年11月，国家卫生计生委关于修改《医疗机构管理条例实施细则》的决定明确提出，安宁疗护中心被认可为独立的医疗机构。

2. 综合医院的临终关怀病房 附设于综合医院，但有专门病区，可利用综合医院的资源，临终照护的水平较高。如昆明市第三人民医院关怀科，复旦大学附属肿瘤医院姑息治疗科，汕头大学医学院第一附属医院宁养院及北京大学肿瘤医院姑息治疗中心等。

3. 社区卫生服务中心的临终关怀病房 便于患者就诊、家属照料，缓解患者就医难的问题，有效地提高临终患者生命质量，降低患者的医疗费用，促进医疗资源合理利用，提升城市文明水平。上海76家临终关怀机构（科）中社区卫生服务中心占94.74%，并初步建立起社区居家、机构病房和家庭病房"三床联动"机制，形成了社区肿瘤条块、临终关怀门诊和病房、家庭医生四位一体的工作。

4. 养老院或护理院组织模式 在养老院或护理院组织临终关怀团队，对临终老人和慢病终末患者，以照料为中心，提供无微不至的生活护理、症状控制、身体舒适照护、爱心陪伴和心理支持等全方位的服务。

5. 家庭病床模式 是对无法进入医院或希望留在家里与家人共度最后人生的临终患者，由临终关怀团队提供以家庭为单位的整体护理模式。医疗照护由综合医院或社区服务中心的专业人员提供上门服务，将医院提供的护理服务延伸至患者家中，通过家庭访视提供专业的护理、治疗及健康教育指导，减轻照顾者的压力，满足临终患者及家属的需求。

6. 综合模式　目前国内有学者提出以下两种模式。

（1）李义庭教授提出的"一、三、九 PDS 模式"　即"一个中心，三个方位、九个结合"。"一个中心"即以解除患者的病痛为中心。"三个方位，九个结合"即在服务层面上，坚持临终关怀医院、社区临终关怀服务与家庭临终关怀相结合；在服务主体上，坚持国家、集体、民营相结合；在费用上，坚持国家、集体、社会投入相结合。

（2）施榕教授提出的"施氏模式"　主要是针对广大乡村而设计的家庭临终关怀护理模式，1995 年被东亚生命伦理学术研讨会认定为解决地广、量大尤其是农村老年人临终照护的最佳策略之一。

上述两种模式都力求将家庭临终照护与社区临终关怀相结合作为临终关怀的主要形式，是比较适合中国文化传统的临终关怀服务模式。

（三）我国开展和发展临终关怀服务的原则

1. 坚持以人为本的原则　践行以临终患者和家属为中心的人道主义精神，真心重视、真诚关爱，创造整洁、温馨、安全和具有家庭氛围的人文环境，满足临终患者和家属的愿望和需求。

2. 尊重临终患者和家属的权益原则　患者尽管处于临终阶段，但个人尊严不应该因生命活力降低而递减，个人权利也不可因身体衰竭而被剥夺。医护人员应尊重他们应有的权利、利益和尊严，如保护个人隐私和保留自己的生活方式，参与医疗和护理方案的制定，选择放弃无效治疗等，最后让生命带着尊严谢幕。

3. 整体护理的服务原则　以同理心对待临终患者和家属，给予更多的理解、关爱、帮助和支持，提供生理、心理、情感、精神和社会等方面的全方位整体优质照护，使其身心灵获得平安。

4. 提高临终患者生命质量原则　临终关怀是人类追求高生命质量的客观要求，对治愈无望的临终患者，不以延长患者生存时间为主，而以提高生活质量为目的，以控制疼痛及有关症状、减轻痛苦为重点，给予积极的舒适照护，帮助临终患者安详舒适地走向生命的终点。

5. 动员社会参与原则　临终关怀是关系到每一个社会成员且具有非凡社会意义的事业，是人类社会文明进步的标志，是一种社会化的系统工程，需要全社会的共同参与。应在临终关怀专业人员和专门机构的基础上，动员其他社会组织，共同关心和参与临终关怀，积极开展临终关怀知识普及宣传教育，对全民进行死亡教育，正确理解生命神圣论、生命价值论与生命质量论的关系，使人们敢于面对死亡，以科学态度正确对待死亡，是临终关怀的思想基础和群众基础。

6. 适合国情的本土化原则　借鉴和学习英国、美国等发达国家的经验，结合我国政治、经济、文化和社会发展实际，因地制宜、因时制宜、因病而异、因人而异地开展适合我国国情的临终关怀理论研究和实践服务模式。

三、临终关怀的起源、发展与现状

（一）国外临终关怀的起源、发展与现状

1. 起源　临终关怀一词译自英文，"hospice"原意是"客栈""救济院""安息所""驿站"等，是指在欧洲中世纪时，一些向贫困的老人、孤儿、旅行者及流浪汉提供住所和食物等的修道院及寺庙。多隶属于宗教团体，这里的教士、修女为他们提供膳食和服务，为死者祈祷

并将其安葬。受条件限制，当时的 hospice 缺少相应的医疗照顾和心理关怀。国际临终关怀学术界普遍认为，现代世界临终关怀事业的发展是从 1967 年桑德斯博士在英国伦敦创建圣克里斯多弗临终关怀院开始的。它的建立标志着现代临终关怀的开始，使无法治愈的患者能够实现有尊严地走向死亡，被誉为"点燃了临终关怀运动的灯塔"。

2. 发展与现状　在圣克里斯多弗临终关怀院的影响和带动下，临终关怀服务首先在英国得到了快速发展。1976 年在圣托马斯医院建立了第一个多学科的临终关怀照护支持团队。为了加强和促进临终关怀学科建设，1987 年英国正式将"临终关怀学"作为一个独立的医学专业。1988 年，英国将临终关怀纳入医学专科领域，称为姑息医学（palliative medicine），并确立了临终关怀专科标准。1993 年，《社区关怀法》实施。2016 年，英国临终关怀院的分布情况是 220 家临终关怀机构服务英国 6400 万人口。2004 年，英国首先提出每年十月份的第一个星期六为世界临终关怀日，通过这一天的全球性活动，提高人们对临终关怀重要性的认识，促进全球范围内临终关怀服务机构的发展，造福人类。

继英国之后，美国、法国、加拿大、澳大利亚、新西兰、芬兰、德国、日本、韩国、新加坡等 60 多个国家和地区相继开展了临终关怀服务。美国 1974 年建立了第一家临终关怀医院，1980 年，将临终关怀纳入国家医疗保险法案。根据美国国家临终关怀和姑息治疗组织（NHPCO）的统计数据，2012 年美国已拥有 5500 家临终关怀机构。加拿大于 1974 年建立了第一家临终关怀医院——圣博尼费斯医院（St. BonifaceHospital），1991 年正式成立加拿大临终关怀协会，于 2002 年发布了《基于国家原则和规范的临终关怀实践模式指南》。2005 年，德国政府正式出台了第一部《临终关怀法》。临终关怀在西方主要国家获得了较大发展，呈现出政府重视、民众参与程度高、服务机构规模大和服务模式多样化等特点。

在临终关怀教育及人才培养方面，英、美等发达国家几乎所有的医学专业都开展了与临终关怀有关的课程。护理院校中，姑息护理和临终关怀更是被列为重要课程来开设。英国医学院校的临终关怀课程规范全面，并利用当地的临终关怀机构作为教学资源，以培养出技能精湛、素质全面的医护人员。2008 年，英国审计署在对临终关怀机构的评估中还把工作人员的培训作为评估的一个重要指标。法国在医学教育法令附件中，也要求医学生必须开设《疼痛 - 姑息治疗 - 死亡》的教学课程，使其了解和掌握照护临终患者的知识。美国自 1993 年开始实行专科护理人员资格认证，规定从事临终关怀服务的工作人员须通过资格认证考试，这使临终关怀服务走上了专业化、规范化的道路。加拿大在临终关怀教育方面建立了一整套相对完善的教学体系，在师资力量、课程设置、考核鉴定上都有明确的界定和标准。加拿大医学院还为一、二年级的学生专门开设临终关怀护理课程。

（二）我国临终关怀的起源、发展与现状

1. 起源　我国古代就有临终关怀的理念，唐代的"悲田院"、北宋时期所设立的"福田院"、元朝的"济众院"、明朝的"养济院"及清朝在北京设立的"普济堂"等专门收养贫穷、没有依靠的老年人或残障人，在这些机构里得到照顾的人，大多在死亡后也能得到各种仪式的殡葬服务。这些机构就是现代临终关怀院的雏形，事实上就是我国社会早期的临终关怀阶段。

2. 发展与现状

（1）中国香港、台湾地区　我国率先开展现代临终关怀工作的是香港和台湾地区。香港九龙圣母医院于 1982 年首先提出善终服务，1986 年成立了善终服务会，1992 年第一个独立的

NOTE

临终关怀机构——白普理宁养院在香港沙田落成，该院除提供临终患者住院服务外，还开展了居家临终关怀服务。香港的临终关怀服务体系完善，并延伸到社区护理中，服务形式也多样化。1983 年，我国台湾地区天主教康泰医疗基金会成立，对癌症末期患者进行居家照顾及服务，开台湾地区临终关怀居家服务之先。1990 年，在马偕纪念医院成立了台湾地区第一家临终关怀住院机构。1996 年安宁缓和居家护理纳入全民健康保险。2000 年 5 月，台湾通过《安宁缓和医疗条例》地方立法，并于 2002 年 11 月修法，从此台湾临终关怀服务中 DNR（不做心肺复苏术）正式合法。2001 年安宁疗护整合性照护纳入全民健康保险。2002 年撰写的《安宁缓和护理学》，至今仍是医学生和医护人员实用的参考工具书之一。2015 年 12 月，《患者自主权利法》通过。截止到 2015 年，台湾共 51 家医院 684 张床提供安宁住院服务，80 家医院提供安宁居家，45 家医院提供小区服务。经济学人智库（economist intelligence unit，EIU）公布的 2015 年全球 80 个国家和地区的死亡质量指数调查，英国排第 1 名，台湾地区位居第 6，是亚洲之冠。

（2）中国内地　临终关怀理论的研究源于 1986 年《医学与哲学》杂志对临终关怀及其概念的介绍。1988 年 7 月，天津医学院（现天津医科大学）临终关怀研究中心成立，这是中国内地第一家临终关怀专门研究机构，该中心还建立了我国第一家临终关怀病房。1988 年 10 月，上海市南汇县老年护理院（现为上海市浦东新区老年医院）成为我国第一家机构型临终关怀医院。1990 年北京松堂临终关怀医院建立。1992 年时任卫生部（现卫生和计划生育委员会）部长陈敏章说：卫生部准备将临终关怀作为我国医疗卫生第三产业的重点之一，列入事业发展规划，促使其健康发展。1994 年，临终关怀科列入《医疗机构诊疗科目名录》。1996 年云南昆明第三人民医院成立关怀科，1997 年，上海市闸北区临汾路街道社区卫生服务中心成立临终关怀科。1998 年李嘉诚先生捐资汕头大学医学院第一附属医院建立宁养院。2006 年 4 月 16 日，中国第一个关注人的生命晚期生存状态的临终关怀社会团体——中国生命关怀协会成立。2012 年 1 月 11 日，上海市十三届人大五次会议（政府工作报告）明确把开展社区临终关怀服务作为政府工作目标和任务。2016 年 4 月 21 日，由全国政协主席俞正声亲自主持的全国政协第 49 次双周协商座谈会在北京召开，座谈会主题为"推进安宁疗护工作"。2017 年 2 月 9 日，国家卫生计生委连发三个相关文件《安宁疗护中心基本标准（试行）》《安宁疗护中心管理规范（试行）》《安宁疗护实践指南（试行）》，要求全国各地市积极开展安宁疗护（临终关怀）试点工作，极大地推动了我国临终关怀事业的发展。

我国现代临终关怀教育从 20 世纪 80 年代初开始。当时医学伦理学界学者在开展安乐死和死亡伦理等问题研究时，揭开了当代中国临终关怀教育的序幕。1996 年，天津医科大学创办了《临终关怀杂志》，同时积极推进医学生的死亡教育、死亡医学伦理教育和临终关怀教育。天津医科大学率先在护理专业开设了"临终护理"课程，2008 年开设了全校公选课程"临终关怀学"。上海、北京、山西、辽宁、广东及河北等地区的一些高校也陆续开设了临终关怀课程。

第二节　临终关怀护理学

国务院于 2008 年 1 月颁布的《护理人员条例》中指出，护理工作服务于人的生老病死全过程，在患者疾病的急性期诊疗、重症期监护、慢性期康复及临终期照顾与关怀的各个阶段发挥作用。护理人员是临终关怀的主力军，参与临终患者的全程服务，又是临终患者人生最后一个送别者，因此护理工作在临终关怀服务中是极为重要的一项工作。

一、临终关怀学

（一）基本概念

临终关怀学（end of life care）是社会学科中的一门独立应用性学科；是以社会科学与自然科学为基础的一门新兴交叉学科；是研究有关人类临终阶段姑息医疗、临终护理及社会支持过程的临终关怀理论、知识、技能及其发展规律的综合性应用学科；是一门以探索临终患者及其家属的生理、病理、心理、精神、心灵和伦理特征及社会实践规律为主要研究对象的学科。

1987 年英国正式将"临终关怀学"作为一个独立的医学专业。《剑桥临终关怀学教程》中对"临终关怀学"的界定为：临终关怀学是一门专门研究和照护处于活跃期、不断恶化并发展到晚期且预后不容乐观的患者的学科，其照护的重点是保证患者的生活质量。

临终关怀学作为一门新兴学科在发展过程中也逐渐形成了自己特定的研究对象、研究范围和研究方法，并与护理学、医学、姑息医学、社会学、心理学、哲学、伦理学、人类学、现代生死学、中医学等关系密切，交叉明显。临终关怀学可细分为临终关怀医学、临终关怀护理学、临终关怀心理学、临终关怀伦理学、临终关怀社会学、临终关怀经济学和临终关怀管理学等分支学科。

（二）目的和意义

1. 满足临终患者和家属的基本需要　组织临终关怀团队给予需要帮助的临终患者和家属有力的、全方位的支持和帮助，满足其基本需要。

2. 满足临终患者身心灵的需要　为临终患者控制症状和疼痛，缓解痛苦；给予心理安慰、疏导和支持，提供精神关怀和灵性照护，获得身心灵平安。

3. 满足临终患者姑息治疗和临终护理的需要　在临终关怀团队的组织下，以临终患者和家属为中心，共同决策制定最优化的疗护方案，并给予整体化、专业化和人性化的舒适疗护。

4. 认识临终关怀价值，树立正确生死观　做好死亡教育及临终关怀服务理念的宣传工作，树立正确的、科学的世界观、人生观和价值观。

5. 培养良好的职业道德和职业情感　树立崇高的医德风尚，尊重、关爱和体贴临终患者和家属，提高临终关怀服务质量，促进社会主义精神文明建设。

二、临终关怀学与护理学

护理学（nursing）是一门以自然科学与社会科学为理论基础，研究有关预防保健、治疗疾病及康复过程中护理理论、知识、技术及其发展规律的综合性应用学科，具有科学性、技术性、社会性和服务性。

临终关怀学在照料理念上借用了护理学的方法，特别是通过临终护理中的照护行为，发展了临终关怀学理论。临终关怀学与护理学的护理理念与宗旨相同，服务对象同中有异。临终关怀学服务对象是临终期患者及其家属，而护理学的服务对象不仅包括患者，还包括健康人。此外，二者在服务提供者、服务内容和服务模式方面亦有不同的地方。临终关怀学是由护理人员和医生、临终患者家属和亲友及社会工作者等以团队形式提供的全方位服务，护理学是由护理人员提供服务；临终关怀学是对临终期患者的照护过程，是典型的护理重于治疗的临床领域。

护理学是临终关怀学的基础，临终关怀学是护理学的延伸和发展，为护理工作开辟了新的服务领域，两者相互促进，相辅相成。临终关怀通过护理人员对患者实施整体护理，用专业舒缓的护理手段、有效的疼痛控制、适宜的心理支持等服务，最大限度地帮助临终患者减轻身体和心理上的痛苦，让患者可以无惧、无痛、无憾、从容安详有尊严地度过生命最后的时光。

三、临终关怀护理学

（一）基本概念

临终关怀护理学（end of life nursing care）是一门以临终患者生理、心理、社会和灵性特征为研究对象，研究有关临终人文关怀与照护的理论知识、实践技能及其发展规律的综合性、应用性学科。临终关怀护理学是临终关怀学的一个分支，是人文与自然学科的结合，是建立在临终关怀学和护理学基础上，运用心理学、伦理学、死亡学、社会学、行为科学及宗教学等理论与实践知识的一门交叉性和实践应用性学科，以解除临终患者和家属痛苦为目的，以提高其生活质量和死亡质量为目标。

指导临终关怀护理学实践的主要方法是护理程序。通过病史采集、相关量表、身体检查、实验室检查等评估患者现存及潜在的问题；明确护理诊断；确立护理目标，计划护理服务内容的优先次序；实施全人、全家和全程的照护；最后评价患者及其家属的满意度，以及有无其他问题的存在。请参见英国临终关怀路径（图 1 - 2）。

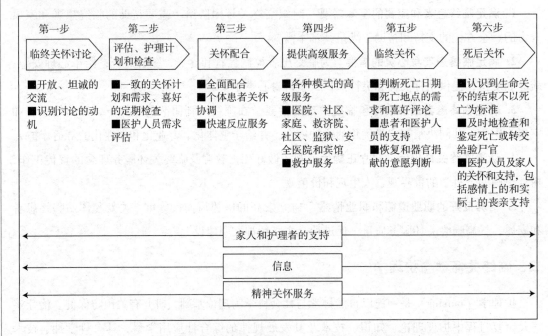

图 1 - 2　英国临终关怀路径图（the end of life care pathway）

［资料来源：department of Health：End of Life Care Strategy，July2008，p. 49（www. orderline. dh. gov. uk）］

（二）服务对象和范围

1. 服务对象　是临终患者及家属。临终患者包括老年人、成年人和儿童。临终患者家属包括配偶、子女、父母及亲属，也可以包括患者亲密的朋友。

2. 服务范围　是目前医学诊断明确、治愈无望、预计生存期在 6 个月以内的患者。包括恶性肿瘤临终患者；高龄（年龄≥80岁）久病，有重要脏器持续衰竭，且卧床一年以上生活完全不能自理者；多脏器衰竭，病情危重者；脑部或神经系统疾病病情恶化者；渐行性运动神经元性疾病晚期，严重心、肺、肝、肾疾病失代偿期病危者；疾病急性发作或疾病危象致生命危险者；意外事故伤害处于不可逆转昏迷状况、不可逆转永久植物人状态；长期卧床伴有危重并发症者；艾滋病临终患者等。

（三）目的和意义

1. 维护生命尊严　生命是短暂的，值得我们珍惜和敬畏。临终患者的生命屈指可数且痛苦难捱，需要采取"生理关怀"和"心理关怀"相结合的原则，维护他们的生命、权益、人格和尊严。

2. 倡导人文关怀　树立以人为本，以临终患者及家属为中心的服务理念。通过人文关怀和优质护理来彰显人道主义精神，培养良好的职业道德和职业情感，推动社会主义精神文明建设。

3. 树立科学的生死观　临终和死亡是生命发展的必然趋势和结果，接纳死亡是辩证唯物主义和历史唯物主义的世界观，代表人类对自身和外部世界的认识发展到了一个新的水平。

4. 提高临终患者的护理质量　针对临终患者这一特殊群体的需求，提供个体化、专业化、整体化和优质化的护理服务。

5. 提升临终患者及家属的生活质量　通过减轻痛苦、心理支持、精神关怀和舒适护理，满足临终患者"善终"和临终患者家属"善后"的服务需求，提高其生活质量。

6. 推动和发展我国临终关怀护理专业人才的培养　在医学类院校建立完善的教学体系，配备专业的师资力量、制定课程设置和考核评定标准，提高医学生临终关怀护理的理论与实践专业技术水平，培养适合我国临终关怀护理发展的专业人才。

7. 发展和完善我国临终关怀护理学理论与实践体系　建立完整的临终关怀护理学理论与实践体系，促进我国临终关怀护理学的学科建设。

8. 促进我国临终关怀服务事业的发展　随着临终关怀护理学的理论研究与实践探索的深入，有助于提高临终关怀团队与服务对象的互动和临终关怀服务水平，必将推动和促进我国临终关怀服务事业的大发展。

第三节　临终关怀护理学相关理论

临终关怀护理学作为一门独立的学科，除拥有自己的理论体系外，还借鉴和运用了其他相关学科的理论，目的在发展过程中不断得以丰富和完善。

一、人类基本需要层次理论

人类基本需要层次理论（hierarchy of basic human needs theory）在19世纪50年代由美国人本主义心理学家亚伯拉罕·马斯洛（AbrahamH. Maslow）提出，此理论对临终关怀护理学的影响深远。

（一）基本概念

人的基本需要（need）又称需求，是一切生命体的本能，是人体对生理和社会要求的反应。是个体生存、成长与发展，维持其身心平衡的最基本需求。

（二）基本内容

马斯洛认为，人的基本需求有不同的层次。按其重要性和发生的先后顺序，由低到高分为5个层次：生理需求、安全需求、社交需求（亦称为爱与归属需求）、尊重需求和自我实现需求。其中，生理和安全需求属于低级需求，爱与归属需求属于较高级别的需求，尊重需求和自我实现需求属于更高级别的需求。

（三）在临终关怀护理实践中的应用

1. 生理的需求   疾病是导致临终患者生理需要无法得到满足的主要原因。因此，医护人员应采取积极有效的措施控制其症状，缓解其痛苦。

2. 安全的需求   临终患者常会感到孤独无助，担心疑虑，医护人员应给予心理安慰，取得患者信任，建立安全感。做好避免身体损伤、防止发生意外、无菌操作以防感染等安全措施。

3. 爱与归属的需求   处于临终阶段的患者及家属备受心理折磨，医护人员应给予爱心照护和心理支持，指导家属和临终关怀团队人员照顾陪伴，让患者感受到温暖和关爱，满足其对爱与归属的强烈需求。

4. 尊重的需求   医护人员应尊重患者的权益和权利，如自主权、选择权、隐私、信仰等。

5. 自我实现的需求   临终关怀服务团队要为患者自我实现需求的满足创造条件，鼓励患者表达个人感受和意愿，实现自我需求的达成。

6. 最高需求   马斯洛在晚年又加了第六需求即最高需求，用超个人、超越、灵性、超人性、超越自我、超人本（不再以人类为中心，而以宇宙为中心）、天人合一等文字进行了描述，解释了为什么一些没有超越性经验的人依然在自我实现后能够坦然面对死亡，获得完美感。临终关怀服务团队应帮助临终患者寻求生命价值和意义，提供灵性照护，实现自我的超越，幸福圆满地告别人生。

二、系统理论

系统理论（system theory）是20世纪20年代由美籍奥地利理论生物学家鲁特维·贝塔朗菲（Ludwigvon Bertalanffy）提出。

（一）基本概念

系统（system）是指由若干相互联系、相互作用的要素所组成的具有一定结构和功能的综合统一体。

（二）基本内容

系统广泛存在于自然界、人类社会和人们的思维中。尽管系统类型各异，但具有相同的基本属性，即系统的整体性、目的性、相关性、动态性和层次性。包括两层含义：①系统要素的集合，即系统是由各要素（子系统）所组成的，这些要素都具有自己独特的结构和功能。②各要素间相互关系的集合，即系统中每个要素之间是相互联系、相互依赖、相互作用的，这些要素结合起来构成一个系统后，就具有各孤立要素所不具备的整体功能。

（三）在临终关怀护理实践中的应用

1. 用系统理论的观点看待临终患者及其家属，他们是多学科组成的临终关怀团队这一整体系统中的子系统，但具有独特的、重要的作用。

2. 要用开放的、系统的、动态的观点对患者及家属实施整体的临终关怀护理服务。

3. 对临终患者实施的临终关怀程序就是一种建立在开放系统中的科学的工作方法，包括评估、诊断、计划、实施和评价 5 个步骤。

三、舒适护理理论

舒适护理理论（theory of comfort care），由美国护理专家柯卡芭（Kolcaba）于 1995 年提出。舒适护理是使基础护理与护理研究更加注重舒适感和患者的满意度，并作为整体护理艺术的过程和追求的结果。

（一）基本概念

舒适护理（comfort care）是一种整体的、有效的护理模式，是使患者在生理、心理、社会及灵魂上处于轻松、没有疼痛、安宁的状态，或缩短、降低其不愉快的程度。

（二）基本内容

1. 生理舒适　指身体的感觉，也包括环境中的温度、湿度、光线和音响等带来的舒适。

2. 心理舒适　指心理感觉，如满足感、安全感和尊重感等。

3. 社会舒适　包括家庭、学校、职业等社会关系带来的舒适。

4. 灵性舒适　指生命赋予意义和价值，借助于爱或信仰，获得舒适、满足和超越。

（三）在临终关怀护理实践中的应用

1. 为临终患者及家属提供温馨环境、症状控制、舒适护理，缓解痛苦，提高生活质量。

2. 给予心理安慰和支持，解除对死亡的不安和恐惧，帮助患者家属适应和应对患者病情变化和死亡，缩短其悲痛过程。

3. 帮助临终患者寻求社会支持系统，给予精神和情感上的支持和帮助。

4. 尊重临终患者的权利和宗教信仰，提供灵性照护，获得心灵平安。

四、多元文化护理理论

多元文化护理理论（multicultural nursing）又称跨文化护理，20 世纪 60 年代由美国护理学家雷林格（M. Leininger）博士首先提出。

（一）基本概念

多元文化护理是护理人员根据服务对象的社会环境和文化背景，了解服务对象的生活方式、信仰、道德、价值观和价值取向，向服务对象提供多层次、多体系、高水平和全方位的有效的护理。

（二）基本内容

多元文化护理理论的核心内容是"日出护理模式"，该理论包括 4 个层次：①世界观、文化与社会结构层。②服务对象层。③健康系统层。④护理照护决策与行为层。

（三）在临终关怀实践中的应用

1. 医护人员应充分评估不同文化背景下临终患者的痛苦，从全方位多角度满足患者的生理、心理和社会文化护理需求。

2. 医护人员在了解临终患者及其家属宗教信仰、民族习俗文化背景基础之上，有针对性地进行死亡教育，引导他们正确理解和接纳死亡。

3. 满足临终患者愿望，帮助他们按照自己的宗教信仰和传统习俗来度过人生的最后一段时光。

4. 医护人员做好家属的悲伤安抚工作，尊重他们不同文化背景下的不同的悲伤表达方式，提高家属悲伤应对能力。

五、金的达标理论

金的达标理论（gold standard theory）由美国著名护理理论家伊莫詹妮 . M. 金（Imogene M. King）在 1981 年提出。该理论已广泛渗透到临终关怀护理领域中。

（一）基本概念

金的达标理论是为使护理人员和患者在一个特定情境中达到共同的目标，提出的理论框架，即个人系统、人际间系统和社会系统。

（二）基本内容

金的达标理论是护理人员和服务对象在护理情境中分享有关他们感知信息后的行动、反应和互动的过程，帮助个体维护健康以实现其角色功能，促进、维持和修复健康，对患者或濒死者提供照顾。该理论所涉及的主要概念有互动、沟通、应激、时间和个人空间。

（三）在临终关怀护理实践中的应用

1. 与临终患者及其家属积极深入沟通交流，设定目标，共同制定和实现临终关怀护理计划，满足需求，营造温馨环境，提高生活质量。

2. 临终关怀团队人员共同做好死亡教育、症状控制、心理护理和灵性照护，达到让患者舒适安详、有尊严告别人生的目标。

六、罗伊适应模式理论

罗伊适应模式理论（Roy adaptation model theory）由美国当代著名的护理理论家和思想家卡利斯塔·罗伊（Callista. Roy）在 20 世纪 70 年代提出。

（一）基本概念

接受护理的对象是一个整体适应系统。人的生命过程就是在内外环境的各种刺激下不断适应的过程。照护的目标就是要促进人的适应性反应和提高人的适应性，从而提高人的健康指数。

（二）基本内容

罗伊适应模式是围绕人的适应性行为，即人对环境的应激原进行适应的过程而组织的，包括刺激、适应水平、应对机制、效应器和适应反应 5 个方面。

（三）在临终关怀护理实践中的应用

根据适应模式，临终关怀护理工作的方法有以下 6 个步骤。

1. 一级评估是指收集与生理功能、自我概念、角色功能及相互依赖四个方面有关的行为。

2. 二级评估是对影响临终患者行为的刺激因素的评估。

3. 通过一级评估和二级评估，对临终患者适应状态进行临床工作诊断。

4. 制定可观察、可测量和可达到的临终关怀工作目标。

5. 干预是临终关怀工作措施的制定和落实。

6. 医护人员将干预后的服务对象进行评价，根据评价结果修订临终关怀护理计划。

七、华森关怀科学模式理论

关怀科学模式理论（scien tific model of care）由美国科罗拉多大学护理学院著名护理学教授吉恩·华森（Jean Watson）博士于 1979 年创立。他也是第一个将护理与人文关怀相结合的护理学家。

（一）基本概念

关怀是一种道德法则，是两个个体之间的一种人际关系的体验，这种体验表现为关怀活动的双方都能进入对方的内心世界，从而使关怀者和被关怀者双方彼此在人格上得到升华、认知上得到认同、文化上得到同化，形成超越语言的文化关系，并通过精神的体验、心灵的感悟、非语言的交流、超越文化间的关怀行为等特有的方式表达其超越是文化关怀理论。

（二）基本内容

关怀科学理论模式以人本主义价值体系为基础，以人文科学和自然科学因素的关怀因素为核心。重心是护患关系的形成，使护理成为护理人员与患者在精神层面的一种联系。衡量关怀结果的具体标准是关怀的双方是否达到人格的升华。

（三）在临终关怀实践中的应用

1. 是以临终患者及其家属为中心，给予真心关爱和真诚关怀，目标是使患者在"生存 - 临终"的情景中，保持高品质的存在与生活，以保护和捍卫患者的人格与尊严。

2. 提供温馨的居住环境，给予良好的生活照顾、全方位的优质护理，控制症状缓解痛苦，协助临终患者完成未了的心愿，满足灵性照护的需求。

3. 临终关怀服务团队应关注和重视临终患者家属，做好沟通交流和哀伤照护。

八、中国传统医学理论

中国传统医学理论的整体观突出了人是一个统一的有机体，这个观点比近代提出的生理 - 心理 - 社会整体模式领先了两千多年。

（一）基本概念

中国传统医学理论（Chinese traditional medical theory）是在古代哲学思想指导下，遵循"天人合一"的整体观，以精气、阴阳学说为哲学基础和思维方法，以肺腑经络及精气血津液为生理病理学基础，以辨证论治方法为诊疗特点的理论体系。

（二）基本内容

中医理论体系主要内容：阴阳五行学说，脏腑学说，经络学说，病因病理学说，诊法辨证及治则等。

（三）中医"天人合一"整体观在临终关怀实践中的应用

1. "天人合一"的整体观，注重个体死亡与"人与天地相参"的世界观，强调人与自然的和谐统一。

2. 有助于临终患者敢于直面自己的疾病与死亡，树立正确的生死观，调节自身情绪，获得心理安慰。

3. 满足临终患者的灵性需求，帮助他们获得宽恕、爱、信任和希望，达到天人合一的灵性安适状态。

【思考题】

1. 临终关怀、临终关怀团队、临终关怀模式、临终关怀护理学的基本概念是什么？

2. 学习临终关怀护理学的目的和意义是什么？

3. 临终关怀护理学相关理论有哪些？作为一名护理人员应如何以这些理论指导临终关怀护理实践工作？

第二章 临终人文关怀

人文关怀是一项引入哲学智慧与传统文化资源包括宗教资源的社会工程，不仅是现代医学模式转变的需要，更是高质量医疗服务的需要。在临终关怀护理实践中，人文精神集中体现在对临终患者的生命与健康、权利与需求、人格与尊严的关心、关注和重视。现代医学的发展和社会的进步必然要求将现代人文精神融入临终关怀护理之中，建立高层次的护理服务理念。

第一节 人文关怀概述

在护理工作中实施人文关怀，是医学人性化的精髓，是实践人文精神的具体体现。它要求护理人员将人文精神内化，以患者为中心，给予患者全面的关怀和照护。其本质是关心人自身的利益与需要，尊重人自我的价值与自主的尊严，解放人自由的思想和坚定人自觉的信念。

一、概念

人文关怀（humanistic care），又称人性关怀、关爱，是指尊重人的主体地位和个性差异，关心其丰富多样的个体需求，激发人的主动性、积极性和创造性，促进个体自由全面发展。人文关怀理念是以人本主义或人道主义为核心，由人的文化、自然情感、道德情怀、利益需要和社会关系等基本要素所组成。

人文关怀从文化背景、自然情感、生命价值、人际协调、需求满足等维度体现以人为本的理念与内涵，其中对患者文化背景的理解是人文关怀的基本要素。人文关怀的本质是一种充满爱心的人际间的互动行为，护理人员应具有同情心、良心、责任心、信心和胜任力等专业特征。体现人的精神尊严是人文关怀的核心理念，护理人员应具有专业性道德情怀，维护患者精神尊严和实现其生命价值。人际协调的互动是人文关怀行动实施的基础和前提条件，护理人员应具有注意、关心的特征与关怀敏感性，建立帮助信赖的人际关系，具有人际沟通的情感艺术，促进与接受患者正性与负性情绪的表达。人文关怀要以相互交流和尊重为前提，分享彼此的认识、情感、经历、体验与时间等。

二、意义与价值

医学的本质是一门"人"学，它关注的是在病痛中挣扎、需要关怀和帮助的人。因而医学被认为是最应具有人文精神的学科，而护理更被称为是最富含人情味的职业。医护人员良好的心态、热情的关怀、精湛的技术和耐心的解释，会给患者带来安宁与安康。因此，实施人文关怀意义重大。

NOTE

1. 体现人道主义精神　人道主义提倡关怀人、爱护人、尊重人，做到以人为本、以人为中心。医学人文关怀以患者和家属为中心，提供精心的治疗与护理、关怀与照顾，最大限度地消除或减轻患者的身心痛苦，是人道主义精神最集中、最突出的体现。

2. 构建和谐医患关系　深化医学人文关怀，是构建和谐医患关系的治本之举。学习人文关怀基本知识，提高医护人员的人文素质修养，掌握与患者沟通的技巧，优化服务质量，必能建立起患者、家属及医护人员三方都满意的和谐关系。

3. 满足患者与家属需求　特鲁多的墓志铭写道：有时，去治愈；常常，去帮助；总是，去安慰。去帮助，去安慰，体现的就是一名医护人员对患者的崇高人文关怀。它要求护理人员首先应了解患者及家属的需求，在患者和家属最需要的时候给予真诚的支持、有效的帮助和热心的鼓励，从而使其获得需求的满足。

4. 提高医护人员素质　医学是人类情感与人性善良的彰显，是科学救助与人文关怀的结合。医护人员对患者的关怀和关注，应大于对知识和技术的兴趣与尊崇，这既是人道主义的体现，也是最真诚的"仁心仁术"。要求医护人员应具备崇高的医德风尚、厚实的专业知识、丰富的情感社交能力及健康的身心状态于一身的综合素质。

5. 提升医护服务质量　人文关怀是生物－心理－社会医学模式对医护人员的要求。在现代社会中，医院的人文关怀直接影响到医院的服务质量、患者就诊率及社会认同率，对提高社会竞争力起到举足轻重的作用。人文关怀做得好、技术水平高、服务质量好，就能在社会中找到应有的价值，最大限度地发挥社会价值。

6. 促进人文教育发展　医学教育是医学科学与医学人文思想的综合体。随着社会的发展和世界医学模式的转变，在医学高等教育中加强人文教育已经成为医学教育模式改革的迫切要求，是提高医学专业人才培养质量的重要措施。

第二节　文化与临终关怀

不同民族或文化背景会影响临终患者的死亡态度和临终行为。因此临终关怀不但关注解决患者的身体疾苦，而且要关注其不同的文化背景、生活习惯、宗教信仰、价值理念等文化因素，给予全面和整体的人文关怀和照护，为临终患者提供与其文化需求相适应的临终关怀服务。

一、文化背景与临终关怀

中国文化突出人本与世俗，"天地之性人为贵"是中国传统文化的主调，重视家庭成员间、族群间的人伦关系，强调和谐和中庸，中国文化形态中人和主义价值观和行为追求占据着重要位置。

（一）民族文化与临终关怀

关于病死居丧的中国传统民俗中有许多体现临终关怀的思想内容，民族习俗、地域不同，表现也各不相同，影响临终患者及家属对死亡的理解。

1. 汉族　部分民俗认为 80 岁以上老病而死为寿终正寝，是"老喜丧"，老年人去世后，亲朋好友向家属讨要代表长寿福气的寿碗；有的地方在人将死之际，焚烧纸轿纸人于门前；有些地方"延僧诵经"；亲属按与亡人亲疏关系不同穿不同的丧服；人去世后，有"做七"的习俗等。

2. 回族　回族临终关怀的理念和行为实践植根于伊斯兰教的文化土壤，回族穆斯林不主张强行对濒死患者进行"延命治疗"，认为是违背真主的安排。临终时，家中亲人围绕，与临终者安详话别；当临终者去世以后，身旁的人要帮其闭眼合口，将其手脚自然贴放在身体两侧，然后理顺亡人的发须，使逝者头向北、脚向南、面稍向西仰卧在专门的停床上，这样做是为了使穆斯林牢记真主，自己即将回归于他。回族穆斯林土葬时，不用棺椁，而是直接将遗体接触地面埋葬，认为真主用泥土造出人，人死后躯体贴近大地，变成泥土，是自然和美好的。

3. 其他民族　壮族丧葬有"浴尸"风俗，即用山苍子叶等芳香消毒植物烧汤水后给逝者洗身；在彝族人瞑目之时，要举行特殊的宰羊仪式，象征着在祖界为主人繁衍成千上万的羊群；蒙古族语言里因为忌讳死而用其他词替代，如老人去世说"过去了"或"成佛了"，孩子死了则说"丢了"，死者一般都穿蓝裤、白布衫；摩梭人在丧葬仪式上，一般会把逝者的遗体捆扎摆放成胎儿睡觉的状态，并在亡者嘴里放入一小块碎银屑或粟米、茶叶等，祈愿来世物质丰裕、用度充足。

从民俗文化体现的临终关怀思想看出，人们对临终及死亡是持接受态度的，并以积极的方式努力帮助临终患者及家属化解对死亡的焦虑和恐惧。

（二）传统文化与临终关怀

传统文化是中国文化体系中最辉煌、最有活力的部分，是历久弥香、咀嚼不尽的精华，儒家文化更是其中的一朵奇葩。在我国古代文献中，"人文"一词最早见于《易经》。《易·贲》："阴柔交错，天之理也；人文，人之道也。""人文"与"天文"相对应，是指以礼、教、文化为代表的人事条理。

1. 仁、礼、信、和　是儒家伦理学中的基本概念，是五常之本，也是自古以来人们共同尊奉的道德信念。"仁"即仁爱，包含着对人的尊重和关怀；"礼"是人际交往的伦理道德规范和准则，有礼有节，以礼为先，不失礼于人，是社会交往之道；"信"即诚信、信任，是指待人处事的诚实守信、言行一致，诚信是约定俗成的社会交往的基本准则；"和"即和睦、和气、和谐，求同存异。"仁、礼、信、和"要求护理人员对患者的关怀与照护应是在讲诚信、守信用的基础上，提供专业的、符合护理人员职业规范和礼仪的，以及和谐的护理人文关怀。

2. 道德生命论　中国传统文化中的死亡观念具有朴素的唯物思想，它把生命的起止过程看作是自然的"轮回"。儒家尊崇死亡中体现的人生价值、道德品质和理想。面对必然到来的死亡恐惧，儒家提出了"道德生命论"，即现实生命在逝去后还会表现出对他人与社会有益的生命，这种生命会因造福他人和社会而超越时空被人铭记，从而把生理上无法达到的有限生命转化为不朽的存在。"道德生命"可以通过"三不朽"和"子孙嗣续"来实现。

（三）宗教文化与临终关怀

临终关怀源自宗教的朝圣之途，有着浓厚的宗教色彩。对有宗教信仰的临终患者采取有宗教特性的护理，能够改善患者的心理状态，正确调适情绪，有效提高其生命质量。

1. 佛教　佛教文化体现浓厚的人文关怀精神，表现在：众生皆为父母，众人皆有佛性的平等观；众善奉行诸恶莫做的自律意识；虚空自我，利益众生的利他情怀；以苦为乐，忍辱无争，宽容为上的大度思想；重义轻利，关怀民生福祉、社稷安康的责任意识。佛教充满着重视人类、依靠自身的智慧和毅力来自我解脱的人文精神，这种人文精神决定了佛教以觉悟人生为根本和"不离世间觉"的人间佛教性格。由于佛教强调人与生俱来的苦，某种程度上也化解了他们对现实的不满，"倾心向内"追求解脱，使他们内心归于平静，有助于身心健康。

2. 基督教　基督教神学的"慈爱"模式提倡"在人们的疾病已经无法治愈的情况下，放弃积极治疗，注重患者尊严和身体心灵各方面的需要，减轻患者痛苦，提升患者的生死品质，并延伸到给患者家属以哀伤辅导及支持"。《圣经》强调，无论何时都应将人看作一个整体，同时具备"灵""魂""体"的人才是"全人"，这三个方面不可分割，符合现代临终关怀理念的全人照顾。除此，基督教的临终关怀实践包括祷告、葬礼、抹油等仪式，都是生发于其关于人、生命、死亡的基本看法，旨在为死者平静度过肉体生命的最后一段路程，也为生者提供一个值得期待、继续生活的理由和前景。

3. 伊斯兰教　伊斯兰教对人内心的和谐非常重视。伊斯兰教认为，人生在世，总要面对诸多的难题和坎坷。对此，穆斯林既不能消极地回避、坐等来世，更不能情绪偏激走极端，正确的态度是坚定信仰，立足现实，直面人生，不断提升自己，以积极的人生态度来化解难题。伊斯兰教的唯一经典《古兰经》和圣训告诫穆斯林应该有豁达的胸襟对待身边的人和事，并且珍惜生命，正视困难与挫折。伊斯兰教丧葬有一套完整的仪式，主张土葬，且简单、朴素，反对铺张浪费。穆斯林逝世后遗体需脸部面向天房，身体部分侧向右边，表示对真主的信仰和服从。

4. 天主教　天主教徒在现世努力遵行天主的诫命：上爱天主，下爱世人。如果用一个字来表达神对世人的命令或要求，那就是"爱"。按"爱"的命令，"彼此相亲相爱"，让自己的现世生命更丰富，更有意义。善死对天主教徒来说很重要，为了善死，先要善生，善生的人，不怕死，也定能善死。天主教的临终关怀基于这样的基本理念：关怀临终患者，使其透过宗教信仰的力量，得到内心的安宁，勇敢和安详地面对死亡，能坦然平安、有尊严地走完人生的最后一程。天主教的殡葬弥撒是整个天主教徒团体殡葬礼的核心，接受傅油、赦罪和领受圣体等临终圣事将给逝者家属带来莫大的安慰。

5. 道教　道教文化根植于中国民众生活之中，"内化于心，外化于行"。道教文化内容丰富，涉及道德文化、和谐文化、养生文化、慈善文化、生态文化等，这些文化涵盖了社会各个方面，蕴含着诸多人文关怀思想，是中华传统文化的瑰宝。道家倡导"尊道贵德"与"行善积德"；道教的和谐文化，实际上就是一种静心文化，倡导"人自身和谐""人与人的和谐"及"人与社会和谐"；道教的养生文化，实际上就是一种生命文化，是道教对人类社会个体生命的一种尊重与爱护，也是道教对于生命科学的探索和实践，强调"重生贵命""养生重在修心"和"积善修身"；道教的慈善文化，实际上是一种爱心文化，是道教对人类社会的一种关爱，也是道教服务社会的功德善举，包含对"慈心于物"的倡导和对"济世利人"的规劝；道教的生态文化，实际上是一种环保文化，是道教对社会人类生态环境的一种保护，也是道教化解全球生态危机的宝贵资源，认为"天人合一""道法自然"。

在宗教信仰模式下，从人文关怀的角度对濒临生死边缘的人们施予温馨的关怀和身心灵全程照顾，能帮助患者直面人生、正视死亡。因此在实施临终关怀护理时，对于有宗教信仰的临终患者，应尽量满足其进行宗教活动的需求，提供相关的条件和场地，进行合法的、符合宗教风俗习惯的交流与服务活动。

二、临终关怀文化

（一）概念

临终关怀文化（hospice culture），是在一定的临终关怀学理论和传统文化中逐步形成的具有临终关怀特色的观念、理念、道德规范、规章制度、生活方式和人文环境，以及与之相适应的思维和行为方式的总和。它是以中国传统文化为背景，与祖国传统医学和现代医学及相关文化相互渗透、多学科综合的特殊观念形态。

（二）原则

1. 以临终患者及家属为中心　重视人文关怀，充分认识文化需求在临终关怀中的地位和作用，坚持一切从临终患者的利益出发，满足其需求。人文关怀与患者的生活照护需要、技术操作需要一样必不可少。

2. 注重个体差异　因临终患者的文化背景、生活环境、社会地位、性格特征、知识程度等不同，个体文化需要亦不同，需制订与其相适应的个体化、人性化的临终关怀护理措施。

3. 提高临终生命质量　以舒缓身心为目的，临终关怀的主要目标是提高患者临终阶段的生命质量、满足其文化需求，从而使患者获得身心安宁。

4. 发挥正面效应　文化具有两重性，既有正面、积极方面，也有负面、消极方面。在对临终患者实施多元文化关怀时，应充分发挥有利的、正面的文化效应，防止和避免不利的、负面的文化效应。

（三）文化策略

1. 评估临终患者的文化背景　收集患者相关信息，包括临终患者的受教育程度、宗教信仰、风俗习惯、文化态度、价值观等，综合评估其文化背景。

2. 理解临终患者的行为　由于患者受不同民族和文化背景的影响，产生不同的生活方式、价值观念、人生信仰和死亡态度，临终关怀服务团队应理解和尊重这种价值观念的差异，并根据具体情况，有效开展死亡教育、心理辅导和行为指导工作。

3. 关注临终患者的反应　在实施临终关怀过程中，服务团队人员应动态了解患者对死亡的认知和态度，以及独特的表达方式，重点关注患者的身心反应和社会文化背景，制定相应的干预方案和措施。

4. 重视临终患者的感受　在临终阶段，患者内心极其复杂多变，不同文化背景的临终患者对待临终问题的观点、态度和方式不尽相同。在实施临终关怀服务时，要充分尊重和理解患者的特殊感受和情绪反应。

三、临终文化休克

（一）概念

临终文化休克（hospice culture shock），是指一个人在得知即将面临生命结束的时候，突然感觉被社会隔离，要与家人永别，因丧失自己熟悉的所有社会交流符号与手段而产生恐惧、否认、焦虑、抑郁及绝望等心理状态。临终文化休克并非临床上因疾病引起意识丧失的病理性休克，而是一种由于复杂的个人体验而产生的心理反应，是临终患者在极度不愿面对死亡的现实

NOTE

冲击下产生的短期效应。

（二）原因

1. 环境改变 不适应陌生环境，如从居家环境或医院病房环境到临终关怀病房环境，患者从环境变化中获知生命已近终点且无药可治，其突然受到精神和心理的致命打击而产生一系列思想混乱和精神反应综合征。

2. 沟通障碍 脱离文化背景的沟通往往容易产生误区，如不同文化、不同语种或表达方式、不同思维方式及传统习俗等，导致患者来到临终关怀病房后与周围人员沟通交流障碍。

3. 痛苦无助 随着患者病情恶化，其依赖性逐渐增加，一个临终患者的角色变化加上环境改变，使其容易产生焦虑、孤独、无助和恐惧等情绪反应。

4. 冲突矛盾 因临终患者自身文化包括宗教信仰的影响，其死亡态度和人生价值各不相同，当得不到正确引导和抚慰时，某些价值观容易产生冲突和矛盾。

（三）表现

1. 焦虑（anxious） 指临终患者处于模糊的不适感中，面对非特异、未知的威胁时自主神经系统产生的反应。

（1）生理表现　失眠，精神萎靡，烦躁，声音发颤，手抖，出汗，面部紧张，瞳孔散大，眼神接触差，尿频，恶心，呕吐，心率及呼吸频率增加，血压升高。

（2）情感表现　自诉不安，缺乏自信，警惕性增强，忧虑，持续增加的无助感，悔恨，容易激动，自责或谴责他人，心神不定，对周围环境漠不关心，健忘或思维中断。

2. 恐惧（dread） 指临终患者处于一种被证实、有明确来源的惧怕感中。

（1）生理表现　疲乏，失眠，出汗，晕厥，夜间噩梦，面部发红或苍白，呼吸短促，血压升高等。

（2）情感表现　心神不安，极度恐慌，哭泣，想逃避等。

3. 沮丧（depressed） 指由于对治疗无望而产生的失望、悲伤和无助等情感。

（1）生理表现　胃肠功能衰退，出现食欲减退、便秘等。

（2）情感表现　忧愁，沮丧，哭泣，退缩，易怒或敌对。

4. 绝望（despair） 指临终患者认为时日不多，万念俱灰，以致产生早点解脱的念头。

（1）生理表现　心率加快，血压升高，盗汗，颤抖，甚至发生心脏骤停、休克等更强烈的生理反应。

（2）情感表现　表情淡漠，言语减少，拒绝饮食，回避来访等。

（四）预防

1. 普及死亡教育 通过宣传教育帮助人们正确认识死亡并了解植根本土文化背景的临终关怀文化，如风俗习惯、医疗环境和人文知识等。

2. 预先熟悉环境 在进入临终关怀病房前，指导患者充分了解、熟悉新环境，主动接触临终关怀病房的文化模式，并以平和的心态结交新病友和医护人员。

3. 寻找有力支持 积极鼓励、帮助临终患者寻求可靠、有力的支持系统，包括正式和非正式支持系统。正式支持系统包括有关政府组织或团体，非正式支持系统包括家属、朋友和宗教团体等。

第三节 人文关怀与临终护理

在临终关怀护理实践中，人文关怀集中体现在对临终患者的生命与健康、权利与需求、人格与尊严的关心和关注，它是一种实践人性化、人道化护理服务的行为和规范，是现代医学发展和社会进步的必然要求。

一、家庭人文关怀与临终护理

家庭是临终患者最重要的情感支持力量。家庭支持作为家庭功能的一部分，在有效缓解患者的负性情绪、减轻心理应激方面发挥了巨大作用。家属最了解患者的情感特点，最能准确预测患者的反应，在患者重大问题的决策中，家庭起着举足轻重的作用。

（一）意义

1. 提高患者生活质量 由于疼痛、食欲降低、疲乏、虚弱和呼吸困难等症状的影响，许多临终患者生活质量低下，其中疼痛又是最重要的影响因素。家庭人文关怀护理通过作用于患者心理、精神、情感等维度来提高其对疼痛的认知与耐受力，采取积极有效的措施控制症状，有助于调动积极情绪、提高免疫功能及改善食欲和精神面貌，从而提高生活质量。

2. 促进患者心理调适 临终患者常会出现情绪变化和心理问题，如绝望、恐惧、忧伤、抑郁、自责、愧疚、焦虑等，当病情转危、觉察死亡来临时甚至会产生自杀意向和自杀行为。通过家庭照护，给予患者关心，有最亲近的家属陪伴，使其被尊重及自我实现的需要得到满足，并从家属的关爱中获得力量，树立信心，更好地理解生命存在的意义，保持心灵的安宁和舒适。

3. 减少临终期医疗费用 通过人性化关怀提高临终关怀质量，有效引导患者家属实施细心周到的家庭照护，避免不必要的过度医疗和无效医疗，在提高临终患者生活质量的同时，减少了医疗费用，有利于医疗资源的合理利用和再分配。

（二）方法和内容

1. 改善环境，营造亲情氛围 临床调查显示，绝大多数患者都希望在家中临终。如有可能，最好把临终患者接回家中，让其有一个熟悉、亲切、安静、温馨和舒适的环境。可以让患者接受朋友的探视，并为患者创造与亲近的人亲密相处的环境。临终环境要温度适宜，空气流通，灯光柔和，可把患者平日喜欢或熟悉的物品拿来，如照片等摆放在其容易看到或触到的位置。

2. 悉心陪护，加强接触交流 家人应尽可能多地陪护在患者身边，多交谈美好的、难忘的及值得回忆的事情。在患者弥留之际，家属应与之做最好的告别，仔细聆听其最后的心声，满足其最后的心愿，握手触摸给予安慰，但此时切忌过度悲痛，以免最后时刻刺激患者，增加其痛苦。

3. 真诚关爱，消除积怨误解 临终患者的心理、行为反应复杂，除忍受躯体痛苦，还要承受精神上巨大的压力。家属在临终陪护过程中，应主动与患者谈美好的事情，表达对他的挚爱和眷念，满足其心理上对亲情的渴望，减少对死亡的恐惧。同时要妥善处理未了心愿和积怨误解，获得精神和心灵上的安宁。

4. 随顺尽孝，满足临终心愿　患者临终之际，指导亲属要时时刻刻陪伴与精心照料，对老人尽孝顺、孝道之心。鼓励患者的配偶及亲属，通过抚爱、拥抱、轻言细语、拉家常等方式亲密交流，了解并满足临终患者的需求和心愿。

5. 共同决策，尊重自主权利　对病情了解的患者，鼓励其参与治疗和照护的计划中，包括症状的控制、照护的方式、支持方案的选择等，让患者感受到自身权利的被尊重，增强自我价值感，提高了照护措施实施的效果并获得身心愉悦。

二、医疗机构人文关怀与临终护理

在医疗机构如医院病房、社区医疗服务中心、安宁疗护中心、护理院及养老院等，护理人员应自觉将人文精神内化，通过情感传达给临终患者，以患者为主导，从生命健康、人格尊严等方面对其提供贴心照护，帮助患者减少痛苦，改善其生存质量。

（一）意义

1. 诠释医学人道主义精神　医学人道主义是医务人员从医行为中最基本的道德原则，其实质是让患者享有做人的尊严和自由。临终关怀对无治愈希望的末期患者，不依赖于昂贵的卫生资源维持其生命，而是以减轻患者痛苦为重点，致力于用专业的支持方法和人性化的临床护理技术，帮助患者有尊严而舒适地离开人间。

2. 体现资源分配公平原则　对无望治愈的患者尤其是面对不可逆转的疾病，实施无效的过度医疗，不但造成卫生资源浪费，而且增加患者痛苦。临终关怀采取支持疗法和人性化照护，对患者实施人文关怀护理，努力让生命末期的患者在身体上减少痛苦、心灵上得到安慰，既减少了医疗费用和家庭经济负担，又有利于卫生资源的合理利用和分配。

3. 符合优质医疗服务需求　随着医学模式的转变，医疗质量的内涵也在发生着变化，从单一的临床医疗质量转变为临床疗效、服务、时间、费用等诸方面的综合质量。患者的满意度将作为医疗质量考评的重要内容。在医疗服务有效、公平、诚信的基础上做到人文关怀，将会增加患者的满意度，提高医疗服务质量。

（二）方法和内容

1. 创造人文环境　临终关怀病房是人生终点的地方，应有完善的临终医疗护理运行模式、告别礼仪和技术操作等，具有庄严、生命荣耀的仪式感。在一个庄严有序、宁养、充满人情味的文化氛围中，患者逝去如同梨花飘落一般具有诗的意境，没有恐惧和哀伤。病房设计和设施布置应尽可能体现家庭式温馨，病室环境应该整洁、安静、阳光充足、空气新鲜、温度与湿度适宜；室内色彩柔和，墙壁宜涂成浅绿色，使患者心情开阔、平静；床单宜采用印花图案；对于没有过敏史的患者室内可以摆放花草，床头摆放一些素雅的装饰画、家庭照片等，尽量摆放患者喜欢的装饰；物品摆放有序，做到简洁明快、协调恰当，可以根据需要安置电视、音响等设备，使患者有家的感觉。临终关怀病房除了常规的医疗配置外，还应有康复治疗室、多功能活动室（如图书馆、音乐室、小礼拜堂）、按摩室、沐浴室、会客室等。嘱卫生工作人员打扫病房时动作要轻，经常开窗通风。安排患者家属陪伴，使患者在临终期有更多的时间与家人在一起。临终患者在如此温馨关怀的文化氛围中，会得到平和、舒适与满足。

2. 重视精神和灵性关怀　有系统地协助患者以崭新的观点回忆其生命中以往的种种旧痛

或快乐的过程，体验生命的意义；鼓励患者表露内心的任何感受；与患者谈论其人生观、价值观，尊重其信仰，协助其探寻生命、死亡与濒死的意义，使其获得精神上的支持和心灵上的平安。使生命内涵不断充实，生命质量不断提高。

3. 满足整体需求护理

（1）身体舒适护理

①生活护理：提供符合临终患者个体化营养需求的膳食；保持身体和衣物洁净；保证环境安静舒适，督促临终患者按时作息，给予泡脚、按摩、放松等促进睡眠的方式；根据病情需要，协助并指导患者按要求采用不同体位，并适时调整，注意各种体位转换间患者的舒适、安全和管路的保护；保持患者皮肤清洁，必要时协助床上洗头、擦浴或沐浴等。

②疼痛护理：疼痛是临终患者中最普遍、最重要和最痛苦的症状，缓解疼痛是首要任务。除按阶梯镇痛法实施止痛外，还可以指导患者使用非药物的方法，如放松、分散注意力、热敷、冷敷、按摩等；让患者了解抑郁、焦虑等不良心理因素会使痛阈下降、加重疼痛。不同的文化背景会影响患者对疼痛的感知和耐受性，影响患者应对疼痛的措施，有的会通过祷告等宗教仪式缓解病痛；有的偏向于自我忍耐；有的选择将疼痛表达出来并寻求帮助。护理人员在判断患者疼痛程度时要结合患者文化背景进行评估，绝对不能让患者强忍疼痛，应主动采取各种方法缓解并控制疼痛。

（2）重视心理护理　临终患者的心理变化复杂，护理人员应根据患者的心理状态和个体差异，主动与患者交流，与患者家属默契配合，及时获取心理护理的需求与建议，实施个体化心理护理。临终患者往往敏感多疑，可能一点不经意的忽视，就带给他们很大的伤害，因此护理一定要注意细节。帮助临终患者正确认识疾病，激发患者潜在的生存意识，引导他们树立良好的生活愿望。

（3）维护尊严权益　临终患者同常人一样都需要自尊和被人尊重，需要爱和温暖，需要实现自我。因此，护理人员应尊重患者的个人权利，维护其个人尊严，保护其个人隐私，认同其生活方式，重视其对医疗护理方案的选择等。

（4）给予家属关爱　作为临终患者的家属，在亲人患病期间，消耗了大量的体力和精力，表现出悲伤、恐惧、忧虑及愤怒等各种不同的心理反应。医护人员应对患者家属给予同情、理解和帮助，指导其正确面对现实，陪伴患者度过人生的最后时光。

4. 做好善终善后　对生命即将结束的临终者，护理人员应更加细致、耐心地做好一切护理工作，使患者安详舒适地离开人世。协助患者完成未尽事宜；指导家属做好善终准备，通知亲人、好友尽可能陪伴左右，让患者享受最后阶段的人间温暖；尊重最后的需求和宗教信仰；妥善进行遗体护理，使其皮肤清洁、完整，五官祥和，四肢端正，保持人体最终的完美；协助丧葬，做好哀伤辅导等善后工作。

5. 加强家庭和社会支持　处于临终阶段的患者害怕被人冷漠和抛弃，常出现孤独无助感。家庭作为患者主要的支持系统，对其起到至关重要的作用。护理人员应指导患者家属，参与患者的临终生活护理，时刻陪伴患者。通过亲密交流和触摸安慰给予患者信心和勇气，消除其孤独感，增加安全感；并动员社会力量给予支持和帮助，让临终患者和家属感受到社会的关爱和温暖。

三、社会人文关怀与临终护理

社会人文关怀来自于社会支持。社会支持（social support）是一个人从社会网络中获得的支持和帮助，是对健康有益的社会因素。社会支持主要来源于配偶和其他家庭成员，而朋友、同事的支持也非常重要。此外，各种社会团体，包括医务社会工作者、社区社会工作者、政治团体、宗教团体、志愿者、民间组织等，也是社会支持的重要来源。

（一）意义

1. 顺应医学模式和卫生服务方式的转变　新医学模式从以往的传统生物医学模式向生物-心理-社会医学模式转变，使人们更多地从社会、心理、生理三方面去关注人类的健康，因此也提出了多层次、全方位的卫生服务理念。社会人文关怀工作恰恰是从社会、心理等方面为患者提供服务，协助和促进患者的心理、家庭、人际关系及社会环境等方面的调适，帮助患者解决困境和问题，获得支持与帮助。

2. 满足现代医护患关系发展的需要　社会人文关怀在加强医护患沟通、缓解医护患矛盾方面起到非常重要的作用。既为医疗服务增加了人文气息、社会关怀和社会福利色彩，又能提高临终患者及其家属对医疗环境、医疗机构、医疗流程和医疗服务的适应能力，增强医护患信任度和满意度，从而预防和减少医疗纠纷的发生，提高医疗服务质量。

3. 符合我国传统的文化习俗　我国历来有叶落归根的风俗，大多临终患者及家属更愿意在家接受社区临终关怀服务，因为家是患者最感温馨、最为熟悉的地方，能给患者带来安全感。家庭概念在人们的头脑中根深蒂固，特别是老年人。因此，社会人文关怀工作对于居家临终患者显得至关重要。

（二）方法和内容

1. 陪伴交流　陪伴与交流（accompanying and communication）是社会人文关怀的基础工作。临终患者常常感到孤独、害怕，希望有人能常伴左右，以缓解孤独和恐惧，家属、医护人员、社工或志愿者常常成为临终患者人生最后阶段的"陪伴者"。

2. 关爱相助　社会工作者通过与患者及其家属交流，了解其出现的问题和困难，利用社会资源和力量，给予关爱相助（caring and help）。如未成年子女是临终患者最牵挂和放心不下的，最希望能够有人代替他对子女给予生活与学业的帮助。社会工作者通过真心关爱患者的未成年子女，让患者安心，并用心帮助孩子，减轻其对失去至亲的恐惧与迷茫。

3. 团体互助　团体互助（group cooperation）是在社会工作者或志愿者的帮助下，通过团体活动的形式，将有活动能力的患者及其照顾者聚集到一起，患者通过分享心路历程，照顾者分享照顾经历，建立一个互助团体，大家相互学习、分享、鼓励和支持以获得信心、力量。

4. 生命回顾　一个好的生命回顾（life review），会让患者更加认清自己，坦然面对死亡。社会工作者通过帮助患者及家属回忆人生、拍短片、赠送爱的礼物等方式表达情感；还可为患者制作生命纪念册，写上"最令我难忘的是什么""现在我最想要做的是什么""我最想做的一件有意义的事是什么"等问题。通过这种方法，帮助患者重新定义生命的意义。"承认死亡，认清死亡，活着的时光会多一些美好"，这是台湾赵可式博士带领团队设计的生命纪念册结语。

5. 和谐家庭　家庭中因临终患者病重及其他问题而导致家庭成员关系不和谐的事情常有

发生。通过社会工作者或志愿者的协调，为患者营造一个温暖、和谐和舒适的家庭照顾氛围。

6. 悲伤照护　当患者面临生命即将离去的恐慌时，他的家人也同样承受着失去亲人的痛苦。家属在如何帮助临终患者达成心愿、对其进行照顾、承受即将失去亲人的痛苦、妥善处理善后事宜、恢复个人正常的社会生活等问题上，都需要社会工作者提供帮助和支持。在社会工作者的关爱和陪伴下，帮助患者家属度过痛苦的时光，重新开启新的生活。

【思考题】

1. 对临终患者实施家庭人文关怀的方法和内容是什么？

2. 请阐述临终文化休克的概念及原因。

3. 患者李爷爷，男性，72岁，肺癌晚期并转移至骨，入临终关怀病房第2天，失眠、精神萎靡、莫名神伤、对周围环境漠不关心。请思考：

（1）患者最可能出现了什么问题？

（2）在医院临终关怀病房应如何对李爷爷实施人文关怀？

第三章　临终护理概述

　　临终护理是由护理人员向临终患者及其家属提供的一种特殊而积极的综合护理措施，核心是"关怀"和"照护"。临终护理要求护理人员不仅具有护理专业的理论与实践操作能力，还要具备丰富的医学、心理学、伦理学及社会学等方面的知识，更要有良好的人文素质和高尚的职业道德。

第一节　临终护理的概念与原则

　　英国圣桥瑟夫临终关怀机构院长汉拉蒂（Hanratty）曾说："正如出生的过程，死亡亦需要高度熟练的医护照顾。"临终护理从生理学角度，注重控制症状，解除病痛；从心理学角度，理解患者及其家属心理需求并予以支持；从生命伦理学角度，尊重患者权益，指导临终患者认识生命价值及其弥留之际生存的社会意义，使患者在临终阶段生活安宁和舒适，生命有尊严、有价值、有意义。

一、概念与宗旨

　　1. 概念　临终护理（hospice nursing）是一种组织化护理方案，注重团队精神照顾，为临终患者及其家属提供缓和性及支持性的全面照顾。综合应用了临终关怀医学、伦理学、心理学、社会学和老年医学等理论与技术，以临终患者及其家属为服务对象，将护理技术、心理照护、生活护理、哀伤辅导、死亡教育等融于临终阶段的护理中，并以改善和提高临终患者及其家属的生命质量为最终目的，提供连续性、动态性和综合性的照料护理。

　　2. 宗旨　主要是从生理学、心理学和生命伦理学的角度对患者及其家属进行照护。以减轻和缓解临终患者躯体、心理、精神和心灵方面的痛苦；维护临终患者的尊严，提高社会进步和文明水平；协助临终患者及其家属面对死亡，提高其死亡质量。

二、目标与意义

（一）目标

　　1. 减少患者痛苦　应用多种方式方法减轻患者躯体和精神症状，提高患者生命质量。

　　2. 维护患者尊严　应避免无效的有创治疗和过度治疗，尊重患者权益，采取让患者自愿接受的疗法。

　　3. 充分与患者交流　在临终阶段，给患者及其家属提供充分的相聚交流时间，达成未了心愿，做好最后的温情告别。

4. 减轻家属负担 应将家属的医疗经济负担减小到最低程度，并将医疗费用告知患者。

5. 提供居丧照护 给患者家属提供治丧方面的帮助和支持，预防丧亲家属过度的悲伤反应。

现代临终关怀服务创始人桑德斯博士提出的临终护理目标是：内心冲突的消除、人际关系的复合、特殊心愿的实现、未竟事业的安排及亲朋好友的道别。

（二）意义

1. 减轻和缓解临终患者躯体、心理、精神和心灵方面的痛苦。

2. 维护临终患者的尊严，提高社会进步和文明水平。

3. 协助临终患者及其家属面对死亡，提高其死亡价值。

4. 体现了医护职业的崇高精神和以提高生命价值和生命质量为服务宗旨的高尚医护职业道德。

三、特点与原则

（一）临终护理的特点

护理工作具有广泛性、丰富性、规范性、自觉性等特点。临终护理除具有这些特征外，还具有护理对象、工作内容等特殊之处。

1. 护理对象特殊 服务对象为临终患者及其家属，临终患者是指已经被诊断患有在当前医疗技术水平条件下治愈无望的疾病、预计在六个月内将要去世的患者，包括晚期恶性肿瘤患者、中风偏瘫患者、伴有多种慢性疾病的将死患者、严重心肺疾病危重患者、多脏器衰竭病情危重者及其他处于濒死状态者等。

亲人，特别是自己心爱的人去世的悲伤是人生经历中最强烈的一种痛苦体验，会产生一种刻骨铭心的死亡恐惧感，给家属造成极其强烈的心理震撼。所以，对临终患者家属的照护也是临终护理的重要内容。

2. 多方位全人全程护理 临终患者是具有生理、心理、社会及精神各层面需要及反应的整体，所以应从这四个层面给予患者全方位的照顾，满足患者整体的需求。全程照顾是指从患者诊断为不可治愈疾病的那一刻开始，一直到患者死亡，乃至家属的哀伤辅导提供全程的照护。

3. 职业素质要求高 要求护理人员具备临终关怀的职业修养和道德情感，树立"以人为本"的理念，并具备专业的临终关怀护理技术和良好的职业道德行为。

（二）临终护理原则

1. 本土化原则 临终护理的发展不可盲目照搬发达国家和地区的护理模式，应结合我国的实际情况，探索适合自身发展的临终护理模式。

2. 人道主义原则 护理人员应以人为本，尊重患者的生命，维护患者的权利和尊严。服务的重点不再是如何去延长寿命而采用过度的无效治疗，而是去丰富生命，改善和提高生存质量。

3. 整体护理原则 临终护理是针对患者及其家属提供的全方位服务，包括生理、心理、社会及精神等多个方面，以及患者临终阶段及家属丧亲后的全程服务。

4. 症状关怀护理原则 临终护理重视减轻患者躯体和精神症状，制定个体化、人性化和综合性的护理方案，以舒适为目的地照护，满足临终患者缓解痛苦的需求。

第二节 临终护理程序

临终护理程序是在临终护理服务工作中应用程序所展开的一系列临终护理，采取有目的、有计划的步骤和行动对临终患者进行全面的、系统的整体照护。

一、临终护理评估

评估应贯穿于临终护理程序的始终，只有对临终护理程序中每个步骤和环节都给予充分的"评估"，才能确保临终护理程序的顺利实施。因此，护理评估是临终护理程序最为重要的一步。

1. 评估目的

（1）为正确做出临终护理诊断或找出临终关怀问题提供依据。

（2）建立临终患者生命质量状况的基础资料。

（3）找出解决临终护理的问题，并贯穿于临终护理程序全过程。

（4）为临终关怀科研积累和保留资料。

2. 评估内容 护理人员通过观察、交谈、体检和阅读相关的医疗护理文件，收集支持治疗和临终护理有关的内容，获得临终患者的基本需要层次，包括生理的、心理的、精神的、心灵的、社会文化的诸方面资料，以此作为全面评估临终患者的客观依据。

3. 评估资料

（1）资料来源 临终患者的病历和记录；医疗及护理有关方面的资料，包括各种实验室和器械检查的报告、文献；有关医学、护理学的各种文献要能为基础资料提供可参考的信息。

（2）资料分类 收集临终患者的资料，按资料的来源可分为主观资料和客观资料；按资料的时间划分，可以分为既往资料（既往史）和现在资料（现病史）。

（3）资料内容 收集临终护理资料一般从以下 13 个方面进行。

1）一般资料：包括临终患者姓名、年龄、性别、籍贯、民族、文化程度、职业、单位、婚姻状况、宗教信仰、地址、家庭癌症谱系、入院病因、入住病房形式、入住临终关怀病房需要解决的问题及联系人姓名、电话、手机等。

2）生理问题的评估资料：体温、呼吸、心跳、血压、饮食、食欲、体重、睡眠、口腔、排便和生活嗜好。

3）疼痛评估资料：①初步疼痛评估：疼痛部位、疼痛强度、疼痛反应、疼痛性质、疼痛时间。②疼痛造成的影响：包括什么方法可以缓解疼痛、什么动作和什么时间会增加疼痛；疼痛造成的影响及伴随症状。③持续疼痛评估：疼痛日期、疼痛时间、疼痛强度、用药剂量、用药时间、用药途径、呼吸，其他如不良反应、情绪等。

4）心理、精神及心灵评估资料：患者对病痛反应、精神及情绪状态、语言情况、对疾病态度、对"死亡"的认识、死亡预感、对治疗态度、求生欲望、与他人交往欲望、对家属的态度、对自己身后安排、对子女家属关心程度、是否有恐惧情绪；患者及其主要照顾者和其他家人的信仰与宗教情况，是否需要宗教礼仪包括宗教音乐及书籍、灵性的助力要求、生命意义价值的认识和生前恩怨宽恕等。

5）生命末期轨迹评估资料（预估生存期）：运用临终患者评价表，通过对患者的行走能力、活动与疾病征象、自理能力、食物摄入、神志5个方面对临终患者基本体能、内脏功能和生命体征、生命重要脏器评测指标及权重情况进行评估。

6）临终患者流行病学调查资料：①一般情况：姓名、年龄、性别、入院时间、出院时间等。②症状汇总：疼痛、呼吸情况、抑郁情况、大便情况、小便情况、神志情况（清醒；昏迷：浅、中、深）、患者对死亡预感有否估计、估计生存天数、家属对死亡有无预感、死亡前有无强烈预感、行走情况、生活自理情况、眼神、看VCD情况、喜欢的颜色。③皮肤、水肿等评估：皮肤的颜色、弹性、完整性、出血点和瘀斑；水肿部位，包括腹腔积液、胸腔积液的程度和弹性等；伤口或造口及压疮部位等。④常见濒死症状如濒死喉音、小便失禁或潴留、疼痛、躁动不安或昏迷、喘息、恶心呕吐、冒汗、意识改变、尿量＜500mL/d、身上出现紫斑、生命体征改变、四肢冰冷发绀、呼吸有暂停等。

7）临终关怀科病房协议书：包括患者和家属对临终关怀病房性质、功能定位了解；对临终关怀服务理念是否能接受的态度，对病情了解和告知的看法；是否同意在濒死期放弃抢救的态度及与院方配合态度等。

8）死亡准备的备忘录：①身体方面：死亡症状评估，指导家属为患者沐浴净身及遗体护理。②心理方面：聆听患者最后心声，指导家属如何与患者沟通，如何陪伴患者的死亡过程，协助处理患者未了心愿，告慰哀伤家属经历哀伤过程，协助家属之间彼此沟通。③灵性方面：肯定生命的价值和意义，协助家属（有宗教信仰）做死亡前宗教准备，帮助患者处理良心上的不安，肯定死亡后的归宿。④丧葬准备：指导家属取得死亡诊断书，与殡仪馆联系，取得派出所证明，做好丧葬准备。

9）家属对临终护理的评估资料：对临终关怀服务医护人员的工作满意度；对患者的痛苦和尊严，是否缓解减轻及维护的满意度情况；对临终护理的建议。

10）哀伤辅导追踪记录情况：与家属会谈方式，从身体状况、情绪、行为表现、心理社会反应和其他压力来源，以及哀伤辅导过程描述，评估包括初步疗护评估及计划的改变与进展等。

11）临终护理志愿者（义工）服务记录：服务于患者及其家属的服务内容、日期、项目方法及其他特殊记录。

12）文化与家庭评估资料：家庭评估包括直系亲属基本资料、家庭成员的关系和家庭压力等文化评估。在临终关怀实践中必须了解临终患者的文化背景、价值观、信念和信仰及习俗等。

13）临终病情评估资料：病情晚期临终患者的病情主要从显示患者病情的外在表现诸多方面着手，寻找出病史、临床表现和体征中内在确凿的指标，再根据这些明确的指标来定量，以分数的高低推断病情的严重程度。

二、临终护理诊断

临终护理诊断，是确定临终患者的心理及生理状态，制订临终护理计划，实施临终护理服务的基础，对于科学的护理诊断的要求是：①临终护理诊断名称要符合定义特征。②评估、诊断依据应充足。③评估相关因素应准确。临终护理常用护理诊断有疼痛、焦虑、疲乏、绝望、睡眠形态紊乱、照顾角色困难，以及呼吸形态改变和营养失调等。

三、临终护理计划

1. 临终护理诊断的排序 根据马斯洛的基本需要理论，以及护理诊断的首优、中优、次优问题进行排序，原则如下。

（1）优化解决直接威胁生命痛苦的、需立即解决的问题。

（2）按马斯洛人类基本需要层次论，优先解决低层次需要，再解决高层次需要，并可适当调整。

（3）注重服务对象的主观感觉，在不违反临终关怀原则的基础上，可优先解决临终患者主观上认为重要的问题。

（4）优先解决现存的问题，但不要忽视潜在的问题。医护人员应根据理论知识和临床经验对潜在的问题进行全面评估，根据性质确定其序列。

常用方法：①生理需要排在首位。②与治疗方案无冲突的情况下，临终患者认为最重要的问题先解决。③现存的问题先解决。同时，还要兼顾个性化的问题，取决于临终患者病情、心理状况及临终护理问题的先后次序，使得心理问题成为首优问题。

2. 对预期目标实现的可能性进行评估

（1）**预期目标** 是通过临终护理服务后，临终患者达到临终护理目的与目标状况，同时还是临终护理专业人员与临终患者及其家属共同努力的方向。预期目标要求简单明了，切实可行；目标要针对一个临终关怀问题，一个临终护理诊断可有多个目标，所有目标均需经患者认可。在临终护理中确定预期目标时应该注意：目标应以临终患者及其家属为中心；目标应有明确的针对性，一个临终护理诊断至少有一个临终护理目标，但是一个临终护理目标不能针对多个临终护理诊断；目标应切实可行；目标必须是具体的、可测量的、可评价的；目标应有时间限制；目标必须有据可查。

（2）**目标种类** 临终护理目标分为远期目标和近期目标。前者需较长时间，数周或数月才能达到，后者一般 7 天内能达到。

（3）**制订原则** 制订临终护理目标应是能通过临终护理措施达到的，目标应与支持治疗相协调，目标应是可测量、可评价的。

（4）**应注意的问题** ①目标的主语一定是患者，而不是医护人员。②一个目标中只能出现一个行为动词。③目标应是临终关怀护理范围的。④应让患者及家属参与目标的制订。⑤目标应具有现实性和可行性。⑥目标应是可测量和可评价的。

四、实施计划

临终护理实施是执行所书写的临终关怀计划活动的过程。实施临终护理计划时，临终关怀护理服务提供者的角色是决策者、实施者、教育者和组织者。临终护理计划的实施者除了医护人员，还应包括临终患者家属和患者本人。计划实施的重点在于控制临终患者症状、强化个体照护、改善营养状况、提高重要脏器功能和注重心理辅导和灵性照护。护理人员应具备与临终患者及家属沟通的方式和技巧，掌握必要的心理辅导技术，同时给予居丧照护和帮助。

1. 实施前准备　在实施临终护理计划前，要求医护人员考虑与实施有关的6个问题。

（1）为什么做（why）　说明开展临终护理的理由、意义和重要性，激发医护人员从事临终护理的积极性。

（2）做什么（what）　回顾已制订好的临终护理计划，保证计划内容是科学的、合适的、能做到的、符合服务对象目前情况的。然后组织所要实施的临终护理措施。

（3）谁去做（who）　确定哪些具体临终关怀措施是医生做，哪些是护理人员做，哪些由临终关怀服务团队其他成员共同完成，需要多少人去做。

（4）怎么做（how）　实施时将采取哪些技术和技巧，考虑可能遇到的问题及可以使用的沟通技巧。

（5）何时做（when）　根据临终患者的具体情况、生命质量状态，选择执行临终护理措施的时间。

（6）在何地做（where）　根据临终患者意愿，选择执行临终护理措施的地点是居家还是临终关怀病房。

2. 实施的方法　实施临终护理计划常用方法有操作、咨询、沟通、指导及报告。

3. 实施后的记录　实施临终护理计划后记录是一项很重要的工作，其意义：①有利于医护人员了解患者的情况；②为以后的临终护理提供资料和途径；③是医护人员完成临终护理和患者及其家属接受临终关怀服务的证明。

五、临终护理评价

临终护理评价必须建立在评估的基础上。护理人员应掌握评价技巧，不断地对临终护理程序的每个步骤做出及时、准确的评价，才能保证临终护理程序的连续性和正确性，使临终患者的临终护理服务质量得到保障。

（一）概述

1. 概念　临终护理评价是将临终患者的生命质量与预定目标进行比较并做出判断的过程。

2. 作用和意义　通过临终护理评价，可发现临终护理程序中的新问题，做出新诊断和新计划。是判断临终护理诊断是否正确、临终护理诊断目标实现与否及临终护理目标未实现的原因。

3. 步骤

（1）建立临终护理评价标准　计划阶段所确定的预期目标可作为临终护理评价的标准。

（2）收集资料　为评价临终护理预期目标是否达到，医生和护理人员收集服务对象的相关主观资料和客观资料。

（3）评价临终护理预期目标是否达到（实现）　列出实施临终护理措施后临终患者的反应，将临终患者的反应与预期目标进行比较，观察目标是否实现。衡量目标实现与否的程度有3种：①目标完全实现。②目标部分实现。③目标未实现。

（4）重审临终护理计划　在评价基础上，对临终护理目标部分实现或未实现的原因进行分析，找出问题。对临终生命质量问题重新评估后，做出全面决定。

NOTE

（二）评价内容

1. 身体的外观及功能　通过直接观察和检查病历等了解临终患者身体的变化情况，并推断与临终关怀护理措施的关系。

2. 临终护理目标　在临终护理中，缓解或消除某些影响临终患者生命质量状况的症状和体征及心理精神异常，常作为临终护理目标之一，这些目标达到与否可以通过直接观察、与患者交谈及检查病历来评价。

3. 临终护理知识行为与态度方面　临终护理目标确定了临终患者及其家属在通过死亡教育后获得的特殊知识。评价患者及其家属对临终疾病的知识，对临终关怀理念、概念和观念的知识，包括支持治疗、照料护理、社会支持、宗教及伦理方面的知识，与知识有关的临终护理目标可以通过与患者及其家属交谈或笔试等方法来评价。

4. 临终护理操作技能方面　对临终护理评价常通过直接观察来完成，可将所观察到的对临终患者治疗和操作情况与目标中描述的行为相比较。

（三）评价基本方法

1. 调查法　如各类临终关怀问卷表，也可通过访谈或座谈方法。

2. 观察法　通过对临终患者或家属实施观察，记录某些现象和数据，然后进行分析比较，以此评价临终护理效果。

3. 对比法　常用自身对比或相互对比。

4. 统计分析法　应用统计学原理处理调查数据，并应用统计学指标来描述和评价临终关怀的效果。

第三节　临终护理管理

临终护理管理是一门科学，也是一门艺术。是运用科学的知识和方法管理临终护理工作的各方面。其本质是提高工作效率和效益的过程，为了实施和做好临终护理，必须明确其功能，确定临终护理组织章程，实施有效的管理。

一、概念与特点

（一）概念

临终护理管理是以提高临终患者的生存质量为目标，系统地利用护理人员、医师和临终关怀团队人员以及设备的过程。

（二）特点

1. 综合性　临终护理综合应用了人的心理和生理等领域的科学，以及自然科学、社会科学和人类科学等方面的知识。临终护理管理的综合性是基于临终护理和管理学原理，而临终护理和管理学均为综合性应用学科。

2. 实践性　临终护理管理的实践性表现为可行性和可操作性。

3. 广泛性　表现在管理对象和范围及管理人员众多。

4. 以需要为中心　临终护理管理以临终患者及其家属为中心，合理安排人力，保证临终护理工作的安全性和连续性。

（三）意义

临终护理管理保证了临终关怀机构正常的工作秩序，提高了临终护理的质量，对维护临终患者尊严和舒适起到了重要的保证作用。临终护理管理制度是临终护理工作的规范，对从事临终护理工作人员具有约束力；是检查评价其工作的重要依据；也是临终护理教学和培养医护人员的重要内容；是使临终护理管理工作达标的基础。

二、目的与任务

（一）目的

临终护理管理的目的是运用有效的管理过程，提供优质的服务，进而提高护理质量。临终护理质量的高低取决于管理水平，因此临终护理管理是保证工作质量的关键。

（二）任务

1. 深入研究和总结我国临终护理的工作经验，注重理论与实践的结合。制定临终关怀管理制度，进行临终护理质量标准化管理，提高我国的临终护理管理水平。

2. 研究和借鉴先进国家和地区的临终关怀、临终护理的理论与实践经验，形成适合我国本土化的临终护理管理理论和实践体系。

3. 建立有中国特色的临终护理管理学科。

三、临终护理质量标准化管理

（一）临终护理质量标准

质量标准是事物预定要求的规定和界限。临终护理质量标准是依据临终护理工作的内容、特点、流程、管理要求和护理人员、服务对象的特点、需求而制定的护理人员应遵守的标准、规定、程序和方法。临终护理质量标准是临床护理质量管理的基础，是临终护理实践的依据，是衡量临床护理工作或临终关怀机构及工作人员的工作数量和质量的量化指标。规范化是临终护理质量标准的主要形式，如临终病房规范、临终护理文件表格的规范等，都需要通过规定使质量标准具体化。

（二）临终护理质量标准化管理

临终护理质量标准化管理，就是制定和执行临终护理质量标准，并不断进行临终护理标准化建设的工作过程。其制定临终护理质量标准的原则是可衡量原则、科学性原则、先进性原则、实用性原则、严肃性和相对稳定性原则。制定临终护理质量标准的方法和过程包括四个方面：调查研究；拟定标准，进行验证；审定、公布、实行；标准的修订。

（三）临终护理标准化

1. 概念 标准化（standardization）是指在经济、技术、科学和管理等社会实践中，对重复性的事物和概念，通过制定、发布、实施和改进标准达到统一，以获得最佳秩序和社会效益。标准化过程不是一次性的，呈不断的循环螺旋式上升状态，每完成一次循环，标准化水平就会提高一步。标准化的基本形式包括：简化、统一化、系列化、通用化和组合化。

临终护理标准化是在临终护理服务范围内获得最佳秩序，对实际的或潜在的问题制定共同和重复使用规则的活动。临终护理标准化是临终护理服务的重要技术方法，是从经验管理向科学管理转变的标志。

2. 临终护理标准化的目的 ①为了提高我国临终护理整体水平，发展本土化临终护理服务模式，从而设计一套适应我国国情的住院及家庭临终关怀服务标准，以供各类临终关怀机构和老年护理院参考。②为卫生行政管理部门考核评估临终护理提供依据和参考数据。③为将临终护理纳入住院医疗保险做准备。④建立临终关怀机构工作人员考评指标体系。

（四）临终护理标准化作业

标准化作业是质量标准的工作成果规范，是质量显示界限和关键程序，是可以对事物进行衡量的有形标志，是事物预定要求的规定和界限。

1. 临终护理标准化的作用和意义 ①标准化是建立临终护理服务的最佳秩序。②标准化是临终护理质量管理的核心。③标准化能促进临终护理服务水平的提高。④标准化是实行临终护理科学管理的基础。⑤标准化是提高临终患者生存质量的重要手段。

2. 临终护理标准化作业原则 ①以临终护理照料为中心的原则。②标准化和非标准化作业相互转换的原则。③标准化和效益的原则。④简化和统一形式的原则。⑤协调原则。

3. 临终护理标准化作业分类 ①基础标准化作业包括护理管理标准和护理绩效管理标准。②操作标准是实际护理技术操作要求和程序，即临终护理技术操作常规。③服务标准主要体现在医疗机构护理人员与患者和家属的服务过程中，其内容主要包括规章制度、岗位职责、行为规范、目标和计划等。

4. 临终护理标准化作业内容 ①开展临终护理技术服务或临终护理指导与咨询服务项目。②开展基础护理、生活护理、舒适护理、心理护理、灵性照护、濒死期护理、遗体护理及哀伤辅导服务项目。③积极开展鼻饲、肛管排气、氧气吸入、雾化吸入、导尿及膀胱冲洗护理、抚摸护理等专业护理技术服务项目。④开展居家临终护理常用基础护理技术、生命体征监测与记录、药物服用及指导、肌肉注射、皮下注射、静脉注射、家庭消毒、隔离技术等服务项目。⑤书写生命体征及病情记录单、医嘱单、护理记录单、出入量记录、病房交班报告、患者病情评估、心灵问题评估及死亡准备备忘录等。

5. 临终关怀病房标准化作业

（1）临终患者签署入院同意书及相关协议。

（2）医生和护理人员应在临终患者入院后十分钟内和患者见面并进行评估工作。

（3）入院时临终患者的病情资料供医护人员诊疗参考，24小时内护理人员完成临终护理评估与诊断，并会同医生共同制订临终护理计划。

（4）填写临终患者入院情况评估表格，制定临终护理预期目标和短期目标，医疗计划与临终护理计划统一。

（5）临终患者填写委托保管财物或证件的书面资料。

（6）临终护理记录应简洁、清楚、易懂，并由执行护理人员签名。临终患者病例应妥善保管，病历上详细记载患者紧急联络亲属的姓名和联络方式。

（7）护理人员的任务及服务内容：①所有的护理过程均有书面记录，包括护理评估、诊断、计划、实施及评价等资料。②护理人员是临终护理团队的主要实施者和协调者，应与经治医生、临终患者、家属及志愿者、医务社工等人员共同讨论制订临终护理计划。为临终患者提供连续的、整体的和负责的临终护理服务。护理人员要与服务对象建立友好和谐的关系，随时了解临终患者的现状，根据病情变化及时调整目标和计划。确保临终患者安全，负责所有的临终病历记录并签字。③对临终患者及其家属进行身心社灵整体的照护。

（8）医生的任务及服务内容：①临终患者入住临终关怀病房10分钟之内，医生应立即查房，全面了解患者病情。②尊重患者及家属的权益，充分听取患者或家属的意见和建议。③缓解或控制临终患者的疼痛及其他症状，维持其正常生理需要，给予支持疗法、心理关爱、灵性照护及哀伤辅导等。

6. 家庭临终护理标准化作业

（1）家庭临终护理的目的和意义　家庭临终护理可以让临终患者在有限的时间里与家人共同生活在一起，在护理人员的帮助下，家人承担起照顾临终患者的责任，使临终患者在充满爱心、温馨的家庭氛围中，与家人共享人间真情，度过美好时光，提高生存质量。

（2）家庭临终护理服务理念　①临终护理服务对象是临终患者及其家属，家庭临终护理团队是以家庭病床位的形式、以家庭为单位、以社区全科医师为组织、以社区护理人员为执行、以社区志愿者为参与的团队组合。②临终护理团队持续接受临终关怀知识培训并培训其他相关人员。③有明确的临床护理团队提供社会支持和辅导，提供适合我国国情的本土化临终护理。④多元文化观念，即接受服务的临终者不分民族、籍贯、宗教、性别、年龄、社会地位、经济状况，在公平正义的原则下向其提供临终护理服务。

（3）家庭临终护理团队组成　包括社区临终关怀医生、护理人员、医务社工、社区志愿者及营养师、心理咨询师、宗教人士等。

①医生：每周保证入户一次，每次不得少于30分钟诊视时间，提供手机呼叫服务，半小时内能赶到临终患者身边做处置。

②护理人员：每个社区家庭临终关怀服务机构至少设一名专职护理人员，需具备至少2年相关临床经验，经过不少于80学时的临终关怀护理学知识培训。

③医务社工：医务社工的职责是协调和帮助临终患者及其家属在社会和心理等方面的需求。提供家政服务、经济支持、子女照顾、殡葬指南及为家属提供哀伤辅导等。医务社工应接受临终关怀护理学知识的相关培训。

④社区志愿者：应培养固定的志愿者队伍，接受有关临终护理服务知识的培训，为临终患者及家属提供关爱和支持，帮助达成未尽心愿。

【思考题】

1. 临终护理的特点和原则是什么？

2. 对临终患者如何实施家庭临终护理标准化作业？

第四章　临终患者的评估

　　临终患者在生理、心理、精神和社会等方面均具有特殊性，评估其机体功能、需求、生命质量、生存期及预生存期等，能及时了解和掌握临终患者的整体状况和预后，为进一步做出护理诊断、制定和实施护理计划提供重要依据。

第一节　临终期的确定

　　临终期是临床死亡前主要生命器官生理功能趋向衰竭、生命活动趋于停止的时期，即生命活动的最后阶段，死亡过程的开始阶段。确定临终期对临终关怀工作准入标准的建立、给予临终患者及家属全面正规的临终关怀护理服务最佳时机的选择至关重要。

一、临终期的界定

　　目前，国际上对于临终期的确定并无十分明确的标准。世界卫生组织对临终患者的预期存活时间为 6 个月之内；各国家和地区有其各自的观点，美国基本采纳这种标准。但英国的界定较为宽泛，将预期存活时间 1 年之内的患者视为临终患者。日本指患者的预期生存时间为 2~6 个月。国内关于临终期的界定尚未统一，其临终阶段时限判定的参考条件是：①自然衰老的临终阶段：生命 4 个主要脏器衰竭，生活完全不能自理者，临终阶段的时限为 300 天左右。②非恶性疾病的慢性病终末期，其临终阶段的时限为 180 天内。③晚期恶性肿瘤伴远处转移到骨、脑等部位，临终阶段一般为 90 天内。④意外伤害濒临死亡者，临终阶段通常为数天或数小时之内。

　　上海在结合我国国情与医疗保险支付及患者经济能力后提出建议：社区居家开展临终关怀服务对象是晚期恶性肿瘤广泛转移的患者，其临终阶段一般为 ≤90 天，在医疗机构临终阶段的临终关怀服务对象的临终阶段原则上 ≤60 天。北京松堂关怀医院通过对 8000 个病例观察分析认为，临终期应为 10 个月左右。

二、临终轨迹

　　死亡是一个遵循临终轨迹的过程，并不是突然发生的，而是一个由量变到质变逐渐发展的过程。临终轨迹分为突然死亡（sudden death），可预计死亡（expected death）和在家与医院多次往返、反复出入的死亡（entry - reentry death）三种形式。其中可预计死亡，分为短时间内可预计死亡（如临终疾病）和延迟可预计死亡（如衰老）。死亡可能发生在几小时或几天之内，前驱症状包括嗜睡症、定向障碍、呼吸不规则、分泌物过多、出现试听幻觉、视力下降、尿量减少、皮肤斑、四肢冰冷、躯干温暖等。

第二节　功能状态评估

功能状态指临终患者处理日常生活的能力，是临终患者生活质量的重要标志。护理人员定期对临终患者进行功能状态的客观评估，有利于提高临终患者的生存质量。

一、分类

按戈登的 11 种功能性健康形态分类如下。

1. 健康感知与健康管理形态　主要包括患者对病情的了解程度、社会支持及入院和治疗期望程度。

2. 营养与代谢形态　临终患者的饮食习惯、平时喜好，有无恶心、厌食等，照顾者是否因患者处于濒死状态而忽略其饮食等。

3. 排泄形态　包括排便、排尿及皮肤排泄等，主要评估颜色、性质、量等有无异常。

4. 活动与运动形态　临终患者的自理能力、活动能力、耐力程度及有无活动障碍等。

5. 睡眠与休息形态　临终患者的睡眠习惯、睡眠时间及质量等，有无影响睡眠的不良因素等。

6. 认知与感知形态　主要评估临终患者有无疼痛症状及控制状况，以及家属对患者健康状态的认知程度等。

7. 角色与关心形态　临终患者的人际关系互动情况，如患者是否和他人谈及濒死状态及有关死亡的其他情况，如遗嘱等。

8. 自我认识与自我概念形态　主要评估濒死状态对患者自我价值及生命意义的影响。

9. 性与生殖形态　主要评估濒死状态对患者及其家属性生活方面的态度；月经史、生育史、妇科手术史等。

10. 应对与压力耐受形态　主要评估临终患者对其濒死状态的压力大小和应对方式等。

11. 价值与信念形态　评估临终患者的精神寄托、对濒死状态和死亡的理解，以及家属对患者病情状态的信念情况等。

二、常用评估工具

常用功能状态评估工具，见表 4 - 1。

表 4 - 1　临终患者功能评估常用工具

评估内容	评估工具	主要作用
精神心理	单词再认测试	评估记忆力
	画钟测试（CDT）	评估老年痴呆症
	简易智力状态评估（TheMini - Cog）	筛查有无认知缺损
	简易智能评估量表（MMSE）	评估老年痴呆症
	蒙特利尔认知评估（MoCA）	筛查认知功能异常

续表

评估内容	评估工具	主要作用
营养	微型营养评价法（MNA）	评估营养状况
	营养危险指数（NRI）	评估营养状况
	住院患者营养风险筛查（NRS2002）	评估营养状况和疾病严重程度
	营养筛查量表（NSI）	评估营养状况
社会环境	家庭环境量表（FES）	评价家庭社会和环境特征
	人际关系自我评价量表	评估对自身人际交往的满意度
	社会关系评估量表（LSNS）	评估社会交往情况

第三节　需求评估

需求的满足是人类生存和发展的必要条件，需求因个体差异而具有多样性。正确评估和及时预测并满足临终患者的需求，是护理人员维护临终患者的尊严和工作价值的最好体现。护理人员应综合运用多种方法全面评估和观察患者，识别患者需求的轻、重、缓、急。

一、生理需求评估

生理需求指维持生理功能正常运行有关的需求，是人类最基本的需要，是产生其他需要的基础，包括氧气、水、营养、排泄、温度、休息与睡眠、疼痛等方面。

临终患者最基本的需求是舒适、无痛苦，精神状态良好，具有良好的生活状态。病理因素是影响临终患者正常生理功能最主要的因素，例如疼痛、厌食恶心、呼吸困难、腹泻、压疮等症状。

（一）疼痛评估

疼痛是大多数临终患者的主要症状，在临终护理中，因疼痛导致患者恐惧是十分常见的。临终患者的痛苦主要来自于肉体上的疼痛和心理上的恐惧。因此，护理人员对临终患者的疼痛评估是非常必要的。

1. 评估原则　①根据患者疼痛的个体差异进行有针对性的评估。②倾听并相信患者的主诉，教会患者及家属正确评估方法。③了解临终疼痛的多面性和复杂性。

2. 评估内容　①疼痛病史：疼痛的部位、发作方式、程度、性质、伴随症状、开始和持续时间等，患者自身控制方式、耐受性、表达方式、加重因素、医疗处理方式等。②社会心理因素：社会支持状况，患者及家属精神心理因素等。③医疗史：既往史、药物史、重大疾病史、慢性疼痛状况等。④体格检查：运用健康评估手法对患者进行全面的体格检查。

3. 评估方法　①交谈法：通过与患者及家属的沟通，获得相关疼痛信息。②观察与临床检查：通过对患者的面部表情、体位、躯体紧张度和其他体征进行评估。③运用评估工具：灵活运用单维度和多维度的评估工具，全面、动态地评估患者。

4. 评估工具　疼痛常用评估工具，见表4-2。

表 4 - 2　临终患者疼痛常用评估工具

性质	评估工具	评估方法
单维度	语言评分法（verbal rating scale，VRS）	患者根据文字描述自己的疼痛感
	视觉模拟评分法（visual analogue scale，VAS）	患者根据自己的疼痛感进行标记
	数字评分法（numerical ratings cale，NRS）	患者根据自己的疼痛感进行打分
	面部表情评分法（faces pain scale - revised，FPS - R）	患者选择相应的表情图画描述疼痛
	Prince - Henrypiny 评分法	患者根据自己的疼痛感进行打分
多维度	McGill 疼痛问卷表（McGill pain questionnaire，MPQ）	用 4 类 20 组疼痛描述词评估患者疼痛
	简化版 McGill 疼痛问卷表（short - form of McGill pain questionnaire，SF - MPQ）	由 11 个感觉类和 4 个情感类词评估疼痛
	疼痛简明记录表（brief pain inventory，BPI）	对感觉、情感和评价量化评估疼痛

（二）常见症状评估

症状护理是临终护理的重要组成部分，有效地控制不适症状是为患者提供舒适护理和安宁疗护的基础。因此，需要护理人员掌握一定的体格检查和心理护理方面的知识和能力，同时结合患者的体检报告进行综合评估。

1. 评估方法　视、听、叩、触、嗅。

2. 评估要点

（1）呼吸困难　①病史、发病时间、起病缓急、诱因、伴随症状、活动情况、心理反应和用药情况。②神志、面容与表情、末梢颜色、生命体征等；结合实验室报告和埃德蒙顿症状评估量表（Edmonton symptom assessment system，ESAS）、记忆症状评估量表（memorial symptom assessment scale，MSAS）和安德森症状评估量表（M. D. Anderson symptom inventory，MDASI）等评估呼吸困难的测量工具。

（2）口腔症状　口腔的气味、颜色、湿度、黏膜完整性等；有无味觉改变、吞咽困难、疼痛等，检查口腔的清洁度和是否应用抗生素及有无感染的发生。

（3）便秘、腹泻　排便次数、排便方式、排便时间、药物使用情况、饮食习惯等，观察患者大便的颜色、形状、数量及肛周皮肤的完整性。

（4）恶心、呕吐　可以通过与患者或照顾者进行交谈，了解患者的感受，全面掌握相关症状、起因、时间和严重程度、生命体征、神志、营养状况、腹部体征等，以及结合呕吐物或者细菌培养的结果、进食和缺水等症状进行综合评估。

（5）咳嗽、咳痰、咯血　①诱因、时间、性质、节律、伴随症状与睡眠等。②观察痰液的颜色、性质、量、气味和异物等。③生命体征、意识状态等，以及有无发绀或呼吸困难等，并结合实验室检查综合评估。

（6）压疮　通过对皮肤的色泽和完整性进行观察，同时结合 Braden 量表、Norton 量表和压疮危险因素评估表等常用方式进行综合评估。

（7）睡眠质量　既往失眠史、睡眠时间、觉醒次数、睡眠环境等；有否使用药物、环境因素，有无谵妄、焦虑或抑郁等精神障碍，同时结合阿森斯失眠量表、匹兹堡睡眠质量量表等进行评估。

（8）谵妄　①患者的意识、注意力、思维、认知、记忆、行为方式、情感因素等。②药物或环境因素。

（9）恶病质/厌食症 ①有无贫血、内分泌失调等表现。②有无味觉改变。③口腔黏膜和皮肤完整性。④药物与环境因素。

（10）发热 主要评估持续时间、程度、原因和伴随症状，以及患者的生命体征和意识状态，同时结合相关检查结果。

（11）水肿 ①部位、时间、范围、伴随症状、治疗要求和既往史等。②生命特征、体重改变、营养状况、有无异常体征等。

二、心理需求评估

临终患者的心理具有复杂性，基于马斯洛需求理论从生理需要、安全需要、爱与归属需要、尊重需要和自我实现的需要对临终患者进行评估。其中，心理因素是临终患者评估的重要内容，精神心理因素和精神障碍性疾病，如焦虑、抑郁、睡眠障碍和压力等对心理需求的实现具有重要作用。护理人员应通过对患者心理需求的观察，识别出患者生理或其他方面的需求。常见心理需求评估内容见表4-3。

表4-3 常见心理需求评估内容

评估内容	评估工具
抑郁	Zung 抑郁自评量表、抑郁状态问卷、汉密尔顿抑郁评估量表、贝克抑郁量表
焦虑	汉密尔顿焦虑量表、状态-特质焦虑问卷、Zung 焦虑评估问卷、贝克焦虑评估量表、焦虑可视化标尺技术
睡眠障碍	阿斯森失眠量表、匹兹堡睡眠质量指数量表、睡眠日记
压力	对压力源运用生活事件量表，对压力应对用 Jaloviee 应对方式量表、应对方式问卷、简易应对方式问卷、医学应对问卷

三、社会和环境需求评估

人除具有生理性和心理性外，还具有社会性。个体的社会功能对生理和心理层面具有重要影响。对临终患者进行社会评估，有助于提高临终患者的生活质量及有效地实施优质护理。

（一）角色评估

角色是一个人与某种身份、地位相一致的、一整套权利和义务的规范模式。临终患者具有社会性，扮演多种角色，但患者角色居主导地位。对于临终患者角色适应的评估，有助于协助患者保持正确的心态。临终患者常出现以下角色行为：

1. 角色冲突 指临终患者角色与其他角色发生冲突。由于个体需要承担多种角色，导致时间、精力上的冲突。例如，罹患癌症中年临终患者由于患病无法履行自己作为子女照顾父母的义务，心中会产生内疚。

2. 角色行为缺如 指患者未进入临终患者角色，不愿意承认自己是临终患者。

3. 角色行为减退 指患者本已适应临终患者的角色，但因其他原因，又重新扮演原来的角色，忽视临终患者的角色。

4. 角色行为异常 指患者知道自己的临终状态，但由于受疾病的折磨而出现悲观、失望、自杀等行为和表现。

（二）家庭评估

家庭支持对人类生存和发展起着重要作用，主要包括生物、经济、文化、教育和心理5个功能。家庭支持对临终患者的生活质量和生命状态起着重要作用。正确评估患者的家庭支持，有助于全面了解患者所处状态。

1. Procidano 和 Heller 的家庭支持量表　见表4－4。

表4－4　Procidano 和 Heller 的家庭支持量表

条目	是	否
1. 家人给予了我所需的精神支柱		
2. 遇到棘手的事，家人会帮我出主意		
3. 家人愿意倾听我的想法		
4. 家人给予我情感支持		
5. 我与家人能开诚布公交谈		
6. 家人分享我的爱好与兴趣		
7. 家人能时刻察觉到我的需求		
8. 家人善于帮助我解决问题		
9. 我与家人感情深厚		

备注：是＝1分，否＝0分。总分越高，家庭支持度越高。

2. Smilkstein 的家庭功能测量表　见表4－5。

表4－5　Smilkstein 的家庭功能测量表

条目	经常	有时	很少
1. 当我遇到困难时，可从家人处得到满意帮助 补充说明：			
2. 很满意家人与我讨论和分担问题的方式 补充说明：			
3. 当我从事新的事物时，家人能给予我支持和帮助 补充说明：			
4. 很满意家人对我表达情感的方式和反应 补充说明：			
5. 很满意家人与我共度时光的方式 补充说明：			

备注：经常＝3分，有时＝2分，很少＝1分。评分标准：总分7～10分表示家庭功能良好；4～6分表示家庭功能中度障碍；0～3分表示家庭功能严重障碍。

第四节　生命质量评估

随着生物医学模式向生物－心理－社会医学模式的转变，人们的健康观念也开始转变，逐渐对自身的生命质量有了极大的关注。生命质量是人生活状态的综合体现，对临终患者具有重要意义。随着社会发展和医学技术进步，生命质量的研究对医学和人类发展起着越来越重要的作用。

NOTE

一、概念

（一）生命质量

生命质量（quality of life，QOL）又称生存质量、生活质量，是在社会经济水平、文化背景和价值取向的基础上，人们对自己的身体状态、心理功能、社会能力，以及个人整体状况的一种感觉体验。

WHO 认为生命质量是指生活在不同的文化和价值体系中，个人对与其生活目标、期望、标准及所关心事物有关的生活状态的体验，包括个体生理、心理、社会功能及物质状态 4 个方面。

生命质量的概念可分为：①第一层次：对象是患者。指维持基本生存，保持生理机能完好。②第二层次：对象是一般人群。强调生活得好，是社会医学、预防医学研究的主要内容之一。③第三层次：包含前两者，此外强调自我价值的实现和个人为社会所做的贡献。

生命质量的标准可分为：①主要质量：指人的躯体和智力状态；是区别正常人和非健全人的标准。②根本质量：指自身生命的意义及与他人和社会在道德方面的相互作用。③操作质量：指运用量化指标，如智商、诊断学标准来测定智能。

（二）健康相关生命质量

健康相关生命质量（health - related quality of life，HRQOL），即在疾病、意外损伤、衰老和医疗干预等影响下，个体与影响个体生活的事件相联系的主观体验和满意度。研究对象包括患者和健康者，研究确定因素与变化因素之间的关系。

二、评估内容

生命质量是一个综合性的概念，因而对生命质量的评估应该从多角度进行。一般从生理、心理、社会功能、主观判断与满意度四个方面来进行评价。同时根据具体情况，结合疾病特异性量表进行整体性评估。

（一）生理状态

1. 活动受限　①正常躯体活动：如弯腰、伸腿受限等。②迁移：无法在室内自如活动、不能使用交通工具等。③自我照顾能力下降：不能自主穿衣、进食等。

2. 社会角色受限　不能适应持家、娱乐、学习、工作等活动。

3. 体力适度　常有疲劳感、无力和虚弱感。

（二）心理状态

1. 情绪反应　指因临终状态而对事物的态度和行为改变，是评价心理状态最敏感部分，包括正性情绪和负性情绪。

2. 认知功能　包括意识、机智、定向、推理及记忆力等，是评估临终患者心理状态不可缺少的内容。

（三）社会功能状态

1. 社会适应　是否因处于临终状态而影响与周围人群的接触。如患者已知处于临终状态，而是否愿意和家人、环境保持紧密联系等。

2. 社会接触　指临终患者与他人的实际交往密度和强度，可分为密切接触、一般性接触和社会整合，例如，患者知道自己处于临终状态而产生抑郁，不愿与家人接触等。

（四）主观判断与满意度

1. 自身健康和生活判断　指患者因临终状态对疾病、生活状态和人生价值的综合测定。

2. 满意度与幸福感　指个人需求得到满足时的良好情绪反应。满意度用来测定临终患者需求的满足程度；幸福感用来测定临终患者整个生命质量的水平。

三、评估量表

正确运用评估工具来评定临终患者的生命质量，是进行护理诊断和实施护理措施的重要依据。针对不同患者的临终情况，选择恰当的评估工具是为临终患者提高优质护理的必经步骤。

（一）量表分类

1. 普适性量表（genericscale）　又称通用性量表，主要用于一般人群的生命质量测定。其优点是能反映测量人群生活功能、精力、活动等多方面的内容；缺点是不能反映患者间的差异性。例如：①由世界卫生组织研制的 WHOQOL－100 和 WHOQOL－BREF。②健康状况调查问卷 SF－36。③社区人群功能测定量表（COOP/WONCA）等。

2. 疾病专用量表（disease－specificscale）　主要为患有某种疾病的特殊人群所设定，适用于专属疾病患者。其优点是特异性和针对性强，缺点是评估具有局限性。如：①反映癌症患者共性的核心量表 QLQ－C30。②癌症患者生活功能指数（functionallivingindex－cancerscale，FLIC）。③针对糖尿病患者的生存质量量表 DCCT 等。

3. 领域专用量表（domain－specificscale）　指针对某一领域的专用量表。相对于疾病专用量表，所涵盖范围更广，包括：①老年人日常生活活动测定量表。②心理健康测量量表。③社会健康测量量表。④主观生活质量测量量表。⑤疾病影响量表（sicknessimpactprofile）。⑥Karnofsky 机能状况量表（Karnofsky performanceindex）。⑦健康良好状态指数综合评价（Indexofwell－being，IWB）。

（二）常用评估量表

1. 卡式功能状态评分量表（karnofsky performance scale，KPS）　见表4－6。主要根据患者生活自理能力和活动情况，每10分一个等级，共分为11等级，100分代表正常，0分代表死亡。KPS 是最早应用生活自理能力和活动情况来评估临终患者预后和选择姑息治疗方法的量表。如果 KPS 评分在40分以下，治疗反应常不佳，且往往难以耐受化疗。

表4-6　Karnofsky 功能状态评分量表

序号	体力状况	评分（分）
1	正常，无症状和体征	100
2	能进行正常活动，有轻微症状和体征	90
3	能勉强进行正常活动，有一些症状或体征	80
4	生活能自理，但不能维持正常生活和工作	70
5	生活能大部分自理，但偶尔需要别人帮助	60
6	常需要人照料和经常的医疗护理	50
7	生活不能自理，需要特别照顾和帮助	40
8	生活严重不能自理	30

续表

序号	体力状况	评分（分）
9	病重，需要住院和积极的支持治疗	20
10	重危，临近死亡	10
11	死亡	0

2. 癌症患者生活功能指标（the functional living index - cancer，FLIC） 由 22 个条目，5 个维度组成，包括躯体适应能力、心理状态、因癌症造成的困扰、社会适应和恶心呕吐。主要用于评估癌症患者的活动能力、角色适应、社会功能、情绪状态和主观感受等，适用于癌症患者生命质量的自我测试。

3. 其他量表 见表 4 – 7。

表 4 – 7   常用生命质量评估量表

测量工具	维度和内容	条目数	花费时间	适用对象
orrance 健康状态分类系统	身体功能、角色功能、社会情感功能、健康问题	7	5	普通临终患者
一般健康评量指数（GHRI）	健康感觉（过去、现在、将来），健康关心程度，疾病耐受力/敏感性，疾病态度	29	7	普通临终患者
诺丁汉健康量表（NHP）	体验：疼痛、活动、睡眠、情感、精力、孤独；生活方面：职业、家务、人际、生殖、爱好、休息	45	10	普通临终患者
36 条目简明健康量表（SF – 36）	躯体功能、角色适应、社会功能、疼痛、精神	36	10	普通临终患者
WHO 生命质量量表（WHOQOL – BREf）	生理、心理、社会关系、环境	26	10	普通临终患者
完好质量量表（GHRI）	测量实际表现与偏好：自我照料、活动性、受限、社会活动、症状/问题	50	12	普通临终患者
McMaster 健康指数	身体状态、社会支持、情感支持	50	20	普通临终患者
疾病影响量表（SIP）	身体状态、心理状态、其他方面	136	10	普通临终患者
FACT 量表	躯体情况、家庭/社会情况、情感状况和功能状况	27	15	癌症患者

四、癌症患者生命质量评估

生命质量评估已逐渐成为癌症治疗的一个重要组成部分。目前，世界各国都非常重视癌症患者的生命质量问题研究。癌症患者生存质量测评量表主要分为两类，即普适性量表和特异性量表。

（一）癌症普适性量表

癌症普适性量表是适合各种癌症患者使用的量表，实际上癌症普适性量表测定了癌症患者生存质量的共性部分。常见量表有以下几种：

1. 癌症康复评价系统量表（cancer rehabilitation evaluation system，CARES） 即癌症康复评价系统。CARES 包括 139 个项目，用于全面评价癌症患者的生活质量。1991 年 Schag 将其简化为含 59 个项目的简表（CARES – SF），由躯体、心理、医患关系、婚姻和性功能 5 个维度组成。

2. 欧洲癌症研究与治疗组织生存质量核心量表（EORTC – QLQ）　　即欧洲癌症研究与治疗组织（European organization for research and treatment）的生存质量核心量表，是欧洲癌症研究治疗组织于 1986 年开始研制的面向癌症患者的核心量表（普适性量表），包括 5 个功能子量表（躯体、角色、认知、情绪和社会功能）、3 个症状子量表（疲劳、疼痛、恶心呕吐），共30 个条目。

3. 癌症治疗功能评价系统量表（functional assessment of cancer therapy，FACT）　　是由美国 Rush – Presbyterian – St. Luke 医学中心研制的癌症治疗功能评价系统，由 5 个维度和 27 个条目构成，即躯体状况（7 条）、社会/家庭状况（7 条）、情感状况（6 条）和功能状况（7条）。

4. 癌症患者生活质量测定量表体系（quality of life instruments for cancer patients，QLICP）是我国学者自主开发的本土化量表，由我国常见癌症的生活质量测定量表组成，例如肺癌（QLICP – LU）、肝癌（QLICP – LI）、乳腺癌（QLICP – BR）、胃癌（QLICP – ST）、头颈癌（QLICP – HN）等。

（二）癌症特异性量表

癌症特异性量表主要适用于具体的癌症患者，详见表 4 – 8。

表 4 – 8　癌症特异性量表

癌症种类	DFACT 系列	EORTCQLQ 系列	其他量表
食管癌	FACT – E	QLQ – OES24	
胃癌		QLQ – ST22	
肝癌		QLQ – LC	
胰腺癌	FACT – Pa	QLQ – PAN26	
直肠癌	FACT – C	QLQ – CR38	PriestmanLASA
乳腺癌	FACT – B	QLQ – BR23	SelbyLASABCD
卵巢癌	FACT – O	QLQ – OV28	
宫颈癌	FACT – C		
膀胱癌	FACT – BI	QLQ – BLM30	
前列腺癌	FACT – P	QLQ – PR25	UWQOL
头颈癌	FACT – H&N	QLQ – H&N35	LCSS
肺癌	FACT – L	QLQ – LC13	

第四节　预生存期与生存期评估

1967 年，英国建立了世界上首家现代意义上的临终关怀医院，促进了临终关怀的理论研究与实践在世界范围迅速发展，但我国临终关怀尚处于初步发展阶段。对于临终患者预生存期和生存期的评估，是临终关怀准入的基础，也是国家制定临终关怀政策的依据。有利于临终关怀护理学的理论与实践研究，帮助医疗及护理决策，指导患者和家属对治疗方案和未来生活做出选择和计划。

一、预生存期评估

（一）基本概念与影响因素

1. 基本概念　预生存期是指医护人员通过运用自身临床经验和相应的测评技术来预测和识别患者的生命终末期。是指可能在 6 个月内死亡的患者，包括：即将死亡（预计在几小时或几天）、晚期呈进行性和无法治愈的病况、在现况的基础上有病情突变和死亡的风险、灾害事件引起危及生命的情况等。

2. 影响因素

（1）社会支持　是减轻心理应激、缓解紧张状态、提高社会适应能力的重要方面，主要来自亲友、同事、团体、组织和社区的精神上和物质上的支持和帮助。

（2）生命满意度　指患者由于临终状态，对健康、疾病、生命质量等方面产生某种预期期望和情感状态的反映。

（3）恐惧、焦虑、抑郁　是临终患者心理状态的重要指标，也是影响其预生存期的重要因素。

（4）疼痛程度　疼痛是危险信号的象征，提示患者身体内部的伤害性感觉，可作为身体状态的报警信号。

（5）其他　宗教信仰、工作情况、文化程度、医疗负担、病情复发频率等。

（二）评估目的与预测内容

对于临终患者，预生存期评估有利于指导治疗和护理决策，提升患者的临终质量，促进临终关怀事业的发展。由于临终患者受疾病、治疗和环境等诸多因素变化的影响，对预生存期评估比较困难，护理人员需结合自身经验，掌握相关知识和熟练运用相关工具对患者进行准确的评估。

1. 评估目的

（1）为制定医疗和护理决策提供依据，提高临终患者的生命质量。

（2）为患者及其家庭成员提供信息，并据此满足他（她）们的特殊需求。

（3）建立临终护理和临终关怀体系及准入条件。

（4）开展临床试验设计与分析。

（5）为制定政策提供参考。

2. 预测内容　患者的功能状况（performance status）是最明确的预生存期评估指标，症状中食欲减退、体重下降、吞咽困难、呼吸困难、意识障碍等也确定为生存期的预测指标，被称为"临终综合征"（terminal syndrome）。其中，并发症是预测死亡率和患病率最重要的指标。其他标准：①超过 6 个月，体重减轻大于 10%。②体力衰退。③血清白蛋白 <25g/L。④全身功能状态降低。⑤卡式评分（KPS）<50%。⑥日常活动大部分依赖他人。

（三）常见晚（末）期疾病临终患者的预生存期评估

1. 癌症临终患者

（1）癌症患者预后量表（cancer prognostic scale，CPS）　由 Chuang 等学者研制。主要用来预测生存期在 1~2 周的患者。由 8 个指标组成，即肺转移、肝转移、疲乏、腹水、水肿、意识障碍、体重下降、ECOG 功能状况评分。

（2）姑息预后指数（palliative prognostic index，PPI） 由 Mortia 等学者研制。主要用于预测小于 3 周和生存期小于 6 周患者的生存期。由 5 个维度组成，即功能状况评分、摄入量、水肿、平静时呼吸困难、谵妄。通过计算各维度评分的总和进行预测。

（3）癌症患者院内死亡率风险模型（interhospital cancer mortality risk model，ICMRM） 由 Bozcuk 等学者研制。主要用于预测入院癌症患者在医院死亡的可能性。由 5 个指标组成，即 ECOG（eastern cooperative oncology group）功能状况评分、患病时间、入院方式、血红蛋白数、乳酸脱氢酶（LDH）。

2. 器官衰竭患者

（1）心脏病 - 充血性心力衰竭（congestive heart failure，CHF） 由于心室泵血或充盈功能低下，心排血量不能满足机体代谢的需要，组织、器官血液灌注不足，同时出现肺循环、体循环瘀血，是各种心脏病发展到严重阶段的临床综合征。充血性心力衰竭末期的判断至少符合以下两项症状：①心功能等级为 III 级或 IV 级，休息或轻体力劳动时有呼吸困难。②临终关怀团队对其判定存活时间为 1 年。③因心力衰竭反复入院治疗。④在接受最佳治疗后仍存在严重的生理或精神症状。

（2）慢性阻塞性肺部疾病——COPD ①疾病评估等级为严重。②反复入院（1 年内入院次数大于 3 次）。③需长期氧疗。④肺功能评级为 IV 到 V 级，轻度活动后会引起呼吸困难，或因呼吸困难活动受限。⑤具有左心衰竭的症状和体征。⑥合并其他因素如厌食、早期 ITU/NIV、抗生素耐药、情绪低落等。⑦在之前的一年里有大于 6 周因 COPD 致全身性留体性变化。

（3）肾功能障碍 ①患者进入肾病第 5 期（EGFR < 15mL/L），自愿选择非透析疗法，身体虚弱，恢复条件差。②患者处于对死亡状态的接受期。③慢性肾脏疾病第 5 期，身体急剧恶化，具有肾衰竭的特征：恶心、呕吐、厌食、皮肤瘙痒、功能状态减退、难以控制的水肿。

3. 末期神经疾病患者

（1）运动神经元疾病 睡眠受干扰，呼吸功能减弱；言语不清；吞咽困难；日常生活受限，需他人照顾；合并并发症；肺活量小（低于正常值的 70%）。

（2）帕金森 有以下症状存在≥2 项可判断为终末期：需不断进行复杂的药物治疗或药物治疗无效；自理能力降低，需有人照顾；运动障碍，躯体移动障碍；吞咽障碍；精神症状（沮丧、焦虑、幻觉等）。

（3）多发性硬化 吞咽障碍为关键症状，可致反复发作的肺炎、败血症、营养不良；认知功能受损，以痴呆患者最为显著；沟通障碍，如发音困难、易疲劳；有显著复杂的症状和并发症；终末期可能发生呼吸困难等。

4. 高龄老衰患者

（1）痴呆患者 生活不能自理，需人协助且大小便失禁；无法进行持续性有意义的沟通；巴氏评分 <3 分；日常活动能力衰弱：在 6 个月内体重下降 10%，患肾盂肾炎或尿路感染，血清白蛋白 25g/L，重度压力评分 III/IV 级，反复发热，摄入量减少，体重减轻，吸入性肺炎等。

（2）脑卒中患者 持续的植物人状态或低意识状态/瘫痪、失禁；合并并发症：发病 3 个月内症状无改善；认知功能受损/脑卒中后痴呆。

5. 虚弱患者 主要表现为身体功能评分减退，例如耗氧量（EPOC）、卡式评分等；至少

NOTE

合并三种症状：虚弱、步行迟缓、低体力活动、体重减轻、自我感受乏力等。

二、生存期评估

正确恰当地使用评估工具是护理人员了解临终患者的身心状态，将主观感觉转化为客观资料的重要方式，是对临终护理内容的科学拓展。

(一) 生存期的概念

生存期（survival time）指从某个标准时刻（如发病、确诊、开始治疗、进行手术的时间）算起至死亡或复发为止的时间。

(二) 常用生存期评价工具

1. 居民姑息治疗评估工具（resident assessment instrument for palliative care） 主要用于评估终末期及慢性病患者多层次的需求。可从以下 13 个方面进行评估，即是否处于终末期或者生命限制性状态、生理状态、基础疾病过程、并发症、预后、疼痛或其他症状控制情况、营养状况、认知能力、功能状态、情绪状态、社会支持状态、精神偏好和需求。其缺点是评估花费时间长。

2. 生命终末期抽象表（end－of－life chartabstr action，ECA） 主要用于评估患者接受临终关怀服务的适合程度。量表主要被临终关怀服务机构用于描述患者的现状，由 99 个条目组成。其结果有利于临床医生理解终末期患者经历，可作为患者临床病程的依据，及该患者适合临终关怀服务指导的类型。但量表在使用过程中需要大量的统计学分析处理，故不适用于指导终末期护理决策。

3. 临终患者病情生存期评估表 由我国上海学者研制。该量表由 12 个条目组成，主要用于医护人员对申请入院的患者进行生存期的测评，并可依据测评结果与患者现有症状进行分诊。对符合收治条件者收入临终关怀病房，反之予以门诊随访或居家临终关怀服务。根据病情的发展进行动态的评估，作出病情判定和生存期的预测。具体见附录 2。

4. 姑息功能评估量表（inpatient palliative care admission triage tool） 主要用于临终关怀转诊的决策参考和作为辅助教育的工具。由 5 个维度组成，即患者的生存期、躯体症状控制、社会心理悲伤状况、疾病所处阶段、照护环境是否满足需求等。各维度采用 0~4 分，5 级评分法，单项分值越高预示患者该维度的问题越严重。

5. 其他生存期评价工具 见表 4－9。

表 4－9　其他生存期评价工具

适用范围	评估工具	主要作用
普通临终患者	汉密尔顿图表测量工具（HCAT）	评估临终状态
	姑息治疗的预后评分（PaP）	评估姑息治疗的作用
	一年内死亡率预测评估（PIMOA）	预测死亡时间
	死亡率风险指数评分（MRIS）	评估临终风险和死亡率
癌症患者	癌症患者院内死亡风险模型（ICMRM）	评估癌症患者死亡风险
	癌症患者预后量表（CPS）	评估癌症患者预后情况
	肺癌患者预后模型（LCPM）	肺癌预后专业量表

【思考题】

1. 评估临终患者的功能状态、疼痛有哪些常用工具？

2. 简述预生存期和生存期的概念及其常用评估工具。

3. 简述生命质量的概念及其常用评估工具。

4. 病例题：

李先生，56岁，诊断为肺癌晚期，患者知晓病情后表现的非常愤怒，不配合治疗，并且担心住院不能继续工作，经常发脾气训斥周围的亲属和朋友。请问：

（1）如何从心理、家庭和社会的需求对患者进行评估？

（3）应用什么量表对其进行生命质量评估？

第五章　死亡与死亡教育

人类文明发展至今，死亡仍是一道无法逾越的鸿沟。人们试图通过各种方式超越对死亡的恐惧，死亡教育便是一种很好的方法，可以帮助我们正确理解和认识生与死，培养应对死亡事件发生的能力，最后能够坦然面对并接受死亡，对推动临终关怀事业的发展具有重要的现实意义。

第一节　死亡概述

生老病死是生命的必然过程，死亡是人生的最终归宿。我们无法回避死亡，也无力挽回逝去的生命，唯有把死亡作为现实问题加以认识和感悟，进而探索生命的意义和价值。

一、脑死亡概念

（一）生物学死亡

传统的死亡（death）定义是临床上心肺功能的停止。随着医疗技术的发展，对于死亡的定义已从临床上的死亡进步到生物性的死亡，即呼吸心跳停止后大脑的死亡。

（二）社会学死亡

社会学死亡是指人处在衰老或临终阶段时，由于生理机能、情感精神和人际交往等方面退化，其社会活动和社会影响等社会存在性逐渐减少。个体在被确认为生物学死亡前，其社会存在性就已经减弱或终止了。

（三）哲学死亡

一般哲学上对于死亡的看法是人有生必有死，死亡是不可逆转的自然规律，无需畏惧，应该重视目前的生活，让生活更有意义。哲学死亡是对人类死亡现象进行全方位的思考，对个体的人生具有指导作用。

二、脑死亡标准

（一）脑死亡的提出

死亡标准是衡量与判断死亡的尺度。人类历史上一直将呼吸、心跳停止作为判断死亡的标准，随着医疗技术的发展，可以通过先进技术和设备维持心肺功能，而大脑一旦出现广泛性坏死则是不可逆的，因此1968年美国哈佛医学院首次提出了脑死亡（brain death）的四条标准：无感受性和反应性、无运动和呼吸、无反射、脑电图平直。上述所有试验需在24小时后重复一次，且排除体温过低（<32.2℃）、服用过中枢神经系统抑制剂（如巴比妥类）。

（二）我国脑死亡的标准

2003 年卫生部（现卫生和计划生育委员会）制定了《成人脑死亡判定标准》；2013 年卫生和计划生育委员会脑损伤质量评价中心在临床实践的基础上对该标准进行修订，形成《脑死亡判定标准与技术规范》（成人质控版）；2014 年脑死亡判定标准的儿童质控版随即发表，作为一项新的医学行业标准，推动我国脑死亡判定工作有序规范地开展。我国脑死亡判定标准内容如下。

1. 判定的先决条件　①昏迷原因明确；②排除各种原因的可逆性昏迷。

2. 判定标准　①深昏迷；②脑干反射全部消失；③无自主呼吸（靠呼吸机维持，自主呼吸诱发试验证实无自主呼吸）。以上 3 项必须全部具备。

3. 确认试验　①脑电图呈电静息；②颅多普勒超声显示，颅内前循环和后循环血流呈振荡波、尖小收缩波或血流信号消失；③正中神经短潜伏期体感诱发电位显示，双侧 N9 和（或）N13 存在，P14、N18 和 N20 消失。以上 3 项中至少具备 2 项。

4. 判定时间　临床判定和确认试验结果均符合脑死亡判定标准者可首次判定为脑死亡。1 ~ 18 岁儿童及成人首次判定 12 小时后再次复查。29 天至 1 岁婴儿首次判定 24 小时后再复查，若结果仍符合脑死亡判定标准者，方可最后确认为脑死亡。对于 29 天至 18 岁的儿童，严重颅脑损伤或心跳呼吸骤停复苏后应至少等待 24 小时进行脑死亡判定。

三、死亡分期

（一）濒死期

濒死期（agonal stage）患者脑干以上神经中枢功能丧失或深度抑制，脑干以下功能处于紊乱状态，患者会出现意识模糊或丧失，呼吸、循环衰竭，各种反射迟钝，张力减退或消失（具体表现见第九章第三节）。此期一般持续 3 ~ 5 天，短则数小时，持续时间长短及症状表现因不同病因有所不同，也有极少数患者未经过濒死期直接进入临床死亡期。

濒死体验（near - death experience）是人濒临死亡时的生理反应，可能是由于大脑缺氧，临终患者身体进入休眠状态，也可能是在此时期大脑分泌某种过量化学物质而引起幻觉，这些幻觉主要是生活回顾、隧道体验、意识与躯体分离、躯体陌生感、失重感、时间停止感和情感丧失感。

（二）临床死亡期

临床死亡期（clinical death stage）患者的延脑延髓深度抑制和功能丧失，呼吸、心跳停止，反射完全消失，循环已终止，但组织微弱代谢仍在进行，脑中枢尚未进入不可逆的损伤状态。此期持续时间为 5 ~ 6 分钟，在低温或耗氧量低的情况下可延长至 1 小时或更久。

（三）生物学死亡期

生物学死亡期（biological death stage）指细胞群体死亡，是死亡过程的最后阶段。此期从大脑皮质开始，到整个神经系统及全身各器官的新陈代谢都相继停止，整个机体出现不可逆变化。此时机体逐渐出现体温降低、尸冷、尸斑、尸僵，细胞组织腐败裂解。一般在临床死亡后2 ~ 4 小时出现尸斑，6 ~ 10 小时后体温接近室温，死后 1 ~ 3 小时开始出现尸僵，12 ~ 16 小时达到高峰，死亡 24 小时后尸体开始腐败。

NOTE

四、死亡特点与价值

1. 特点

（1）死亡具有不可逆性。死亡是一个人生命的终结，是永久的。

（2）死亡具有普遍性。每个人都会经历死亡，生死是自然规律，无一例外。

（3）死亡意味着一切功能停止。死亡发生时，身体所有功能都会停止，不能动、不能呼吸、没有感觉、不会害怕等。

（4）死亡具有因果性。死亡是有原因的，如各种疾病、自然灾害、交通意外等，或自然衰老而死亡。

2. 价值

（1）死亡是自然界中生命运动的一种必然现象，既能促进生物进化，又能让死亡的机体参与大自然的能量循环，为新的机体提供能量。死亡可以调控人口增长速度，保证社会资源的充足，维持和促进人类社会的发展与进步。

（2）死亡使个体领悟到生命的宝贵和人生的价值，促使人们珍惜生命，主动承担和履行自己的义务和责任，积极创造有价值的人生。

第二节　死亡观与死亡态度

死亡是每个人必须面对的人生课题。只有树立了正确的死亡观，具备了理性对待死亡的态度，才能在死亡来临时做好足够的心理准备，更加珍惜生命价值，真正实现"死者无憾、生者无愧"。

一、死亡观的概念

死亡观（death view）是人对死亡的本质、过程、价值和意义的根本看法和基本观点。不同的死亡观会导致认知和行为的差异。人们对死亡的认识受多种因素的影响，如文化背景、宗教信仰的导向、生活事件、人格特质及受死亡威胁的程度等。

二、中西文化死亡观

（一）中国传统文化死亡观

中国传统文化中的儒家、道家和佛教从多方位、多角度对死亡进行了大量的阐述。

儒家秉持"死生有命，富贵在天"和"生则乐生，死则安死"的死亡观，认为人生最重要的是专注于现实生活，不为死后归宿所困扰，强调仁、义、礼高于生死，从生的意义的角度谈论死亡。

与儒家相比，道家对待死亡的态度则表现出一种浪漫主义色彩。其主张"出生入死"，将万物归结于道，道法自然。凡事不能强求，要顺其自然，人的生死亦如此。只有那些超越"生死"的人才能真正享受到人生的幸福和快乐。

佛教认为人有无数的生死轮回。生与死都是苦，苦难的根源是人的欲爱，一切欲爱归根结底在于自己的内心。人生所追求的应是控制自己的心念，摆脱生死的束缚，超脱轮回，从而达到涅槃的极乐世界。因此，佛教的基本观点是死亡并不是人生的终点，只是循环的一个阶段，是人们在因果报应的前提下通往另一种生命的一扇门。

纵观儒家、道家、佛教的死亡观，其相同之处都在于肯定了人生的价值和意义。不同之处在于儒家是以道德价值为中心的死亡观，强调现实生活；道家的死亡观强调顺应自然；佛教的死亡观强调精神的永恒。

（二）西方文化死亡观

西方人的死亡观渗透着宗教的影响。原始死亡观认为死亡是由自然界的神秘力量所控制，否定了死亡的普遍性、必然性和终极性，突出不死的超个体灵魂概念。公元前7世纪至前6世纪，古希腊哲学家用一种朴素唯物主义观点解释人的死亡现实和死亡现象，认为死亡是一种合乎规律的自然现象；也有观点认为死亡是灵魂暂时脱离人体，历经一段时间又会进入另一个身体，即灵魂轮回转世。公元前5世纪至前4世纪，西方人对死亡的认识更加成熟，普遍认为死亡是一种自然现象，是自然之躯的解体，否认灵魂不死。到中世纪时期，人们用宗教的眼光看待死亡，认为死亡并非人的本性所有，是由于人的原罪才降落于人世，相信人能够死而复生，只要人死得有意义，便能获得复活和永生。

受启蒙运动影响，近代西方人漠视死亡，全力追求享受和快乐生活。当代死亡哲学坚决反对近代死亡哲学，如海德格尔的"向死而生"和弗洛伊德的"生本能"与"死本能"的理论，要求人们不要漠视死亡和回避死亡，要直面死亡，积极地思考和筹划人生。马克思主义的死亡哲学从辩证唯物主义和历史唯物主义角度出发，认为死亡是不可逆转的现实，是不以人的意志为转移的自然过程。

三、死亡态度概述

态度（attitude）是个体对特定对象以一种方式做出反应时所持的评价性的较稳定的内部心理倾向。一般认为态度包括感情、行为和认知三方面。由于死亡态度（death attitude）的特定对象是"死亡"，使得死亡态度的内涵异常复杂。研究早期，社会普遍对死亡存在反感，研究者受此影响，在死亡态度的相关研究中，把主要问题都集中在对自己及他人死亡或濒死的恐惧与焦虑、死亡逃避与否认等死亡的负性态度上。后来研究者逐渐认识到，面对死亡，个体不但存在恐惧、焦虑、逃离的负性态度，也存在接受趋近的正性态度，而对死亡的接受又有三种不同的层面：自然接受、逃避接受和趋近接受。

（一）死亡恐惧与死亡焦虑

恐惧和焦虑是学者对死亡态度的最初认识。二者常被替换使用，但实际存在区别。死亡恐惧是较为明确的、可知觉到的，其恐惧的对象是现实的、具体的；而死亡焦虑则是模糊的、不易觉察到的，其对象是不确定、不具体的。人们对死亡产生恐惧和焦虑的原因主要有以下几点：

1. 因未知而产生的恐惧感。
2. 害怕失去所拥有的一切。
3. 害怕死亡阻碍自己追求或完成某些生活目标。
4. 害怕与世界完全隔绝并陷入孤单。

5. 害怕自己的死亡对亲人产生巨大的打击。

6. 害怕丧失自我支配及控制自己命运的能力。

7. 宗教信仰者害怕死后会因自己犯的罪受到严厉的惩罚。

8. 害怕因所爱之人死亡而受到打击。

9. 害怕他人死后的尸体、亡灵、鬼魂等可怕的景象。

（二）死亡逃避

死亡逃避是人们尽可能回避与死亡相关的、可引发死亡恐惧的象征物，尽量不去思考死亡或讨论与死亡相关的话题，对"死亡"这两个字眼感到不自在或忌讳，尽可能以其他用语来代替。死亡逃避是死亡态度的一个重要方面，是一种减少死亡恐惧与焦虑的防卫机制。

（三）死亡接受

1. 自然接受　这种态度认为死亡是生命不可缺少的部分，生与死是相互并存的。对死亡持自然接受态度的人不害怕死亡，也不欢迎死亡，只是把死亡看作生命中自然存在的部分，是不可改变的事实。由于明白死亡的不可避免性，他们能够很好地进行生涯规划，计划让自己度过一个有意义的人生。

2. 趋近接受　趋近导向的死亡接受是指某些人相信会有一个更好的来生，因此不害怕死亡，甚至希望死亡早些到来。这种死亡态度往往与宗教信仰有关。强烈的宗教承诺使信仰者相信死后有更美好的来生，死亡只是通往来生的一个过程。因此，有宗教信仰的人更倾向于接受死亡，死亡焦虑与死亡恐惧水平也较低。

3. 逃避接受　当生命充满痛苦、艰辛与不幸时，死亡可能是一个受欢迎的选择。特别是当没有办法摆脱这一切痛苦时，人们对生活的恐惧会超越对死亡的恐惧，他们视死亡为解脱痛苦的途径。

四、不同人群的死亡态度

（一）不同年龄人群的死亡态度

1. 儿童对死亡的态度　儿童对死亡的态度受年龄、个人生活经验、家庭背景、文化背景和生活环境的影响，对死亡的理解与其成长发育密切相关。儿童死亡观念的发展有 3 个阶段，每个阶段都有不同的特征。

（1）婴幼儿期　此阶段儿童认为死亡是暂时的，是一种睡眠或外出，认为死亡是可以挽回的，不能区别"死亡"与"暂时分离"的差别。

（2）学龄前期　此阶段儿童认为死亡是一种意外，好比"恶魔将人抓走"，对死亡或死亡事件充满恐惧，试图逃避死亡问题。

（3）学龄期　此阶段儿童认识到死亡是每个人都不可避免的事情，是遵循某种法则的过程，意味着生命的终结。此时的儿童对死亡的了解更加趋于真实。

2. 青少年对死亡的态度　青少年对死亡已有了相对成熟的认知，能够掌握死亡的概念及死亡的具体含义，但其对于死亡的理解受生理、心理和社会因素的影响。

处于青春期阶段的青少年，身体和心理两方面经历着巨大变化，一方面，生理发展明显，很多青少年开始意识到身体的衰退和死亡是不可避免的；另一方面，心理发展相对滞后。青少年在寻找自我身份，建立自我价值观的过程中往往会经历刚刚发展起来的认知又遭遇挑战。随着社会关系网不断扩展，青少年面临着新的社会环境，这使得他们既喜欢与人交往，又感到孤立。身心发展的不均衡导致该群体心理承受巨大的矛盾和压力。一些青少年由于承受挫折的能力差，遇到问题时往往表现出强烈的"死亡本能"，即具有自杀倾向，容易把死亡当成解脱。

步入中学时代的青少年通过网络等媒介开始接触大量信息，网络游戏、影视剧、小说等不乏涉及死亡的话题，而这种虚拟环境往往会给人一种真实的感受与体验。无论其中所体验的是喜悦还是悲伤，都是短暂的，都会被新一轮游戏或剧情所取代。如此往复，对于人生观、死亡观尚处于形成阶段的青少年，虚拟世界的死亡体验使其对待死亡的态度在潜移默化中发生改变，甚至将死亡看作游戏。

3. 成年人对死亡的态度　随着年龄和生活阅历的增长，成年人的自我认识更加稳定，对于死亡的理解更加客观。成年人能够意识到生命的局限性，当感觉到死亡威胁时，他们会重新审视个人的价值观和该做的事，会不自觉想到自己的死亡对家人和事业的影响。

成年初期不否认自己及所爱的人将会死亡的事实，也认识到死亡可能发生在任何时间及任何人身上，但是死亡和濒死的相关事件往往带给成年人丧失感。因此，成年人有漠视死亡或逃避死亡的心理倾向。由于希望、抱负、挑战及追求成功是成年时期生活的主流，成年人处在濒死或死亡阶段时可能会产生比人生其他阶段更强烈的愤怒、失望和绝望。成年中期的人要比成年初期及成年后期更惧怕死亡的到来，这是由于该时期成年人大多事业有成、家庭责任重大，并在社会上有一定的社会经济地位，其恐惧死亡的主要原因是害怕完不成被赋予的使命和应尽的职责。

4. 老年人对死亡及濒死的态度　随着衰老和身体机能的不断退化和丧失，老年人通常比年轻人更害怕死亡和回避死亡。也有理论认为，老年人由于经历过诸如家庭成员和亲友的丧失、身体生理功能衰退等事件，因此会经常思考死亡等相关问题，反而不惧怕、不回避死亡。但是老年人在缓慢接近死亡的过程中仍会焦虑。老年人对待死亡和濒死的态度主要有以下几种表现：

（1）理智、客观对待死亡的来临　安排好家庭、工作及身后之事，这类老年人一般都受过良好教育，文化程度和心理成熟程度较高。他们能从容地面对死亡，意识到个人对家庭的意义和影响，尽量避免自己的死亡给家人和亲友带来太多的痛苦。

（2）积极应对　有更强烈的生存意识，能忍受病痛的折磨和诊治带来的痛苦，以顽强的意志力与病魔做斗争，想尽各种办法延长生命。这类老年人大多数为低龄老人。

（3）恐惧死亡　有些老年人极端害怕死亡，不惜一切代价寻找起死回生的治疗方法，因为他们不想失去现在的美好生活。这类老年人一般都有较高的社会地位和经济条件，以及良好的家庭关系。

（4）接纳死亡　这类老年人大致可分为两种：一种是把死亡看得很正常，多数有宗教信仰，认为死亡是到另一个世界获得新生；另一种是无奈地接受死亡现实。

（5）无所谓　有些老年人不理会死亡，只求眼下生活得快乐、幸福，对待死亡持无所谓的态度，往往这些老年人没有生活压力，精神轻松愉悦，生活质量会更高。

（6）解脱　老年人往往由于生理问题、心理精神问题和社会适应问题所造成的痛苦而不再留恋生活，对生活已没有任何兴趣。这类老年人大多性格抑郁，沟通能力较差。

影响老年人死亡态度的因素很多，包括性别、社会经济地位、居住环境、健康状况、宗教

NOTE

信仰、自我效能、丧亲经历、社会支持和积极心理品质等。这些因素的作用大小及其发生作用的背景可能不同。有研究报道，当老年人存在很多身体健康问题，有心理疾病史，缺少宗教信仰或自我整合及生活满意度水平较低时，其死亡恐惧水平比较高。

（二）不同宗教信仰人群的死亡态度

宗教作为社会发展的特殊产物，对人类死亡观的形成也具有特殊的影响。宗教可改善认知功能，提供有效的应对机制，从而减轻焦虑与抑郁，对死亡态度有积极的影响。

1. 基督教的死亡态度　基督教认为人死后一定会复活，而且是"与主永远同在"。基督徒们认为信仰可以超越死亡，也能追求幸福，而且这种幸福不会因为死亡而终止。他们相信在上帝那里，罪得以赦免，并且圆满地达到生存的使命。

2. 天主教的死亡态度　天主教主张死亡是"永生的开始"，来生比现世更美丽更幸福，一个人不死则不能永生，所以死并不可怕。天主教认为人的死亡只是暂时分别，死者是上天国，相信大家都能在天国见面。

3. 佛教的死亡态度　佛教认为死亡是由业力决定的。业力是指有情众生（人与动物）每一桩或善或恶的行为。佛教相信因缘果报，当个体的因缘业力使其精神灵魂离开身体时，死亡就会发生，而死后的事情得由自己的业力来审判，因此佛教徒往往能够顺随因缘，坦然面对死亡。

4. 伊斯兰教的死亡态度　伊斯兰教认为真主掌握世界上一切事物的诞生，还决定着时代的消逝、生命的完结。伊斯兰教对待死亡的态度主要有以下几个方面：①死亡由真主决定，伊斯兰教反对任何形式的自杀。②死是人生的复命归真，是一个人的必然归宿。③死亡对信徒而言是一件好事，可以见到真主，并且能够得到灵魂的安息。④相信末日审判和死后复活。

5. 道教的死亡态度　道教认为死亡不是生命走向寂灭，而是获得了新生，因此他们不回避死亡，也不惧怕死亡，以一种超然、自由的心态对待它。道家更强调珍惜现世生活，注重修道积善，潜心修道者可通过死亡的方式获得生命的新质，可以永享生活的乐趣。

（三）医护人员的死亡态度

医护人员是临终关怀服务的主要提供者。据统计约有80%的死亡发生在医院，这也意味着医护人员面对死亡及濒死的概率增加。但是受我国传统文化的影响，谈论死亡是国人的禁忌，即使是医护人员，尤其是初次接触死亡事件时也会感到恐惧。但随着工作经验增加，医护人员较其他人群更倾向于不介意谈论死亡。

由于职业特殊性，医护人员比其他人群在现实生活中更多接触和近距离面对死亡，并且该人群具有专业的医学教育背景，能够更为客观地看待死亡，因此在面对死亡时较少出现恐惧和逃避，更多的是自然接受。

（四）临终患者的死亡态度

1. 临终患者对死亡的态度　临近死亡时，患者对待生死问题往往会出现矛盾心理，在要求加速死亡的同时，还表现出强烈的求生欲望。临终患者对待死亡的态度有以下5种类型。

（1）乐观开朗型　患者将死亡当作一种自然归宿，既然不可避免，便没有必要过于考虑死亡，不必整天沉浸在死亡的恐惧中，而应该珍惜目前的生活，让有限的人生过得有价值、有意义。

（2）寻求解脱型　病痛的折磨使患者饱受痛苦，当前的生存已无价值，患者认识到死亡迟早会降临，而死亡的痛苦要小于生活中的痛苦，因此能平静地面对死亡，甚至会主动选择死亡。

（3）顺从接受型 受宗教观念的影响，大多有宗教信仰的人认为死亡不是痛苦，更不是人生悲剧，而是告别亲人走向天堂，因此常能以明智而平静的心态迎接死亡的到来，平静地告别人生。

（4）悲观恐惧型 人们对未知的事物总是会产生恐惧和焦虑。由于死亡的神秘性和不可验证性，无法预测死亡后的事情，加之一些传说中对死亡有夸大渲染的叙述，临终患者对死亡产生恐惧是本能的反应。此外，有些患者对于死亡的恐惧源于害怕死亡夺走他们的生命，使他们失去美好的生活。

（5）死亡逃避型 当临终患者面临死亡的威胁时不知如何面对，尚未准备好与自己的一生告别，对于人生还留有遗憾，此时患者不愿接受死亡，多采取否定和回避的态度。

2. 临终患者面对死亡时的反应

（1）依赖 是临终患者面对死亡时最先产生的反应，此时患者感到无助，继而引发怨恨，有些患者也会感到自卑和羞愧，对亲人更加依赖。

（2）愤怒 是临终患者普遍存在的情绪反应，个体在面临痛苦、创伤或身体功能丧失时，最可能产生的反应就是愤怒，但愤怒的情绪不利于身体康复，当患者的身体状况每况愈下，其愤怒的情绪又增加，依此产生恶性循环。有时患者为了控制或隐藏内心的愤怒，往往会采取回避或退缩的应对方式，变得难以接近，不愿与人交谈，不表达自己的想法，对于医护人员及家人提出的问题不予反馈，使医患、护患关系难以正常维系。

（3）自尊的丧失 导致临终患者自尊丧失的主要原因包括以下几个方面：身体及器官功能的丧失，自身能力及独立精神的丧失，满足身心需求能力的丧失，针对家人和医护人员的态度及情感反应所做出的认知解释出现偏差。

（4）罪恶感 临终患者除了由于自身躯体遭受病痛折磨，丧失功能而出现敌意和愤怒的情绪外，还会感受到罪恶感，认为身患不治之症是上天对自己的惩罚。

（5）丧失人生价值 疾病导致患者躯体功能严重受损，其日常生活和社会活动受到严重影响，对未来生活失去希望，患者开始质疑自己的生存价值。此时医护人员和家属最重要的工作是鼓励患者重新振作起来。

基于以上 5 种反应，临终患者面对死亡时采取的抗衡模式有：①拖延：患者不愿意死，有很强的求生意识和愿望，希望采取任何措施延长生命。②认命：患者彻底向命运低头，不做任何挣扎，接受死亡。③不屑一顾：蔑视死亡，不认为死亡临近。④乐观：已无任何顾虑和遗憾，坦然面对死亡，以愉快的心情等待生命的结束。⑤恐惧：极力回避死亡，害怕听到或看到与死亡相关的人和事物。

五、临终关怀工作者的科学死亡观与死亡态度

临终关怀工作者的职责包括帮助、引导临终患者及其家属树立正确、科学的死亡观。科学的死亡观包括正视生死，树立归宿信念，坦然对待死亡。个人应该在有限的生命里珍惜现有生活，充实人生价值，使人生不留遗憾。在对待临终者的问题上，应考虑临终者的伦理价值需求，尊重患者意愿，以"善终"为价值，帮助临终患者无痛苦、无遗憾、有尊严地告别人生。

同时，还需关注并尊重有宗教信仰患者的死亡态度。宗教文化对维护临终患者的人格尊严，促进临终关怀有其特殊的作用。各种宗教形式皆是一种悟"生"了"死"之学，可以帮助人们坦然面对死亡，有尊严地走完人生的最后一程。

第三节　死亡教育

死亡教育贯穿于人的一生，通过对死亡教育课程的学习，可以帮助人们深入思考死亡的价值和意义，使人们意识到死亡是生命的一部分，消除因恐惧死亡而带来的悲观和焦虑，继而掌握健康积极的生命观，进一步增进对生命的欣赏，创造有意义的人生。死亡教育可以帮助患者及家属平静地接受死亡，提高患者临终生活质量，为临终关怀工作顺利开展奠定基础。

一、概念与意义

（一）概念

《医学伦理学辞典》对死亡教育（death education）做出了明确的定义：死亡教育是针对如何认识和对待死亡而开展的教育，其主旨在于使人们正确地认识和对待死亡。死亡教育是"全人教育""生命教育"，以死亡学理论为指导，从医学、哲学、心理学、法学、社会学、伦理学等不同方面增进人们对死亡的认识，促进人们能够正确认识死亡与濒死，探讨人际关系及人与世界的关系，进而深入了解生命，使其具有健康而积极的生命观，从而使人生更加积极、有意义。

（二）意义

1. 有利于树立正确的人生观和价值观　生死观的形成和发展对人生观和价值观的确立具有重大影响，而死亡教育是影响个人生死观的重要因素。死亡教育表面上是在谈论死亡和濒死，但实质是通过对死亡本质做深层次的思考，进而探讨人生、阐述生命的意义。死亡教育不仅强调生命的神圣，更强调了生命的质量和价值必须相统一，使人们积极地面对生活，珍惜生命，积极探寻生命的价值。

2. 有利于正确理解死亡，推动人类社会文明的进步　死亡教育使人们认识到死亡是不可抗拒的自然规律，应学会坦然接受死亡，调适不健康、趋向死亡的心理，既要追求没有痛苦的活，又要有尊严的死。通过指导人们正确认识死亡，死亡教育还可以帮助人们破除迷信，提高素养，促进社会精神文明的发展。死亡文明具有三个环节：文明终－文明死－文明葬。文明终指临终抢救的科学和适度，强调提升临终阶段生命的尊严和质量；文明死指从容、安详地接受死亡现实；文明葬指丧葬的文明化改革。其中文明死是死亡文明的核心环节。

3. 有利于临终关怀工作的开展和普及

（1）死亡教育可以缓解和消除患者的恐惧和焦虑，帮助临终患者平静地接受死亡。同时还可以帮助患者表达自己的临终意愿，维护生命最后一刻的尊严和权利。

（2）死亡教育帮助临终患者家属正视和接受亲人的离世，顺利度过悲伤期，尽早恢复正常生活。

（3）死亡教育可以提高临终关怀工作人员的整体素质。临终关怀工作者在向临终患者和家属实施死亡教育的同时，本身也在接受死亡教育，客观上提高了自身对死亡的科学认识，有利于临终关怀工作者与临终患者及家属形成一个在死亡和濒死态度上互相促进的良性循环过程。

二、目的与目标

（一）目的

死亡教育旨在使人们正确地认识和对待生死问题，获得健康死亡的知识，懂得尊重和维护生命，提高生存质量，降低无效医疗费用。其根本目的在于改变我们所处的社会文化，实现人的优生－优活－优死，最终改善、维护和提高个人、家庭和社区的生存质量和死亡质量。

（二）目标

1. 知识目标　死亡教育在知识层面的目标是帮助学习者获得与死亡相关议题的基本概念。这一目标的主要内容有下列 5 项。

（1）通过死亡、濒死及悲伤相关的教育丰富学习者的人生。

（2）指导个人在社会中如何处事。

（3）支持个人的专业和职业角色。

（4）加强个人的能力，使之能在死亡相关事件上进行更有效的沟通。

（5）协助个人正确理解和分析生命发展历程中与死亡相关的事件。

2. 实践目标　死亡教育在实践层面上的具体目标则包括下列 3 项。

（1）照护者能够辨别临终患者所处的情境及反应。

（2）降低个人对死亡的害怕、恐惧，或潜意识中逃避死亡的态度。

（3）个人通过思考死亡，深入了解到生命的意义，珍惜自己拥有的生命时光，并对人生的最后旅程做好规划，寻求并实现生命的价值。

3. 情感目标　死亡教育在情感层面的目标包括以下 2 项。

（1）具有同情心，可以陪伴患者、了解患者的内心世界，用心去爱每一位临终患者。

（2）领悟到生命的意义和归属。理解宗教信仰可以使临终患者达到内心的安宁和平静。

三、国内外死亡教育的历史与发展

（一）国外死亡教育的历史与发展

死亡教育源于美国，最早可追溯到 1928 年，正式兴起则是在 20 世纪 50 年代末。1959 年，心理学家赫尔曼（Herman Feifel）发表了第一部关于死亡学的著作《死亡的意义》（the meaning of death）；1963 年，Robert Fulton 在美国明尼苏达州的大学里首次开设了美国大学的第一门正规的死亡教育课程，并在大学中推广。随后，死亡教育逐渐成为学校教育中的一门主要课程，在幼儿园、中小学及大学都可见死亡教育课程，并将其列为必修课。1969 年伊丽莎白·库伯勒－罗斯（Elisabeth Kubler－Ross）出版了生死学经典著作《论死亡与濒死》（On death and dying）描述了濒死患者的反应，并从人本观点对医护人员与濒死患者的相处提出建议。

1974 年美国有 2000 所大学开设死亡教育课程，在医学院校中更为普遍。到 1976 年已有 1500 多所中小学开设死亡教育课程。除了在学校开设死亡教育课程外，医院和社会服务机构也开办了死亡相关讲座和培训。1976 年美国还成立了死亡与咨询协会（association for death ed-

NOTE

ucation and counseling，ADEC），这是美国最重要的死亡专业组织，也是国际上最大的"教育－专业－科学一体化的死亡学组织"。1977 年第一本死亡教育专业期刊《Death Education》在美国出版，标志着美国死亡教育发展步入成熟。至此，在整个美国学校教育中死亡教育的开展已初步形成了较为完善的体系。

在英国，死亡教育最早在医学和社会科学领域中得到重点关注。1967 年，桑德斯博士建立了临终关怀院，1976 年皇家学院建立了死亡教育机构，开展相关研究和教育项目，并专门为儿童开设死亡课程。截止到 2013 年，已有 550 所幼儿园开展死亡教育。

近年来日本出版界以死亡为主题的著作日渐增多，死亡不再是日本人避讳谈论的话题。1984 年日本学术界成立了"生死问题研究会"，每年定期召开研讨会，目的在于使人们提高对死亡的认识，学会照顾晚期患者，思索生命及死亡的意义。

美国"死亡学"和"死亡教育"的相关研究在世界范围内产生巨大而深远的影响，除了上述国家外，德国、法国、荷兰、澳大利亚等许多发达国家均已开始在学校教育中开设死亡教育课程，并在该研究领域取得许多进展。

（二）中国死亡教育的历史与发展

与国外相比，中国死亡教育起步较晚，发展相对滞后，但近几年来已经得到许多专家及学者的重视，并已有一定的发展。中国内地的死亡学研究始于 20 世纪 80 年代。80 年代初，中国内地学术界对死亡问题关注到了安乐死方面。1996 年天津医学院（现天津医科大学）临终关怀研究中心主办了以死亡教育为主题的全国性学术会议，此后关于死亡学、死亡教育的著作、论文、译作相继问世。1991 年，武汉大学的段德智教授开设了"死亡哲学"的选修课，出版了《死亡哲学》，这是中国内地普通高等院校首次系统地讲授并研究死亡问题。随后，更多的高校也相继开设了死亡教育相关课程，但中小学课程没有或者很少涉及死亡教育。高校死亡教育多附属于心理学、伦理学或社会学，大多数学校没有开设单独的死亡教育课程。

目前中国内地的死亡学研究仅局限于学术界少数专家学者范围内的抽象理论研究，并未像其他国家在学校教育和广大的普通民众之间广泛开展死亡教育，因此对全社会的影响非常有限。死亡教育对于普通大众而言是一个比较陌生的概念，人们普遍缺乏对死亡教育的价值和社会作用的基本了解。

中国香港、台湾地区死亡教育虽然起步晚，但发展相对较为迅速，实践开展也较为成功。受国外学术研究的影响，20 世纪末，台湾地区教育界引入死亡教育，称为"生命教育"。中学普遍开设正规的"生命教育"课，编制了生命教育教材及"生命教育教师手册"。20 世纪 80 年代初，香港地区开始善终服务活动，开展死亡教育和哀伤辅导。随后，香港各大学都将死亡相关议题纳入通识课中。

四、对象与方法

（一）教育对象

1. 医护人员　是死亡教育的主体，既是受教育者，又是教育实施者。医护人员只有正确认识死亡本质和规律，树立科学的生死观，才能运用辩证观点，帮助患者选择恰当的治疗方式，适时恰当地为患者及家属施以人文关怀，提高临终患者生命质量的同时节约医疗卫生资源。

2. 临终关怀志愿者　　志愿者一般由大中学生、社会爱心人士、宗教人士及社区志愿者等组成。死亡教育能够帮助志愿者树立正确的生死观，掌握死亡相关知识，提高死亡话题的沟通能力，更好地为患者提供情绪支持及生活照料。

3. 临终患者及家属　　死亡教育可以降低临终患者对死亡的恐惧，平静地接受死亡，安宁地度过人生最后阶段。对于临终患者家属，死亡教育可以帮助其正视家人的离世，平稳度过居丧期，重新开始新的生活。

4. 学生　　死亡教育应从幼年时期开始，为树立正确死亡观打下良好的思想基础。对青少年进行死亡教育可以使其树立正确的人生观、生死观，从而更加热爱生活，珍惜生命，避免自杀、伤人等不良事件的发生。尤其是医学院校的学生，是进行死亡教育的重点对象，从医学、哲学、心理学、法学及经济学等领域开展多层次多角度系统化的死亡教育，培养其成为死亡教育的指导者和实践者。

5. 社区居民　　人生各阶段都需要接受死亡教育。向社区居民开展死亡教育是提高全民死亡教育水平的基础。应根据不同社区和人群的特点开展不同内容、不同形式的死亡教育，从而有效地普及死亡教育，促进社会文明进步。

（二）教育程序

死亡教育程序包括评估、建立目标、制订计划、实施及效果评价 5 个步骤。评估应贯穿于死亡教育全过程，是死亡教育实施的关键。

1. 评估　　评估教育对象的身体、心理状况、个性特征、宗教信仰、文化背景、个人经历等，为制订恰当的教育目标与措施提供依据。

2. 建立目标　　死亡教育的目标应由教育实施者和受教育者协商共同确定。

3. 制订计划　　在制订计划时需教育实施者之间密切配合与有效沟通，根据受教育者的情况选择恰当的教育内容和方式。

4. 实施　　可选择团体、家庭或个体一对一形式进行。选择安静适宜的环境，注意保护个人隐私。进行死亡教育时，对教育对象始终保持热情和尊重，及时了解其真实想法，允许其表达感受和情绪，避免单纯说教。

5. 效果评价　　包括阶段性评价、过程性评价和结果性评价。死亡教育的效果评价呈现递进性，包括三方面内容：①受教育者愿意参与死亡教育。②受教育者接受死亡教育后的死亡态度、生死观等有改变。③受教育者能够以平静的态度对待自己和他人的死亡。

（三）教育内容与方式

1. 内容

（1）介绍死亡相关知识　　包括生命历程、死亡与濒死的各方观点与理论、死亡文化、死亡相关的特殊议题（如自杀、安乐死、艾滋病等）。

（2）改变信念和态度　　包括建立健康的死亡态度，以正确的态度面对死亡，以恰当、温和及舒适的态度与临终患者沟通，省思个人价值和人生意义。

2. 方式

（1）知识为主型　　包括主讲人讲授与解答问题，提供文字材料的文学语言教育，提供视听材料的电化教育，提供照片、模型或示范表演等的形象化教育及综合教育。

（2）活动为主型　　以受众为主，用体验和分享的方式来探索死亡和濒死的各种情绪和感情。包括生命叙事法、亲身体验法、模拟想象法和情景教育法等。

（四）死亡教育的实施

1. 儿童期死亡教育　死亡教育对儿童的重要性：①儿童的心理健康有赖于他们对于悲剧事件的了解。②死亡教育可以帮助降低已经习得的恐惧和错误的概念。③预先对死亡的教育和讨论有助于提高儿童应对未来死亡事件的能力。

儿童在最开始处理死亡问题时需要从长辈那里得到帮助。卡岑巴赫指出，儿童的恐惧和害怕心理都是由不确定的事物引起的，他们对世界认识不足，因此时常感到敏感脆弱。成人不能替代孩子去面对死亡，但是可以帮助孩子正确地认识死亡现象，正确对待亲人的死亡，陪伴儿童度过悲伤。同时要注意缓解和消除患病和临终儿童的焦虑和恐惧。帮助儿童处理死亡的事情是一个不断发展的过程，不是只在某个具体的时间点上发生的特别的事情。成人应该帮助儿童在他们遇到死亡相关事情之前就做好准备，主要包括教育、交流和认可有效性三个方面。

（1）教育方面　成人可以通过相对安全的方式帮助儿童来面对死亡事件。在美国，死亡的主题一直普遍存在于儿童的游戏、歌曲和故事中。图书是对幼儿进行死亡教育的有效媒介，儿童在图画书中的故事里更容易找到自己的影子，产生情感的共鸣，如《当鸭子遇到死神》《獾的礼物》《活了100万次的猫》《天堂的问候》《一片叶子落下来》等。此外，还可以采用随机教育法，当生活中遇到与死亡相关的事件时，成人可以不包含个人情感地与孩子进行一场死亡教育。

（2）有效交流　是教育的基础交流，主要是从儿童想知道的、需要知道的和能够理解的三方面来组织话题。要注意不能逃避或敷衍儿童对于死亡的提问，交流过程中要避免使用委婉语气及不正确、不一致的回答，以免误导儿童，给他们造成困扰。同时还需掌握好分寸，不要把死亡描述得过于可怕或修饰的十分美好。有效的交流可使用象征性的非语言交流（如艺术作品）和象征性的语言交流（即对儿童想象中的人和事物的描述）。

（3）认可有效性　是指成人需要以一种客观的方式来认可儿童经历与死亡相关事件的事实及该事件对其产生的影响，是对生病、临终和处于丧亲之痛中的儿童的支持。正在处理与死亡相关事情的儿童，需要成人确认他们的疑问、观点、语言和情感的有效性。这种认可能够帮助儿童探究让他们困惑的事情，改正错误的观点。对于患病和临终的儿童，要理解儿童的象征性语言，准确判断儿童对自身状况的看法，不要低估他们掌握应对生活挑战的能力，澄清现实，保持良好的心态，鼓励孩子表达情感，并帮助孩子通过完成力所能及的任务和活动来提高自尊。对丧亲之痛中的儿童，可以帮助他们收集有纪念意义的剪贴画，为有意义的慈善事业捐助，或者种植植物来纪念等。

2. 青少年期死亡教育　在青春中后期，事故、谋杀和自杀是青少年面临的主要死因，也是此阶段所特有的。这些死亡往往发生的非常突然，尤其是亲友的离世，就像突如其来的灾难一般，这种打击会影响他们的生长。青春期开始时，青少年已经对死亡有了正常的认识，也能够掌握死亡的概念及死亡的具体含义。

Gibson等人则认为中、小学阶段的死亡教育内容应包括以下10项：①动植物的生命循环。②人类的生命循环。③生物层面的死因和死亡的界定。④丧葬的风俗及有关死亡的用语。⑤保险、遗嘱、葬礼安排事宜。⑥有关于哀伤、丧礼、守丧等。⑦艺术中的死亡描述。⑧死亡的宗教观点。⑨道德和伦理中的死亡主题（如自杀及安乐死等）。⑩生死相关的个人价值。对青少年进行死亡教育时，应以开放的态度与其讨论他们想探索的主题，主动倾听青少年的叙述，正视青少年的情绪，能表达出同理心，引导青少年自己寻找答案。

3. 成年人死亡教育 成年人对于死亡有较理性的认识。但习俗文化的禁忌、生活工作压力大、遭遇意外事件打击（如疾病、灾难等）、遭受丧亲之痛等事件均会对个体的死亡态度产生影响。对于成年人，以感受型和体验型的教育方式更易接受，且对其身心触动更大。因此，针对成年人开展死亡教育应从下列方面入手：

（1）了解个体文化背景中的死亡文化和死亡禁忌，去除对死亡的非理性禁忌。

（2）与个体讨论与死亡相关的议题，探讨生命质量与生命价值，引导个体省思其个人价值，树立正确的生死观。

（3）指导个体正确处理应对压力和应激事件时的情绪反应。

（4）为个体提供有关死亡、濒死、哀伤、丧亲等信息。

（5）帮助个体参与死亡或濒死的体验。

4. 老年人死亡教育 步入老年期，随着生理机能的衰退，每个人都要面临的是人生的终极——死亡。针对老年人群，死亡教育的重点应关注在他的文化素养和背景下，对于死亡有怎样的看法及在面对丧亲或自己的死亡时最担心或害怕的是什么。根据实际情况，运用生死学知识，帮助老年人解决相关事宜，减轻思想负担，缓解目前害怕、焦虑及恐惧等心理，使其坦然面对死亡。

老年人已经经历过太多与死亡相关的事件，如何帮助老年人认识和尊重自己晚年的生命价值，尽量使人生最后阶段过得有意义，指导其考虑选择希望的离世方式，达到善终优死，也是老年人死亡教育的真谛所在。

【思考题】

1. 家中的宠物狗去世了，3 岁的璐璐非常伤心，假如你是璐璐的家人，应该如何安慰和开导璐璐呢？

2. 年过九旬的张大爷因心肺肾衰竭住进重症监护室，医生表示康复希望渺茫，作为一名护理人员该怎样面对患者和家属？进一步如何进行死亡问题的探讨和教育？

3. 假如你被确诊为晚期癌症，将如何选择未来的生活？

NOTE

第六章　对临终患者及家属的心理护理

　　临终患者在临终阶段面临生理和心理双重的压力和痛苦的折磨，其中心理问题是临终患者急需解决的重要问题。重视临终患者及家属的心理护理，就要以临终患者和家属为中心，积极给予精神关怀、心灵呵护和心理专业疗护，使其脱离痛苦，获得安宁。

第一节　临终患者心理发展理论

　　临终患者面对死亡会产生强烈和复杂的心理反应。20世纪60年代末开始，一些社会学、心理学及精神病学学者对此在不同领域进行了深入的研究并取得了一定的研究成果。下面着重介绍伊丽莎白·库伯勒－罗斯（Elisabeth Kubler－Ross）关于临终患者心理发展的5个阶段和帕蒂森（Pattison）关于临终患者心理过程的理论。

一、库伯勒－罗斯临终心理发展理论

　　1969年库伯勒－罗斯在《论死亡与濒死》（《Death and Dying》）一书中研究了临终患者及其家属的心理发展过程，医护人员对临终患者及家属的态度，以及医护人员的态度对临终患者的影响等。库伯勒·罗斯提出，当一个人从得知自己患了不治之症开始，或疾病发展到晚期正面临死亡的时候，其心理发展大致经历下述5个阶段。

　　1. 否认期　多数患者在开始得知自己患了不治之症时，第一个反应就是否认，如"不可能""他们一定是搞错了"，否认病情恶化的事实，希望出现奇迹。怀着侥幸的心理，四处求医，希望先前的诊断是误诊；听不进对病情的任何解释，同时也无法处理有关问题或做出任何决定。有的患者到临终前一刻仍乐观地谈论未来的计划及病愈后的设想。这种反应是由于患者尚未适应自己病情的严重性，暂时无法面对现实而产生的。否认阶段一般持续时间不长，但也有极少数患者一直持否认态度。如果患者一直持否认态度而影响正常的治疗，就需要心理医生的介入来帮助患者面对现实。对疾病和死亡的否定，通常只是一种暂时的心理防御反应，是个体得到坏消息的心理缓冲。

　　2. 愤怒期（焦虑）　当临终患者知道自己的病情和预后是不可否认的事实时，随之而来的心理反应就是气愤、暴躁、怨天尤人。这个阶段患者往往很沮丧，他们想不通"得绝症的人为什么偏偏是自己而不是别人"，"为什么我这么倒霉"，认为那是造成他们患病的原因，或者对诊断和治疗过程过于吹毛求疵，往往迁怒于家属和医务人员，情绪无法控制，对亲人或医护人员挑剔抱怨，甚至恶语相向。

　　3. 协议期　协议期（bargaining）患者经过一段时间的心理适应，由愤怒转为妥协，心理

上表现平静，开始接受事实。此期又称为讨价还价阶段，一般很短，也不如前两个阶段明显。患者变得和善、积极配合治疗，想方设法延长生命，此期心理反应实际上是一种延缓死亡的企图，是人的生命本能和生存欲望的体现。很多晚期患者在这一阶段突出地表现为希望能延长生命以完成未竟事业，为家人或社会再做贡献。

4. 抑郁期　抑郁期（preparatory depression）患者积极配合治疗，但疗效仍不令人满意，病情恶化，躯体日渐衰弱，患者开始意识到死亡将至，生的欲望不再强烈，这时他的愤怒和挣扎会渐渐转变成绝望。疾病的恶化、身体功能的丧失、频繁的治疗、经济负担的加重、地位的失去等，都会使临终患者产生巨大的失落感，变得沮丧、消沉、无助、万念俱灰，最终导致抑郁。处于抑郁阶段的临终患者通常表现为沉默，对周围事物表现淡漠，对任何东西均不感兴趣。临终患者的抑郁和沮丧心理对实现在安详和宁静中死去是必不可少的，同时也是有益的，因为只有经历过内心的剧痛和抑郁的人，才能达到"接纳死亡"的境界。

5. 接受期　在接受期（acceptance），患者不会心灰意冷，也不再抱怨命运，表现得从容平静，面对死亡已有所准备，患者常常处于疲倦、虚弱、嗜睡或昏迷状态。接纳死亡说明一个正在走向死亡的人发现了"超脱现实""超脱自我"的需求压倒了一切，接纳死亡代表了人的心理发展过程中最后一次对自我的超越，是生命最后阶段的成长。

虽然库伯勒－罗斯提出的关于临终患者心理发展5个阶段的理论被认为是晚期患者心理发展的理论模式，但由于患者的文化背景、人生观、价值观、社会地位、疾病种类、病情长短、年龄及性格等不同，影响其心理发展和行为的反应，所以并不是所有晚期患者都要经历以上五个阶段，或者经历了这五个阶段但是顺序也可能不尽相同，甚至有的患者心理发展会停留在某一阶段，一直到生命的终点。中国学者宋岳涛等人研究发现，中国临终患者的心理反应分期与库伯勒－罗斯的划分有所不同，被调查的近80%的临终患者在否认期之前存在着明显的回避期或回避期代替了否认期。此期，患者与家属均知真实的病情，但互相隐瞒，故意回避，家属与患者为了不伤害对方，彼此很少谈论病情和预后，更不谈论死亡，尽力掩饰各自内心的痛苦。产生回避期的原因可能与中国人的传统习俗、文化历史等有关。

二、帕蒂森临终心理发展理论

心理学家帕蒂森，提出了关于临终患者心理发展三阶段理论，重点是第一个阶段，即急性危机期阶段。

1. 急性危机期　在急性危机期（acute crisisphase），患者已经觉察到自己将面临死亡，其心理反应以焦虑为主，焦虑水平会迅速达到峰值。此期焦虑具有5个特征：①情境压力和危机无法解决；②遇到的问题超越了个人所能应对的能力；③死亡威胁着自我实现的目标；④危机的发展随着心理防御机制的形成出现先上升后下降的趋势；⑤危机引发了未解决的其他心理冲突，危机具有复合性。

2. 慢性生存期　慢性生存期（chronic living－dying phase）的划分是从个体意识到将要到来的死亡威胁到死亡的发生这一阶段。此期的患者，焦虑已逐渐降低，并且学习面对各种恐惧，渐渐接受死亡的事实。

3. 临终期　在临终期（terminal phase），患者已准备好面对死亡，接受死亡，告别人生。帕蒂森称上述临终心理发展过程为"死亡之轨"或"死亡抛物线"（death trajectory），在此过

NOTE

程中，患者最初的恐惧心理可以由平静地对待死亡和正视死亡而减弱，最终接受死亡。

第二节　对临终患者的心理护理

面临死亡，大部分临终患者都会出现程度不同的心理问题，如痛苦，失去尊严，对生命对世界的不舍、不甘心，对以往生活的遗憾悔恨，对家人不放心，对死亡情景及死亡世界未知的恐惧等。护理人员必须给予高度的重视和充分的理解，以同理心关爱临终患者，以专业心理技术疏导和慰藉患者，使其获得舒适和安宁。

一、常见的心理问题

1. 恐惧　面对死神的到来，很多临终患者心理上都会出现恐惧，表现为心慌、气短、眩晕、失眠、噩梦连连、惊恐万状等。台湾安宁疗护之母赵可式教授认为，人们对死亡的恐惧大致可以从 6W 角度来探讨：①Why：害怕死亡的原因，是久病缠绵病榻呢，还是意外突然死亡？②When：死亡在哪年哪月哪天来临，谁知道呢？③Where：死亡的地点是安稳的自家床上，医院中，还是发生车祸在马路上或飞机上？死后又会到哪里去呢？④How：死亡时的各种情境如何？⑤What：死亡时自己的身体、心理、灵性到底会发生什么变化？⑥Who：临终及死亡时，谁会在我身边？他们在做些什么？

2. 焦虑　由于临终患者遭受疾病折磨，社会角色和生活环境发生变化，担心家庭、事业，并往往处于渴望生存与面临死亡的矛盾之中等，所以临终患者都会有中度以上的焦虑。表现为头痛、心慌、气短、咽喉发紧、注意力不集中、失眠、坐立不安等。

3. 愤怒、抑郁　随着病情进一步恶化，患者预感到自己病情严重，时日不多，表现为情绪焦躁、不堪忍受疾病的折磨，无故发脾气；有的表现情绪低落、悲哀、少语、情感淡漠等。

4. 自责自罪　患者多属于内向性格，人生观念淡漠。身体状况恶化带来的痛苦，长期检查与治疗造成的经济困难，感到自己对家庭和社会造成一种负担而内心自责。

5. 孤独　患者一般情感丰富，长时间住院，远离正常人的生活和亲人，其内心感到孤独，渴望亲人朋友的陪伴。

天津医科大学史宝欣教授等人根据收治的晚期肿瘤患者在临终阶段的心理行为，归纳总结为以下 4 种表现：①易怒：晚期患者常常无端向亲属和医护人员发泄内心的不满和愤怒情绪，表现为不积极配合治疗和护理，并常常迁怒于家属和医护人员，对身边的人挑剔、抱怨，甚至恶语相向。②易恐惧：晚期患者对医护人员和家属的语言、神态和举止十分敏感，稍有感觉异常就胡思乱想，精神高度紧张，可表现为衰弱、疼痛、厌食等，这给患者造成很大痛苦。③易焦虑：晚期患者常常处于失望和期待的矛盾之中。他们既想清楚地了解自己真实的病情，又顾虑疾病被证实后自己无法接受现实；既期待或幻想新的治疗方案和技术将会出现奇迹，又对这种期待和幻想不断地推翻和否定，内心充满了矛盾和焦虑。④易悲伤：晚期患者能感受到将要永远地离开自己的亲人、朋友和所有身边熟悉的人，情绪陷入低沉，悲伤不已，甚至悲观绝望。

二、常见心理治疗方法

临终患者出现的心理问题常需要专业的心理医生介入，为患者提供专业的心理治疗，以改善他们的情绪，纠正某些异常行为、思维方式，减缓疾病因素所致的身心症状。常见的临终患者心理治疗方法，大致可分为以下几类。

1. 根据心理治疗所依据的理论分类　可分为精神分析疗法、行为主义疗法、人本主义疗法、中医疗法和宗教心理疗法等。

2. 根据治疗的主要目标分类　可分为支持患者脆弱情感的精神支持疗法、提高患者自信心的自信心训练法、纠正错误认知和非理性思维的认知疗法、改善人际交往能力的人际关系疗法等。

3. 根据治疗运用的工具和形式分类　可分为催眠疗法、诗文阅读疗法、绘画疗法、雕塑疗法、音乐疗法、舞蹈疗法、体育治疗、游戏疗法、工作疗法、森田疗法、旅游疗法、生物反馈治疗及厌恶疗法等。

4. 尊严疗法

（1）概念　尊严疗法（dignity therapy）是一种针对临终患者的个体化、简短的新型心理干预疗法，由加拿大的心理医生、心理精神学专家 Harvey Max Chochinov 博士创立。该疗法旨在降低临终患者的心理悲伤情绪，提高患者尊严水平，增强生存意愿，进而提高生活质量，使患者有尊严地度过生命的最后历程。尊严疗法已成为近几年国外护理研究的热点，在我国尚处于起步阶段。

（2）特点　与其他心理支持疗法相比较，尊严疗法有如下特点：①对临终患者及患者家属均有积极作用。②重点强调实施此疗法过程本身的意义所在，不注重对研究结果的解释、叙述及报告。③综合多种传统心理学疗法的优点，如借鉴支持疗法中的"移情"和"连通性"、存在主义心理疗法中的"人生意义""希望"及汲取人生回顾法和人生叙事法的优点。④简单易行，可在患者床边进行。

（3）核心　①为患者提供可以敞开心扉、表达内心感受的机会。②在生命末期，回顾并体验自己的一生。回忆最值得自豪、最有意义和最想被后人记住的事情，并将人生智慧或感悟等精神财富留给自己爱的人，从而使患者感受到自己生命存在的价值、目的和意义，激发其对生活的热情。③感受来自家庭和社会的关爱及支持，进而增强生存意愿，有尊严地度过生命的最后时光。

（4）实施　采用访谈形式，由接受过尊严疗法培训的医护人员、心理治疗师或精神学家实施。访谈依据访谈提纲进行，在访谈过程中访谈者可根据被访者情况调整访谈提纲，具体内容包括：①请回顾您的人生经历，到今天为止，哪部分您记忆最深刻，或者您认为最重要？您觉得何时活得最充实？那个经历在您的脑海里代表什么？②您有哪些事想让家人了解或记住吗？分别是什么？③您人生中担任过的最重要角色是什么？例如家庭、生活、社会、工作角色。为什么您觉得这是最重要的？在这些角色中您实现了什么？取得了哪些成就？④您这一生中最大的成就是什么？最令您自豪的事是什么？⑤您有什么想要告诉您爱的人？有哪些事情想再跟他们说一次？⑥您对您爱的人有什么期望或梦想吗？⑦您有哪些宝贵的人生经验或人生建议想要告诉您的子女、配偶、父母或其他您关心的人？⑧您对家人有什么需要特殊叮嘱的吗？

或者您对家人有什么特殊的教导或者想传达的？⑨还有什么其他的，您想记录在这份文件里的？

三、心理护理措施

（一）心理护理目标和策略

1. 正确引领　临终患者由于躯体疾病的折磨、对生的渴求和对死的恐惧，会产生一系列强烈而复杂的心理变化。护理人员要高度重视，正确引领，通过真诚的关心、耐心的解释及专业的心理疏导技术，帮助临终患者解决负性的心理问题与情绪反应，使之平安度过临终阶段。

2. 有效控制　及时观察和发现临终患者的心理变化，有效控制心理问题的发生和发展，帮助其解脱痛苦，消除烦闷、焦虑、厌世等不良心理。

3. 接纳死亡　通过死亡教育，帮助临终患者正视死亡，理解生命的意义和价值，使之坦然面对死亡，安然接受死亡。

4. 深度沟通　促进患者、家属及医护人员的深度沟通，了解临终患者的心理需求和愿望并尽力满足和达成，使逝者心安，生者无憾。

5. 缓解痛苦　患者在临终阶段产生的焦虑、抑郁等心理问题，可以引起或加重其某些症状。如焦虑可引起痛觉加重，增加对身体健康的威胁及延长疼痛体验过程，甚至可降低疼痛阈值以致患者对任何刺激都会产生疼痛。抑郁状态能改变疼痛信号的传递，降低患者应付疼痛的能力。因此，恰当的心理干预可以与症状控制相互作用，以提高患者临终阶段的生活质量。

（二）临终患者心理分期护理

1. 否认期　否认阶段患者心理反应是不承认即将到来的死亡现实，有的患者想用不承认来保护自己和亲人，个别患者甚至到最后也坚持否认。由于是否认心理状态就必然隐含着内心的希望，因此对于是否将真情告知，必须要结合患者对死亡的态度、性格、人生观来综合考虑。如果患者否认是坚定的，医护人员可顺应患者的这种心理防御，以巩固患者延长生命的精神信念。

2. 愤怒期　愤怒阶段患者的心理反应突出的是不平衡，抱怨世道不公平，总是被"为什么我得了癌症"的固定思维所缠绕，从而导致患者将不良情绪发泄给家人或医务人员。此时，护理人员一方面要认识到这种宣泄对患者是有一定益处的，它是使患者情绪转换的一种方式和过程，不仅要给予充分的理解、体谅和容忍，还应劝患者说出自己的不快，如患者发泄的语言是抱怨性的，护理人员一般应采取沉默来削弱患者愤怒的心理强度。另一方面还可用角色置换的方法与患者进行交谈，如对患者说："我很理解你，我要是得了癌症肯定心情也不好，也会发脾气的。"在患者愤怒阶段，护理人员和家人应尽量多陪伴患者，做一个忠实的倾听者和体谅者，这样有利于与患者建立起"患难之交"。

3. 协议期　当患者意识到怨恨和发泄对自己的疾病并无益处时，其心理就会转换为妥协和讨价还价，突出地表现为"求生尽责"，期望争取一些时间来实现自己的愿望，如等到住进了新居或等孩子考上大学等家庭及社会满足。很多患者在这一刻会采取妥协的态度，试图与生命磋商并在心中签署一份"死亡协议"，祈盼延长生命来完成自己的夙愿。从患者的心态上讲，这一阶段对患者是有益处的，治疗和护理上会得到患者的合作，护理人员应及时给予鼓励，设法减轻患者的不适症状，积极支持和维护患者的心态，在尽力延长生存时间的同时提高患者的生命质量。

4. 抑郁期 当患者感到死亡在无情地向他逼近，协议和讨价还价并不奏效时，认为自己的生命将被抛弃，产生强烈的痛苦、悲哀和孤独等，表现为沉默寡言、不吃不喝，或压抑、淡漠不配合医疗与护理等。这一阶段在时间上可能持续较久。这些反应对临终患者而言是正常的。这时，家属应多加探望和陪伴患者，让他们按照自己的需要去表达感情，而不应加以非难和阻拦。护理人员应表示充分理解，并采用"顺情从欲"的方法尽可能顺从患者意志和情绪，让患者按照自己的需要去表达，而不要在态度、语言和行为上去干预和非议。

5. 接受期 在患者临终前准备工作已经做完，恐惧、焦虑和最大的痛苦已经过去，从心态上转向接受阶段，少数患者对死亡做好了准备，能理智地正视死亡，表现出平静自然的状态，不愿增加亲人和社会的负担。护理人员应给予患者这种自由空间的满足。鼓励患者说出最后的心愿，并尽可能满足他们的意愿。在患者生命的最后时刻，护理人员和亲人可通过静静的陪伴，辅以握手、触摸、拥抱、眼神的凝视等关爱方式，让患者在爱的满足中平静地、有尊严地离去。

第三节　对临终患者家属的心理护理

当临终患者家属得知亲人已面临死亡，往往比患者本人更难接受死亡的事实，产生不同程度的心理反应。这些反应常因家属自身的文化程度、应对方式、个性特征、价值观、宗教信仰、家庭经济状况、与临终患者的亲密程度，以及患者的病程长短、年龄等不同而有所差异。在实际工作中，护理人员容易将工作重心放在临终患者身上，从而忽略家属。加强对临终患者家属的心理关怀和护理，可帮助其解决心理问题，有效减少其患病率和死亡率，并有利于临终患者的病情控制和生活质量的提高。

一、常见心理问题

1. 焦虑 在患者临终期间，很多因素均可成为临终患者家属焦虑的来源，如担心患者的病情恶化；缺乏照顾临终患者的技能和知识，尤其是居家临终患者的家属；经济负担过重；担心无法应对失去患者后的生活等。临终患者对家属的影响越大，家属就越容易产生焦虑情绪。在生理方面可表现为心慌、出汗、血压升高、失眠、头痛、疲乏等；在情感方面可表现为易怒、退缩、自卑或自责等；在认知方面可表现为健忘、不能面对现实等。

2. 愤怒 当家属及患者经历四处奔波求医，患者经过治疗和护理后病情得不到控制，症状难以缓解，甚至日益加重，无法达到期望值，加之临终医疗及护理费用的不断增加，临终家属可能产生愤怒的情绪。多表现为迁怒医护人员，向医护人员提出无理要求，甚至发生过激的行为。或者抱怨命运不公，难以承受患者即将临终的事实。在生理方面可表现为血压升高、心慌、出汗、肌肉紧张、血流加速等；在情绪方面可表现为兴奋、激动、情绪不稳定、暴躁不安；认知方面可表现为行为反常、采取报复态度、拒绝帮助等。

3. 恐惧 患者对于死亡的恐惧也会传递给家属，特别是家属也有类似疾病的时候。与患者诀别的惧怕、照顾患者时产生的孤独无助、与患者诀别后感觉生活无价值感等都可成为恐惧的来源。另外，部分家属长期照顾患者，脱离正常生活，产生与社会的脱离感也可成为恐惧感的来源。在生理上可表现为失眠、出汗、厌食；在心理方面可表现为恐怖不安；在认知方面有逃避或失去控制的行为。

4. 孤独　临终患者与其家属相互依赖、依恋的情形越重，家属在面临患者临终时产生的孤独感就越严重，尤其是性格内向，缺乏社会支持的家属。在生理上可表现为厌食、失眠、疲倦、消瘦；在心理上可表现为无用感、沮丧、抑郁、情绪低落；在认知上可表现为无法与人沟通，缺乏心理支持系统，社会互动减少。

5. 悲伤　悲伤是患者不能被治愈到患者死亡后一年甚至两年，家属往往沉浸在悲伤、自责、负罪中，觉得没能照顾好患者。在生理上可表现为头晕、哭泣、厌食、失眠、疲倦、动作迟缓等；在心理上由于预感患者的失去，家属表达出对预期丧失的悲伤心情，表现为郁闷、沮丧、自责自罪、悲观；在认知上可表现为注意力不集中、迟钝、幻觉等。

6. 绝望　如果临终患者承担着重要家庭角色，是家属生活、心理的主要支持时，面对患者的预期丧失，家属可产生绝望的心理。如中年丧夫、丧妻家属，绝望情绪更甚。生理上表现为厌食、消瘦；心理上表现为缺乏兴趣感、悲观、情绪低落、焦虑、无动力；认知上表现为记忆减退、社交退缩等。

二、心理护理措施

1. 重视需求、鼓励表达　关注并重视临终患者家属这个特殊人群，及时识别和满足他们的心理需求。积极与家属沟通，建立良好的信任关系，鼓励家属说出内心感受，给予情感表达和不良情绪宣泄的机会。

2. 提升信心、做好准备　面对亲人即将去世，家属常感无力、无助和不可控的危机，此时应保持和提升家属的信心和某种程度的控制感，帮助家属了解临终患者的病情，参与临终患者的日常照顾，协助家属了解亲人去世后相关事宜和有关的资源，做好相应的准备。

3. 指导照顾护理　指导家属对患者的生活进行照顾，耐心示范相关护理技术如鼻饲管及压疮、疼痛等护理，加强舒适照顾的知识与技巧，参与基本的生活照护（如移动患者、洗澡、如厕等）。减轻临终患者家属在照顾患者时的无助感及焦虑，使家属在生活照顾中获得心理慰藉。

4. 营造家庭温暖　在临终关怀病房环境中，尽可能维持日常的家庭生活，增加患者及家属的心理舒适感。对家属多关心体贴，帮助安排陪伴期间的生活，满足家属的生理需求，尤其是缺乏社会支持、年老的直接照顾者。

5. 进行死亡教育　适时开展死亡教育，帮助家属很好地理解死亡的价值和意义，正确接纳死亡。

第四节　中医心理治疗

心理治疗历来是中医治疗学的组成部分之一，长期的医疗实践不仅使中医心理治疗在理论上得到了丰富发展，而且总结了一套切实可行的具体方法。对于临终患者及家属，除现代心理疗法之外，中医常见的心理疗法不可忽视。

一、中医心理治疗含义

中医学认为，人是心神俱备、心神统一的整体。如《黄帝内经》中所说："血气已和，营卫已通，五脏已成，神气舍心，魂魄毕俱，乃成为人。"若"形与神俱，而尽终其天年，度百岁乃去"；若"精神内伤，身必败亡"；"得神者昌，失神者亡"；"五脏皆虚，神气皆去，形骸独居而终矣"。所以，无论是哪一科医生，善医者均应心身兼顾，即"凡治病必察其下，适其脉，观其志意，与其病也"。中医心理治疗的概念有广义、狭义之分。狭义的心理治疗主要是以"词"为基本手段，利用语言治疗疾病，解除病痛。言语开导便是典型的治法，其治疗方法如《灵枢·师传》所说"告之以其败，语之以其善，导之以其所便，开之以其所苦"。

中国的临终关怀起步虽较晚，却能很快地将这个医护模式及医学思想接受并加以消化、发展，表面上看似乎是个奇迹，但若探究中国的文化背景却不难发现，关怀和照顾临终患者的思想和实践，在神州大地有着相当悠久的历史和广阔基础。早在两千多年前的春秋战国时期，《周礼·地官》中就有记载："以保息六养万民，一日慈幼，二日养老……"这里的"养老"，不只是指对老年人的赡养，也包括对老年人临终之际的关心照顾。中国传统文化的一个显著特点，是儒、道、释三足鼎立，但它们哲学思想的根本，都围绕着人的生死大事。探讨中国传统的临终关怀思想，不能无视儒、道、释三种思想流派各自有关临终关怀的思想特征。早在两千年前，中国医学家就用望、闻、问、切四诊总结了一整套临终的征兆，如患者出现目暗睛迷、循衣摸床、撮空理线、撒手遗尿等现象的时候，均为"失神"，必将死亡。又有"假神"，则指精神由颓靡转良佳，言语转清亮，食欲好转，面色由晦暗而红赤，是谓"回光返照"，这时可诊为濒死，应及时告知家属准备后事，以示关怀。中医学主张治未病，不治已病。《史记·扁鹊仓公列传》载扁鹊见齐桓公有疾，几次劝医无效，最后见病入膏肓，便不辞而走；《宋史·庞安时传》载庞"为人治病……其不可为者，必实告之，不复为治"，均体现了类似今日临终关怀中不做无谓救治的思想。中医学中的临终关怀思想，更多地表现在医学伦理道德方面的著述中。医圣孙思邈在《备急千金要方》中说："若有疾厄来求救者，不得问其贵贱贫富，长幼妍媸，怨亲善友，华夷智愚，普同一等，皆如至亲之想。"这就确定了医护人员对包括临终患者在内的各类患者"普同一等，皆如至亲"。清代黄凯钧在《友渔斋医话》中则更提出"不轻忽临危患者""不厌恶秽患者"。所有这些，皆被视作"医家公德"。中医学在伦理道德方面的临终关怀思想，对今天从事临终关怀工作的医护人员，特别具有继承发扬的价值。

二、中医心理治疗原则

中医的心理治疗是以语言开导为主体，进行必要的辅以针灸、药物、手术等方法，或在其他疗法前、中、后辅之以心理治疗。中医心理治疗是影响心理为主体的一种积极的综合性治疗，主要表现为以下三点。

1. 注重个体的差异性　中医临床特点是辨证施治，注重天时节气、社会变更、地理环境、人际关系等对人的影响，特别是重视身心差异及个体当时的适应程度。

2. 注重七情致病和情态相胜治疗　中医学认为，七情内伤、五态过及等都是引起发病的重要因素，同时对疾病的发展有重要影响，对病情的好转或恶化有促进作用。情态相胜治疗是中医较为典型而系统的心理治疗方法，具有东方传统文化的特色。

NOTE

3. 注重调治的整体性 如上所述，中医学把个体看作是一个以脏腑经络为内在联系的有机整体，又受天时、地理和社会因素的影响，认识到"外感六淫"和"内伤七情"在发病上的意义。在诊断上形成以望、闻、问、切四诊为方法，在治疗上以辨证治疗为特点的整体观念，调治的整体性还表现在综合性治疗的措施上。

三、常见的中医心理治疗方法

1. 言语开导法 言语是医患之间交流的重要手段，可以促使患者明白其中之道理，发挥主观能动性而促进疾病痊愈，是一种基本的心理治疗方法。特别对某些恶性肿瘤患者刚获知疾病信息，无法接受，言语开导法比较适合。

言语开导的精辟论述源于《灵枢·师传》，该篇指出，在治疗疾病时，首先要"告之以其败"，向患者指出疾病的危害，使患者对所患疾病引起足够的重视。其次，应"语之以其善"，使患者与医者密切配合，讲解其疾病可能向好的趋势发展。第三，要"导之以其所便"，告诉患者进行调养及治疗的具体调理措施。第四，还应当"开之以其所苦"，解除患者消极的心理状态，给其一定的保证，使患者有精神依靠与战胜疾病的信心，同时安慰使之明晓道理。"数问其情，以从其意"，以减轻或消除其心理压力。针对具体情况教导一些养心调神祛疾愈病的方法，如气功吐纳等，从而达到改变患者精神状态及身体状况的目的。

"人之情，莫不恶死而乐生"（《灵枢·师传》），人们都有健康长寿的愿望，当其不明产生原因、后果及危害时，多会主动地寻求与医生的交流，以获得疾病与健康的相关知识。这就需要医护人员灵活运用语言开导治疗疾病。只要运用得当，则效若桴鼓。在临终阶段，许多患者都不满足于一般的打针吃药，常希望找一位同情心强且有耐心的医护人员交谈，倾吐内心的矛盾和痛苦，以求达到精神心理上的慰藉和鼓励，这在心理学上称为精神支持疗法。

2. 情志相胜心理疗法 情志相胜心理疗法的原理是：藏象五志论将人体归纳为五个体系，即肝木、心火、脾土、肺金、肾水，它们是依次相生的关系，同时也存在着金、木、土、水、火按顺序依次相胜，或者说相克，即依次制约的关系。它包括情志心理因素在内，悲属肺金、怒属肝木、思属脾土、恐属肾水、喜属心火。情志相胜心理疗法就是根据五行这种制约关系，用一种情志去纠正相应所胜的情志，有效地调节由这种情绪产生的疾病，从而达到治疗的目的。对于不少临终患者特别是恶性肿瘤患者而言，他们内心充满恐惧，心理上的不安及痛苦不亚于疾病本身，另外家属身心也饱受折磨。中医心身医学重视对心理和生理的预防及调摄，如五行音乐疗法通过五音阶中宫、商、角、徵、羽与人的五志（喜、怒、忧、思、恐等）有机结合起来，给患者相应音阶的音乐，可在一定程度上舒缓患者的痛苦，改善生活质量。

3. 暗示疗法 主要是用含蓄、间接的方式，对患者的心理状态产生影响，以诱导患者无形中接受医生的治疗意见，或产生某种信念，或改变其情绪和行为，甚或影响人体的生理功能，从而达到治疗疾病的目的。暗示一般多采用语言，也可用手势、表情，或用暗号及暗示性药物来进行。这种心理影响表现为使人按一定的行动方式，或接受一定的意见及信念。《素问·调经论》说："刺微奈何？岐伯曰：按摩勿释，出针视之，我将深之，适人必革，精气自伏，邪气散乱，无所休息，气泄腠理，真气乃相得。"此段叙述颇为具体，通过医者说我将要深刺，使患者集中注意力，从而提高针刺效果。其他如《素问·针解》也提到："必正其神者，欲瞻患者目制其神，令气易行也。"这种针刺时先从心理上调整使容易得气而获得较好疗

NOTE

效的方法，均是暗示疗法的适用实例。

4. 情志导引法　是针对心理失调，尤其是情绪障碍的一种气功，这种气功常有手部的配合动作，意念不是过强，有以经络穴位的按摩动作。《长沙马王堆医书·导引图》有患恨导引功，《备急千金要方·调气法》有"不烦"导引等记载。后者为彭祖导引法之一，情志导引法要在"不烦"的条件下，创造良好的心境，导引顺理郁结之气，通过调畅气机而治疗疾病。

"不烦"坐功分内、外功两大部分。先是外功，步骤依次是肢节按压、呼吸吐纳、手部动作、头部按摩、背手振足。然后内功，禅坐静观，运气从外至内，透达脑部；从上至下，引达阴部；又从下到上至头，再从头透过膻中、丹田直达脚底。意专思注，做到身由意控时，称为一通。从一通深入积累数通工夫，则"身体悦泽"，耳目聪明。

5. 从欲顺志法　从欲顺志是指要顺从患者的欲望、情志、情绪，包括满足患者必要的心身需求。因为人的一切活动都是为了满足其生理或心理的需求，如果正常的需求得不到满足，势必会影响人的情绪与行为，甚至影响正常的生理活动而导致疾病。本法就是针对患者意有不遂、所求不得的心理，通过满足其积虑甚久的意愿，达到消除患者心因、治愈疾病的目的。如张景岳说："以情患者，非情不解，其女子，必得愿遂而后可释。"《灵枢·师传》说："未有逆而能治之也，夫唯顺而矣……百姓人民，皆欲顺其志也。"对于此类患者，仅用针药治疗或劝说开导、强行压制等办法，是难以解除患者疾苦的，故当顺之。《素问·移精变气论》亦说："闭户塞牖，系之患者，数问其情，以从其意。"吴昆注曰："从，顺也。盖七情之病，有非针砭药石可愈者，故问其实情，以顺其意，则患者情态舒畅而得愈也。"《素问·举痛论》亦说："喜则气和志达。"但也应注意，顺从满足应当是必要的、合理的、客观条件允许的需求。对于临终患者，满足其临终前愿望就是从欲顺志法的体现。

6. 移情易性法　是一种以排遣情思、改易心志等为主要内容的心理疗法。移情，指分散患者的注意力，或改变环境、避免不良刺激，或改变内心指向而移至他人他物等。易性，指排除患者杂念，或改变其不正确的认识，或改变其不良习惯等。《续名医类案》指出，"矢志不遂之病，非排遣性情不可"，"投其所好以移之，则自愈"。因此，移情易性是中医心理治疗的主要方法之一。

移情易性疗法适用范围较广，具体方法也较多。如音乐、戏剧、舞蹈、琴、棋、书、画、养花、垂钓等，都有培养情趣、陶冶性情、寄托思想、调神去病的作用。但必须注意移情不是压抑感情，而是改变其指向性；易性也非不要个性，而是更易（改变）不良情绪而已。另外，在选择具体方法时，还必须注意周围环境，如烦躁失眠者不宜处于红色环境，避免噪声、危险画面和恶性刺激等。

对于临终患者的家属来说，患者去世后，转移自己的注意力，缓解悲伤情绪，运用此方法效果较好。

7. 其他疗法

（1）假借针药疗法　指假借针灸或药物配合言语诱导消除疾病的一些重要的心理因素。其实质属暗示疗法。

（2）改变环境疗法　因环境而使心理改变发患者，改变生活环境后会使患者好转。

（3）解除心因疗法　指对症治疗，"心病还需心药医"，弄清病因，消除患者的疑虑，让患者直面事实，心病可愈，比如杯弓蛇影的典故。

（4）气功吐纳疗法　气功疗法是自我有意识地松弛肌体、宁静思想、意守丹田、调整呼吸，以达到自我调整心理、生理活动，防治心身疾病的疗法。它是我国独特的一种综合性、传统性心理治疗，包括了西方心理治疗中许多的理论和方法。

【思考题】

1. 临终患者常见的心理问题有哪些？

2. 如何做好临终患者家属的心理护理？

3. 什么是尊严疗法？其特点和核心是什么？如何实施？

4. 案例分析：

患者李某，女，46岁，胃痛十余年，反复发作病情加重，一年前诊断为胃癌。此次再次入院，经检查发现癌肿已扩散至肝、结肠、直肠等处。腹部包块逐日增大，白细胞下降到 3.0×10^9/L 以下，患者不能进食，极度衰竭，目前靠输血、输液维持。患者不堪忍受病痛折磨，要求告诉真实病情，如不可治愈就放弃治疗，早日解脱病痛之苦。但告知实情之后，患者情绪低落，每日以泪洗面，而丈夫也难以接受现状而痛苦不堪。

请思考：

（1）该案例患者会出现哪些心理问题？护理人员应如何进行心理护理？

（2）结合临终关怀的护理伦理要求，对案例提出一些建议，并叙述如何对家属进行心理护理。

第七章　与临终患者及家属的沟通交流

在临终关怀服务工作中，学习和掌握与临终患者及家属的沟通交流是医护人员和团队其他成员的必修课。通过有效沟通，可取得临终患者及家属的信任，获得全面准确的信息，制订个体化支持疗护措施，满足其整体需求。

第一节　沟通与有效沟通

沟通是一门艺术，面对临终患者及其家属这一特殊人群的沟通交流，要求护理人员能够灵活运用语言和非语言的方式及其他不同的形式和方法达到有效的沟通。

一、概念与意义

（一）概念

1. 沟通　是信息发送者遵循一系列共同规则，凭借一定媒介将信息发给信息接受者，并通过反馈以达到理解的过程。

2. 人际沟通　是人际信息交流和传递，即人与人之间传递信息、沟通思想、交流情感的过程。

3. 临终关怀中的人际沟通　是指在临终关怀服务期间，临终关怀团队人员如医护人员与临终患者及家属等人之间信息交流或传递的过程。

（二）意义

良好的沟通，对于建立和谐的护理工作环境、发展良好的护患关系、满足临终患者及家属的需求、促进护患双方满意度，具有十分重要的意义。

1. 交流信息　通过沟通交流可以解读并获取他人的思想、情感和信息，促进需求的满足和愿望的达成。信息的全部表达 = 面部表情和身体姿态（55%）＋语调（38%）＋语言（7%）。

2. 建立信任　人际沟通能满足人们相互理解、相互尊重、相互信任和相互支持的需要。良好的沟通能促进医护之间、护患之间的和谐与信任，有助于提高医疗和护理质量，提升临终患者及家属的满意度。

3. 利于身心　良好的沟通可协调人际关系，形成和谐融洽、友爱温暖的氛围和环境，使人心情舒畅、自信心增强、身体舒适，起到治疗和辅助治疗的作用，提高临终患者及家属的生活质量。

4. 改变认知　通过沟通，分享相互的思想和感受，修正态度和改变不良认知，完善自我，

NOTE

树立正确的生死观和人生观。

二、有效沟通的标准与原则

有效沟通（effective communication）是指信息接收者获得的信息与信息发出者所要表达的信息一致。沟通的结果是使双方相互影响，并建立一定的关系。有效沟通以准确清晰、反馈修正为特征，以及时、充分和不失真为标准。

（一）标准

1. 及时 及时沟通是指沟通双方要在尽可能短的时间里进行沟通，并发生效用。

（1）传送及时 在信息传递过程中，尽量减少中间环节，避免信息过滤，使信息最快到达接收者手中。

（2）反馈及时 接收者接到信息后，应及时反馈，这有利于信息源修正信息。

（3）利用及时 信息具有较强的时效性，因而要求双方及时利用信息，避免信息过期无效。

2. 充分 信息充分要求信息源在发出信息时要全面、适量，既不能以偏概全，也不能过量，而应该适量充分。

3. 不失真 只有不失真的信息，才能充分反映信息源的意愿，接收者才能理解信息。按照不失真的信息采取行动，才能取得预期效果。失真的信息往往会对接收者产生误导。

（二）原则

美国著名的公共关系学家特里普、森特共同提出了有效沟通的"7C"原则：

1. 可依赖性（credibility） 沟通者之间要建立相互信任的关系。

2. 一致性（context） 又称为情境构架，沟通传播须与环境（物质的、社会的、心理的、时间的）相协调。

3. 内容的可接受性（context） 沟通的信息内容必须对接收者具有意义，能引起他们的兴趣，满足他们的需要。

4. 明确性（clarity） 信息的表达形式应该清洁明了，易于被人接受，所用的语言，应是双方共同认可的。

5. 渠道的多样性（channels） 选择能够充分提高沟通目的和效率的渠道。

6. 持续性与连贯性（continuity and consistency） 沟通是一个没有终点的过程，要达到渗透的目的，必须对信息进行重复，但在重复中不断补充新的内容，这是一个持续连贯的过程。

7. 被沟通者接受能力的差异性（capability of audience） 沟通时必须考虑被沟通者接受能力的差异（包括注意力、理解力、接受能力和行为能力等），采用不同的方式方法使其理解和接受。

第二节 与临终患者的沟通交流

由于临终患者的心理变化错综复杂，在对他们的关怀护理中需要运用恰当的沟通策略和技巧，帮助他们减轻身心的痛苦，摆脱死亡的恐惧，感受临终关怀团队的温暖关爱和热心支持。

一、沟通原则

1. 同理与尊重　通过换位思考，将心比心、设身处地的从临终患者角度出发，尊重和关爱患者，深入了解患者内心深处的需要，满足其需求和愿望的达成。

2. 真诚与信任　护理人员要真诚对待、真心关爱患者并建立起相互信任的关系，可促使患者内心真实思想、情感和意愿的表达。

3. 理解与守德　临终患者由于受到死亡的威胁和痛苦的折磨，情感脆弱敏感，情绪多变，心理承受能力差。因此，护理人员要理解患者、善待患者，遵守职业道德，在沟通中一定要避免在语言和情感上对临终患者造成伤害。

4. 观察与分析　患者进入临终阶段，因年龄、病情及心理个性等不同，会出现不同的状况和变化。护理人员应及时守护在患者的床边，仔细观察，深入沟通和认真分析，及时给予患者有力的支持和帮助。

5. 适宜与适度　选择临终患者愿意和喜欢接受的沟通方式和方法，以患者的感受为标准，注意距离和适度，最大限度地满足患者的意愿，减轻和解除患者的痛苦。

二、沟通内容

由于临终患者心理的特殊性，与之沟通的内容也与普通患者有所不同，主要包括以下六方面。

1. 死亡教育　临终患者心理痛苦的根源主要是对死亡的恐惧，因此，死亡教育应贯穿临终关怀护理全过程。

（1）"优死"教育　也称优逝，是指个体在临终阶段有尊严、无痛苦、舒适地走完人生的最后旅途，且家属的身心得到维护和增强，照顾者的角色能够顺利转换。"优死"教育源于死亡学，详见第五章死亡教育。

（2）树立正确的死亡观　生命存在的形式有多种，死亡只是生命表现形式的结束。通过死亡教育可以促使临终患者正确认识死亡的本质，帮助他们树立正确的死亡观，有助于清除或缓解临终患者对死亡的恐惧，也是临终患者完整理解生命和提高生命质量的重要途径。

（3）尊重信仰　对有宗教信仰和民族民俗活动的临终患者，凡属国家法律允许的，医护人员要尊重和保护，在条件许可时，应主动提供相应的服务。

2. 生命回顾　也称怀旧治疗、回顾治疗、记忆治疗和生命回忆等，即启发和帮助患者做生命的回顾，调节心理平衡。

（1）回忆成功　很多患者在临终阶段喜欢回忆自己以往的成功业绩，并愿把它告诉别人，希望得到别人的赞赏与肯定，产生一种死而无憾的感觉。

（2）回忆美好亲情　对以往生活中的美好回忆，如甜蜜的爱情、真诚的友谊、难忘的经历等，可使临终患者获得心理上的满足。

（3）回忆痛苦的经验　这与缅怀治疗衍生的激怒治疗相类似，虽然回忆可激发患者的怨恨与怒气，但宣泄以后，许多患者可释然并获得安宁。

3. 诠释人生　临终阶段是人生的结束时期，也是对人生总结和感悟的宝贵时期。临床上很多临终患者感悟到，年轻时为一些当时看来十分重大的事情、利益和地位而不择手段地追求是多么的不可思议。经过几十年的坎坷经历，许多患者在临终阶段大彻大悟，对名誉与地位、成功与失败、金钱与利益都有了更深刻的理解。通过对人生的回忆，患者可重新体验和挖掘生命的意义，总结人生经验，引发有价值的人生哲理。

4. 儿女亲情　在临终阶段，儿女亲情是临终患者心中最难以割舍的，也是最宝贵的。通过回忆亲情、谈论亲情、寻找亲情满足临终患者对亲情的需求，如许多临终患者会表达在去世前要见家人和好友，要求回家看看，或是要求在家人的陪伴下在温暖的家中去世。

5. 感兴趣的话题　由于每一位临终患者的文化水平、社会经历、宗教信仰及兴趣爱好不同，与他们谈论的话题也千差万别。护理人员要善于在沟通中发现患者感兴趣的话题，引导患者交谈，满足其心理需求，减轻其内心的痛苦。

6. 家庭会议　协调和开好临终患者的家庭会议（family conference）是临终关怀团队的一项重要工作。家庭会议的策划步骤和实施细则是一项很重要的临床技能，包括制定目标，选择合适地点、时间和人员。每个与会者站在各自角度都有机会提问发言且表达想法，大家通过沟通交流达成共识，以患者为中心，为患者制订出优选的个体化支持计划。在执行计划过程中根据需要可继续安排会议再进行沟通交流。

三、沟通策略与技巧

临终患者对沟通的对象、内容及形式都有着特殊的要求，为此，应选择恰当的沟通策略与技巧最大限度地满足临终患者的需要。

（一）沟通从爱心开始

步入临终期的患者遭受着身心灵的痛苦折磨，是人生最绝望、最痛苦、最无助的时刻，医护人员一定要真诚地献出爱心，正确运用同理心和共情才能在沟通交流中让患者感受到医护人员对他的重视、关爱和尊重，建立起信任关系，真正给予临终患者有效、有力和有益的帮助和支持。

1. 同理心的运用　同理心指站在对方立场思考问题的一种方式，是个体成熟和社会化的标志，是满足人的社会性生活方式的需要。运用同理心沟通交流能够将心比心，设身处地站在患者和家属的立场思考问题，认真倾听，不加入主观意见，接受、肯定和理解他们的真实感受，鼓励和引导患者情绪和需求的表达。

2. 共情的应用　共情指能体验他人精神世界犹如体验自身精神世界一样的能力，是人际交往中一种积极的态度和感觉能力，其核心是理解。

在临终关怀沟通中，共情是以患者为中心，注重人文关怀，是所有沟通的精髓。医护人员借助自身临终关怀专业知识和实践经验，通过患者的言行和经历，深入体验患者内心世界的情感和思维。利用适宜的沟通技巧，将其关心、理解和尊重传递给患者，减轻患者的心理压力，促使患者更多、更真实地表达自己的想法，暴露问题的根源，有助于医护人员更好地理解问题的实质，发现解决患者困境的方法。

共情表达的过程分五步：倾听，换位思考，信息整理，信息反馈和验证。注意事项：①换位思考，可增加共情的准确性；②善于观察，可捕捉患者表情、身体姿态和眼神等非语言表达，增加共情的真实性；③医护人员还要有娴熟的专业知识、丰富的词汇和准确适度的表达能力，可以将自己对患者的理解充分准确地反馈给患者并得到验证。

（二）按步骤实施

在临终关怀人际沟通中，医患之间要完成一次正式的沟通，一般需要 6 个步骤。

1. 充分准备　提前了解和评估患者的文化背景和身心状况，设定沟通目标，做好专业知识、心理和沟通能力的准备，提供安静不被打扰的环境。

2. 确认需求　通过有效提问、耐心倾听，及时确认临终患者的真实需求。

3. 阐述观点　用通俗易懂、简洁清晰的语言阐述观点，避免使用专业术语和冠冕堂皇的词语。

4. 处理异议　沟通时遇到异议，医护人员不要急于说服对方，而是通过同理心、共情及倾听等方法，了解他们的需求，理解他们的情绪反应和心理压力，进行换位思考，耐心解释。

5. 达成共识　通过有效沟通，达成一致共识目标，共同决策制订出有效的、个体化临终关怀服务方案，并感谢和鼓励患者和家属的努力。

6. 共同实施　调动患者积极性，发现问题及时沟通，引导患者参与临终关怀支持疗护实施的全过程。

（三）选择不同的对象与合适的时机

1. 选择患者最喜欢和最信赖的亲人和朋友参与沟通　会给临终患者提供精神上的支持和情感上的帮助，有助于临终患者诉说自己内心真实的想法，有利于调适和舒缓患者的心理。

2. 选择合适的时机　护理人员要根据患者自身的生理状况、心理感受、习惯、喜好及承受能力，找准时机，选择患者最乐于接受和最需要的时机进行沟通。并根据患者病情和反应控制好沟通时间。

（四）充分发挥语言的沟通能力

1. 口头语言　讲究语言表达的准确性、通俗性和简洁性。注意语气亲切委婉、语速缓慢、语调平和、吐字清晰。使用开放式谈话，引导患者说出感受，表达情感和宣泄情绪。

2. 书面沟通　是指通过书面文字的形式表达思想、传递信息、情感交流的互动过程。针对不能说话的临终患者是一种有效的方式。

（五）注重非语言沟通技巧

护理人员在与临终患者沟通过程中，不仅需要口头语言、书面语言和体态语言的沟通，而且还应恰当运用视觉、听觉、触觉等感觉器官与患者交流。

1. 目光　护理人员要善于从临终患者的目光中发现他们的心理需求和情感需要，也要让患者从护理人员的目光中得到关心、尊重、支持、鼓励和希望。在与临终患者交流时，两眼要注视患者，目光柔和，适当环视四周，但不要目光飘忽不定。要有适宜的凝视时间，但凝视过长会给对方造成不适。

2. 身体姿势　轻声柔步行至临终患者床旁，在距床头 30cm 处床旁椅上落座，前倾并握住患者的手。握手建议采用双手叠合 200% 的方式，力度适当并保持 3 分钟以上，让患者感到护理人员真诚的关爱和亲切的问候。

3. 面部表情　护理人员应意识到自己展现给临终患者表情的重要性，面部表情应自然亲切、真诚庄重。不能太悲伤，不宜在患者面前哀伤流泪。面部表情也不能轻松随便，这样会使患者感到对他漠视或没有同情心。

4. 触摸　是一种无声的语言，是与临终患者沟通的一种特殊而有效的方式。对临终患者，当任何语言已经不再有意义的时候，温暖的触摸却能把护理人员的关心传递给患者。触觉能直接感触患者，通过对其表面温度、软硬度、质感、运动变化及重量等要素的感觉判断，获得相关的信息。触觉的辨别能力比视觉真切，比听觉实在。在与临终患者的沟通中，触觉沟通可以单独使用，也可以配合语言使用。

触觉沟通的具体方法：①双手握住患者的手，做一些轻柔的按摩，或是抚摸患者的身体。②单手与患者的手轻轻相握，做一些缓慢的手指运动。③视情用手触摸患者的手臂。这种触摸或按摩不仅使患者感到实实在在的关心，而且也能分散患者的注意力，缓解疼痛。在触觉的沟通中，对临终患者手、身体运动和眼神信息的解码是相当重要的。要仔细体察患者心理和身体的每一个变化，理解其内在的含义，并及时做出反应。触觉的沟通可作为与临终患者沟通的一种常规方法。

5. 关注与倾听　是通过非语言行为表达的积极和肯定的情感。由于关注与倾听往往是自然的情感流露，能够更真实、深切地体现尊重与关怀的态度，因此关注与倾听是与临终患者沟通的重要方式。

（1）关注　是用目光、神态等非语言行为综合表达关切的行为方式。在临终关怀中，关注不仅告诉患者你与他同在，而且使你处在仔细倾听其忧虑、痛苦的位置上。

关注的技能，根据伊根总结的缩写词 SOLER 来概括。S：面对患者（squarely）。O：开放姿态（open）。L：身体不同程度的倾向患者（lean）。E：保持良好的目光接触（eye）。R：尽量地做到相对的放松自然（relaxed）。

（2）倾听　即积极、主动、全神贯注地聆听临终患者的诉说，并做出积极的反应和适时的沉默。临终患者通过诉说来寻求理解和宣泄内心痛苦时，需要有一位可信赖的并能理解他的人作为载体来接受。接受者的状态，直接影响临终患者诉说内容的深度和广度。倾听不仅能帮助患者减轻心理的压抑和痛苦，而且有利于护理人员对患者心理做深层次的了解。积极的倾听包括 4 个方面：①观察和觉察患者的非语言行为（身姿、表情、动作、语调）。②理解患者的言语信息。③联系患者过去所生活的社会环境。④留意患者表达中流露的可供利用的资源和需要接受挑战的地方。

第三节　与临终患者家属的沟通交流

临终患者家属在即将失去亲人和失去亲人后受到的痛苦折磨，以及由此带来的健康问题越来越受到人们的重视。通过与临终患者家属的有效沟通，可帮助患者家属正确认识疾病与死亡，缓解身心痛苦并平稳度过悲伤期。

一、沟通内容

1. 告知病情　临终患者病情严重危机时，患者家属迫切需要向医护人员了解病情及相关信息。医护人员应理解患者家属的心情，主动、耐心地介绍患者的病情、治疗措施及预后，让他们清楚患者的病情，做好心理准备，减轻紧张焦虑情绪，做好各种计划和安排。

2. 舒缓情绪　当患者病情恶化或病危时，家属常因担忧、害怕、焦虑而表现出急躁、不理性，此时护理人员更应沉着、冷静、耐心细致地做好解释，随时向家属汇报患者的病情，同时表达医护人员的重视和关心，取得患者家属的信任。鼓励家属将内心的痛苦和真实的想法说出来，必要时可以提供适当的场所，让其发泄心中的悲伤和情绪并给以安抚。

3. 满足需求　满足家属对临终患者的生理、心理、社会及灵性等全面整体照顾的护理需求，提高临终患者家属对护理工作的满意度，和谐护患关系。

4. 做好准备　家属得知亲人的死亡就要在眼前会感到很茫然，不知所措，或不相信，或表现得情绪很激动。此时，护理人员应给予积极支持和指导：首先应提醒家属通知希望能最后陪伴的亲属和朋友们及时赶到，不要给生者留下遗憾；指导家属做必要准备如寿衣、对患者有重要意义的物品、家属希望陪伴亲人的饰物或照片等。

5. 温暖道别　为临终患者创造安静舒适的环境，方便家属与濒死期患者做最后告别。鼓励家属有爱就要表达出来，给予临终患者最温暖的道别，如道谢、道爱、道情、道歉，抛却羞涩、鼓起勇气说出我爱你、谢谢你、对不起，对临终老人要感恩为家庭辛劳的付出及对子女无私的养育。使临终患者及家属不留遗憾，让临终患者安宁幸福地走完自己的人生。

二、沟通策略与技巧

护理人员在与临终患者家属沟通交流的过程中，要注意尽量缓解他们的心理压力、减少他们的心理创伤，利用沟通策略与技巧帮助他们渡过这个特殊的时期。

1. 设身处地，同理家属　医护人员要置身于家属所处位置，有效运用面部表情、身体姿态、语调、语言等信息表达方式让患者家属感受到对他们的尊重、理解、关爱、支持和帮助。

2. 深层沟通，建立信任　主动、认真聆听患者家属的想法、需求和愿望，进行深层次的沟通交流，分享感觉、判断和建议，得到患者家属的肯定和信赖，建立信任关系，共同决策护理服务计划，提高服务满意度。

3. 及时沟通，安慰支持　面对痛苦中的家属，护理人员应该主动关心安慰、及时沟通交流。让家属有时间抒发情绪和感受，接受并协助家属处理负面情绪和行为。针对家属的顾虑、担忧、悲伤和需求，让家属知道临终关怀团队人员将会给予支持和帮助。注重维护家属的身心健康。

4. 帮助指导，达成心愿　帮助家属正视现实，珍惜患者有限的时光，尽可能多的时间守候陪伴在临终患者的身边；随顺患者的心愿，达成最后的需求。家人给予临终患者的亲情支持，是任何感情所不能替代的，指导家属为患者进行生活照料和基础护理，如喂食、擦身、按摩等。即使患者进入昏睡状态，家属的陪伴、安抚和静坐，都会让患者感受到来自家人的关爱支持，没有被遗弃的孤独感。

第四节　病情告知

随着医学科学的发展和社会的进步，患者的知情权越来越受到尊重，病情告知的研讨越来越深入。医护人员应尊重患者权利，如实向患者及其家属告知病情，这是医护人员应尽的义务，更是法定责任，但具体实施要注意掌握原则、策略和方法。

NOTE

一、病情告知必要性

1. 病情告知（truth telling） 是指在医疗活动中，医务人员如实向患者或者患者家属介绍病情的过程。

传统观念认为，医务人员应对患者保守病情秘密，尤其是对患有不治之症的患者不能讲述真实病情，以免发生意外。但实践证明这种做法常会带来许多不利因素，首先是对患者长期隐瞒病情十分困难，在医学知识已有一定普及的社会里，患者可以从治疗方法、治疗周期和用药等治疗环节，有的还可以从亲属反常的表情、过度的关心及表面上掩饰的轻松等观察解读到自己真实的病情；其次是隐瞒病情，会降低患者及家属对医务人员的信任度。

2. 必要性 医学伦理与医疗法规，均认定医生有告知患者病情的义务，患者应享有充分的知情权，这也是现代医学伦理学中"尊重患者原则"的重要体现。在患者行使权利之前，医务人员应该为患者提供足够的准确信息，如疾病诊断的结论、治疗程序和目的、预后和不良反应及其他可供选择的方案等，并有责任帮助患者正确理解这些信息。

二、病情告知原则

中国对临终患者病情告知的原则，要求坚持医学人道主义原则、道德原则、自主原则、诚实原则、不伤害原则、保密原则和知情同意原则。

美国由癌症专家、全科医师、护理人员、社会学家和宗教人士组成的"多学科委员会"讨论并通过了一套"将坏消息告诉患者的原则"。

1. 应选择安静的环境，将诊断或预后告诉患者。

2. 与患者进行首次谈话之后，一定要留有足够的时间让患者思考并提问。

3. 要用简洁诚恳的语言，但又非过于直截了当地告诉患者真实的诊断。若有条件可给患者看一些有关该病的简介，并询问患者还想知道些什么。

4. 鼓励患者表达真实的感受。

5. 对患者应富有同情心地表达，讲话时应以同情和鼓励的眼神望着患者，并辅以体态动作传递同情和爱心。千万不要以电话的方式告知。选择适当场合，给予时间，允许家属表达紧张、震惊、悲痛的情绪及适当的情感发泄。

6. 安排 24 小时内进行第二次谈话。女患者如愿与女医护人员交谈，可由患者选择谈话人。医护人员此次谈话应比首次谈话更诚实。如系临终患者，应适当安排时间，便于料理遗嘱等私事。若患者沮丧落泪或大声哭叫，应表现出理解和忍让。

三、告知策略与技巧

病情告知是一个人性化、个体化和动态化的互动过程，体现了医务人员对患者及其家属的人文关怀。但具体实施困难，需要一定的告知策略和技巧。

（一）病情告知策略

1993 年，世界卫生组织提出了以下病情告知策略。

1. 制订计划 未告知病情前的患者往往很紧张，带有不确定感、焦虑。应清楚患者的诊断确定程度如何，应告诉患者哪些病情，应分几个阶段告知，每个阶段应告诉哪些情况，有哪些令人鼓舞的好消息，下一步还需做哪些检查及要做什么治疗等，以免告知过程中对患者的询问措手不及，影响患者的信任。

2. 留有余地　告知病情时应留有余地，让患者有一个逐步接受现实的机会。开始时可用一些含糊的如可能、好像、也许等言语委婉地打开话题，然后根据不同患者的反应及需要逐步深入。对疾病严重程度的交代，应相对淡化些，避免给患者过于肯定的结论，尤其预后不良的结论等。

3. 分多次告知　有研究显示，一次性将诊断、病因、治疗、预后等所有信息告诉患者，往往使患者只接受不利的信息而忽略有利的信息，使患者感到无望。因此，应分多次告知患者。

4. 给患者希望　在告知患者病情的同时，应尽可能给患者以鼓励和信心，以唤起他们对美好人生的寄托，坚定他们战胜病魔的信念。

5. 不欺骗患者　可以部分告知病情或不告知，但告知的事实必须是真实的，否则会损害患者的信任。

6. 给患者支持　告知过程中，应让患者有充分发泄情绪的机会，及时给患者以支持。

7. 保持接触　告知病情后，应与患者共同制订未来的生活计划及保持密切的、进一步的接触。

（二）病情告知技巧

1. 提前和家属沟通　我国《侵权责任法》规定，"不宜向患者说明的，应向患者的近亲属说明，并取得其书面同意"。根据我国的传统习惯，在向患者告知病情前，一定要先听取患者家属的意见。家属可以作为医护人员和患者之间的桥梁和纽带，起到铺垫、传递和调和的作用。

2. 把握告知的内容　在病情告知前，做好临终患者特质和意愿的评估，充分准备告知的内容：谁告知（who）？何时告知（when）？何地告知（where）？如何告知（how）？告知什么（what）？具体内容应注意根据患者的特质与反应来调整，做到因人而异，告知过程人性化和个体化。

3. 注意语言的艺术　使用语言交流中一定注意语气委婉和用词恰当，寻求患者容易理解和接受的人性化和艺术性的语言，如不太好、有点问题、不太满意等，有助于知晓患者对病情和"坏消息"的了解程度。不要盲目给予患者不切实际的安慰和承诺，如你放心、会治好的等。更不要说无能为力、无法医治、再也治不好了等对患者造成伤害的语言。始终要让患者坚信他没有被遗弃，一直有医护人员和家属在支持和关爱着他。

4. 有效运用非语言沟通方式　告知者应衣着简单、大方得体，表情放松，使患者感到舒适。交谈时，保持适当的个人距离，一般为一米左右，采取低于患者视平面的高度，认真倾听患者的谈话，并适当给予回应；始终保持眼神和目光的交流，根据情况使用点头、拉手、抚摸等动作，表示对患者的肯定和同情。在告知过程中，还要注意观察患者的面部表情变化，随时进行内容和节奏的调整。

5. 积极应对患者的怒气　当患者得知自己真实病情后难以控制而出现愤怒的情绪时，告知者决不能与患者争论和反驳，要与患者进行有效的沟通，同理患者的情绪，找到患者愤怒的根源，通过有效的支持和安慰，鼓励患者通过倾诉来排解心中的怒气。

1988 年，Annfaulkner 提出了在病情告知中，如何与患者进行沟通的一些技巧，并用简单明了的图表阐述这些技巧，具体实施如图 7 - 1 所示。

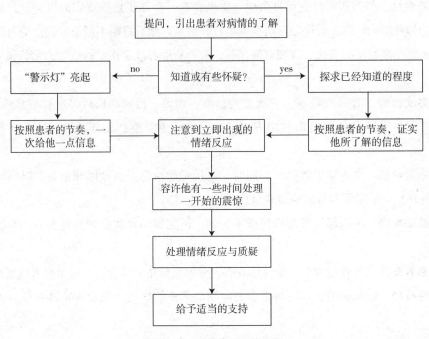

图 7 - 1　病情告知实施流程

四、病情告知模式与步骤

（一）病情告知模式

对于临终患者如何告知病情是一个棘手的问题。关于是否将病情告诉患者有 3 种模式。

1. 传统的隐瞒模式　将病情隐瞒不告诉患者。这种模式认为，不告诉患者病情可使患者免受心理冲击。有部分医务人员和患者家属赞同这一模式，也即所谓的"保护性医疗措施"。美国现在大部分人倾向于向患者公开病情。有关文献显示世界范围内隐瞒病情的做法正逐渐减少，告知诊断已成为一种趋势。许多研究发现大多数患者都想知道自身的病情，虽然多数患者被告知后，短时间内会出现负性情绪增多的现象，但过一段时间，患者对疾病会有良好的适应，减少了不确定感，缓解了焦虑。

2. 真情告知模式　将病情的全部有关信息告知患者。患者有权知道病情，医生有责任告知病情；大部分患者都想知道自己的病情，治疗应由患者来决定和选择。然而一些研究发现，并非所有患者都能承受患了不治之症的现实，有些人无法应对由此而带来的心理应激。

3. 选择告知模式　是目前比较公认的模式，即因人而异选择性地告知病情。每一位患者对告知病情的需求与应对能力是不同的，而且对病情的接受在时间上有一个过程，因此应该逐步告之。这样不但可以使患者更好地面对诊断与治疗，也有利于建立良好的医患关系，增加患者接受治疗的依从性。在决定要告知患者诊断时，医务人员应考虑选择适宜的告知时间和地点，注意告知病情的方式与策略，并对不同心理、性格和特点的患者采取不同的告知方式。

（二）病情告知步骤

美国德州 M. D. 安德森医院的 WalterBaile 博士提出，向临终患者传递"坏消息"的六个步骤，简称 SPIKES 模式，这个模式已经在很多医患沟通培训的实践中得到广泛应用。具体步骤如下：

1. S 代表设置（setting）　准备与患者面谈。在这一阶段，医师应该做好充分的准备，为患者提供一个相对不受打扰的交谈地点。让患者选择 1 名或 2 名家属陪同。

2. P 代表对疾病的认知（perceives）　探询患者对自己病情的认识以评估患者可能的感受。

3. I 代表邀请（invitation）　受到患者的"邀请"。虽然多数患者希望知道关于其疾病的所有信息，但是少数患者并不愿意。因为回避疾病的相关信息是患者的心理防卫机制之一，特别是当疾病进展时更为明显。因此，医师可能会担心向不愿知道实情的患者泄漏了真实病情。而当患者明确表达出"希望知道疾病相关信息"的愿望时，医师的这种担忧会减少。

4. K 代表知识（knowledge）　告诉患者相关知识及信息。在这一步要特别注意使用患者能够理解的语言，注意避免容易刺激到患者的语句，比如说"你无药可救了""我已经没什么可以帮你的了"等。尽量采用患者比较容易接受的语言，如"恶性肿瘤"比"癌症"似乎更能够让患者接受。

5. E 代表共情（empathy）　了解患者的情绪反应，并对患者的情绪进行适当的回应，从而安抚患者的情绪。患者认为医师是他们最重要的精神支持，而使用"移情"等方法对患者的情绪进行适当的回应是提供这种支持的最有力手段。

6. S 代表总结（summary）　适当地总结并制订今后的治疗计划和策略。先弄清楚患者的真实想法，为患者制订一个切实可行的治疗计划，这将为患者提供很大的安慰。

【思考题】

1. 与临终患者沟通的策略与技巧有哪些？

2. 与临终患者家属的沟通内容是什么？

3. 患者，男，68 岁。2010 年 8 月因声音嘶哑发现喉内占位，行半喉切除术，术后病理是鳞状细胞癌。2015 年 2 月因进食梗阻感，进行性加重伴咳痰带血 2 个月就诊，胃镜检查示食管下段鳞状细胞癌，胸 CT 示右肺门占位并纵隔淋巴结肿大，考虑右肺中心型肺癌并纵隔淋巴结转移，经手术及化疗一年后，病情逐渐加重并转移到骨。患者家属对于是否告诉患者病情很是纠结，请问医护人员应该怎样给予帮助和指导？

第八章   安宁疗护

自 20 世纪 60 年代桑德斯博士在英国建立第一所临终关怀护理院以来，临终关怀运动在世界的兴起和实践，催生并推动了安宁疗护的发展，满足了临终患者和家属多样化、多层次的健康服务需求，体现了医学的进步、社会的文明发展及对生命尊严和价值的重视。

第一节   概   述

安宁疗护是一种自愿接受的医疗护理服务，关注患者及其家属的生活质量和尊严，重视其生理、心理、社会和灵性的需求，帮助患者舒适、安详、有尊严离世而获得"优逝"。

一、命名与概念

1. 命名   关于安宁疗护（palliative care/hospice palliative care）的命名，在中国惯用名称有临终关怀、善终照顾、姑息治疗、姑息照护、安宁疗护、缓和医疗、舒缓疗护、宁养服务、善终服务等。2016 年我国政协教科文卫体委员会建议统一名称为"安宁疗护"。"安宁"即安宁疾病痛苦，"疗护"即疗护生命尊严。

2. 概念   2008 年世界卫生组织将安宁疗护定义为对治愈性治疗无反应的临终患者，给予积极和全面的照顾，以控制疼痛及有关症状为重点，并关注其心理、精神及社会需要，目标在于提高和改善患者及其家属的生活质量。2015 年对安宁疗护重新定义：是一种改善面临威胁生命疾病的患者及其家属的生活质量的方法，主要通过早期识别、评估和治疗疼痛及其他生理、心理、社会和灵性问题，预防和缓解他们的痛苦。

二、内涵与理念

1. 内涵   安宁疗护内涵包括：①缓解疼痛及其他痛苦症状。②肯定生命，但同时也认知临终是人生的正常历程。③既不加速也不延缓死亡的来临。④整合心理和精神层面的患者照护。⑤提供支持系统，协助患者尽可能以积极的态度生活，直到死亡自然来临。⑥协助家属能够面对患者的疾病过程及其哀伤历程。⑦提高患者及家属的生活质量，同时对整个疾病过程产生积极的影响。⑧安宁疗护在疾病的早期即可实施，并可与延长生命的化学治疗、放射治疗或是为了处理难解症状的临床治疗一起进行。⑨以整个医疗团队的合作来处理患者及其家属的需求。

2. "五全"理念

（1）全人   临终患者的护理不只是了解疾病或减轻身体的痛苦，还要综合考虑其所处的环境、希望、害怕、信仰等问题。全人照顾就是指身、心、灵的整体照顾，以提高生命质量与减轻痛苦为首要目标，而不是继续进行无效医疗来延长患者的痛苦。

（2）全家 患者生病死亡，其家属也必将经历一场灾难，因此，安宁疗护提供全家照顾，帮助家属学习照顾技巧，缓解患者痛苦。并协助一起面对亲人即将离去引发的悲伤，对患者家属进行有效的心理辅导。

（3）全程 安宁疗护的范围，包括从患者接受住院治疗、居家照护一直到患者死亡，还包括家属的哀伤辅导，让家属的创伤减至最低，最大限度减少并避免发生后遗症。

（4）全队 安宁疗护由一支训练有素的工作团队完成，成员包括医生、护理人员、营养师、心理师、药师、宗教师、社工及志愿者等。团队成员分工合作，共同照顾患者及家属。

（5）全社区 安宁疗护由起初的临床治疗照顾角色发展至社区照护，将安宁疗护概念推广至社区，使民众有正确认知并参与生命教育。建立社会化的安宁疗护体制，使患者不仅在医疗机构可获得安宁疗护，而且返回社会后在社区和家里都可得到不间断的持续照护。

三、安宁疗护与临终关怀的关系

安宁疗护译自英文的 palliative care，临终关怀译自英文的 hospice care。美国"医学主题词"索引中将 hospice care 描述为：对临终患者提供专业的支持性卫生保健服务，通过整体照护方法，在满足患者当前生理需求的同时，为患者及家属提供法律、经济、情感和精神上的支持咨询并对已故患者家属进行丧亲支持。与 WHO 对 palliative care 的定义与内涵相比，两者在服务理念和内容上有相同之处，也存在一定的区别。

1. 服务理念相同 安宁疗护和临终关怀均强调"五全"照护理念，以患者及家属作为照护中心，以需求为导向，把治愈目标转向控制症状、减轻痛苦的综合照护，不主张实施可能给患者增添痛苦或无意义的治疗或过度治疗，强调让患者平静、安宁、有尊严地善终。

2. 服务对象同中有异 临终关怀服务对象为患任何疾病的临终患者。不同国家依其医疗卫生政策不同，对临终关怀照护对象的预计生存期都有明确的要求。安宁疗护服务对象为患有不可治愈疾病的患者。安宁疗护对预期生存期没有严格的限制，从诊断为不可治愈疾病开始到生命垂危，都成为安宁疗护的服务对象。因此，安宁疗护贯穿进展性疾病始终，由前期的安宁疗护、患者临终阶段的临终关怀及患者死后对家属的哀伤辅导形成连续的照护统一体。

3. 不排斥根治性治疗 从患者诊断为不可治愈疾病时起，就不同程度地接受以根治为目的及以舒缓症状为目标的干预，并随着疾病的进展，以根治为目的的干预越来越少，以舒缓症状为主的干预性照护越来越多，至临终阶段转入临终关怀。

总之，安宁疗护是在临终关怀的基础上提出并发展起来的，两者在理论和实践上既有联系又有区别，其异同点与各国临终关怀特定的历史文化背景、相关政策等有关。安宁疗护起源于临终关怀，临终关怀可以看作是安宁疗护的一个分支或一部分；临终关怀是安宁疗护的一种方法，而安宁疗护不一定是临终关怀。

四、核心要素

根据安宁疗护的定义与内涵，美国国家共识项目（national consensus project，NCP）将安宁疗护的核心要素列为以下 10 个方面。

1. 服务对象   WHO 将安宁疗护定义为集中缓和照护患有危及生命疾病的任何年龄阶段的患者。基于此术语定义，提出安宁疗护服务对象具体为：①有先天性损伤，需要提供生命维持治疗和（或）需要长期护理者。②患有急性、严重危及生命疾病的患者，如严重创伤、白血病、急性脑卒中等，疾病本身及其治疗对生活状况造成明显的负担，并导致生活质量降低者。③患有慢性进行性疾病者，如周围血管性疾病、恶性肿瘤、慢性肾衰、肝功能衰竭、有显著功能障碍的脑卒中、进展性心脏病或肺疾病、神经退行性疾病、痴呆等。④承受其他创伤引起的慢性疾病患者和生活受限的伤痛患者。⑤身患严重疾病或绝症的患者，并且不可能恢复或稳定者，如临终老年痴呆症、恶性肿瘤临终或严重的致残性卒中、临终艾滋病等。

2. 以患者及家庭为中心   家属是为患者提供支持和与患者有重要关系的人，作为照护小组成员之一，可以是患者家属、未成年人或没有决策能力患者的代理人。应尊重每位患者及家属的独特性，并由患者及家属在医疗团队的决策支持和指导下共同制定护理计划。

3. 安宁疗护时间   理想的安宁疗护开始于"威胁生命"或"衰弱状态"诊断明确时，并延续至治愈或死亡及家庭的居丧期，临床上需要安宁疗护的大多为临终患者。

4. 全面照顾   安宁疗护采用一个多层面的评估，以确定并通过预防或缓解生理、心理、社会及精神上的不适来减轻痛苦。医护人员应定期帮助患者及家属了解病情变化及这些变化的含义，及时调整医疗照护目标。安宁疗护需要经过评估、诊断、计划、干预、监测等临床过程。

5. 跨学科团队   安宁疗护团队必须精通与患者相关的医疗护理服务，并扩大到基于服务需要的专业范围。包括来自于医学、护理学和社会工作的专业人士组成的核心小组，还包括心理医师、药剂师、护理人员助理和家庭服务员、营养师、语言治疗师、居丧协调员、宗教师，以及职业的、艺术的、戏剧的、音乐的和儿童生活治疗专家，个案经理，训练有素的志愿者等。

6. 注重减轻痛苦和沟通技巧   安宁疗护的主要目标是防止和减轻众多不同的疾病及伴随治疗带来的痛苦，包括疼痛和其他症状困扰。有效沟通技巧对于安宁疗护非常必要，沟通对象不仅是患者，而且还包括与患者和家属及其相关人员的沟通，内容主要有信息共享、积极倾听、确定预设目标、协助医疗决策等。

7. 临终及丧亲者的护理技巧   安宁疗护专家小组必须了解患者预后、濒死期的症状和体征，了解患者死亡前后相关的护理和患者及家属的支持需要，包括特定年龄的生理和心理综合征、正常和异常的悲痛等。

8. 护理的连续性设置   安宁疗护是所有医疗服务系统的整合，即医院门诊、急诊科、疗养院、家庭护理、社区及其他环境等，安宁疗护团队与这些机构的专业和非专业护理人员合作，以确保整个团队的服务模式和家庭护理环境之间的协调及安宁疗护的连续性，主动管理以防止危机的发生和不必要的转介。

9. 公平获得安宁疗护   安宁疗护团队应致力于使所有年龄阶段的患者人群、所有诊断类别、所有医疗机构，包括农村社区，不分民族、种族、性别取向及支付能力，平等地得到安宁疗护的权利。

10. 质量评价与改进   安宁疗护应致力于追求高品质的护理，确定需要实施、保持和发展有效质量评价和绩效改进计划。美国医学研究所确定了 6 个优质安宁疗护的宗旨：①及时性：

在正确的时间给正确的患者提供服务。②以患者为中心：以患者和家庭的目标及选择为基础。③有益和（或）有效性：治疗护理过程、治疗护理效果和结局对患者有明确的重要影响。④可行性及公平性：提供给所有需要的、能从中收益的人。⑤科学性：促进以循证为基础。⑥效率：目的在于满足患者的实际需要，不浪费资源。

五、服务模式

国外传统的安宁疗护模式包含住院疗护、居家疗护与日间疗护，其运作的方式为小组团队、院内病房或独立院所等。目前，我国安宁疗护服务模式以医院为主轴，以住院疗护模式为出发点向外发展安宁疗护。

（一）安宁疗护住院服务模式

1. 独立安宁疗护医院服务模式 大多属于英国模式，独立的安宁疗护医院硬件设施像家庭般温馨，病房如同家中卧室、家中客厅般的会客室、安静的祈祷室及美容院等。庭院设计可以让患者徜徉于大自然中享受生活的品质。独立安宁疗护医院所有的硬件设施、每日医疗服务内容、工作人员的训练，都是针对临终患者的特殊需要，使患者身处家中一般，甚至比家更美好的环境中度过余生。但也存在一些缺点，诸如需要昂贵的建筑经费及经营成本。

2. 医院安宁疗护病房服务模式 在综合性医院中划出一个病房单元，作为安宁疗护病房。其优点是容易设立，可利用现成的病房设备、现有的专业人员。缺点是受限于原有的硬件设施，不一定能满足临终患者的特殊需要，工作人员受限于整个医院的体制，有时也难以达到安宁疗护应有的要求，例如病床数与护理人员的编制等。

3. 医院安宁疗护小组服务模式 即在综合性医院中设立安宁疗护小组，以协助其他专业人员照顾散住在医院各病房的临终患者，包括安宁疗护专业人员的会诊、咨询、暂时集中疗护等，以满足临终患者的医护特殊需求。缺点是安宁疗护小组只有在病房的医护人员主动咨询时才提供协助，否则患者也不一定能得到安宁疗护。

（二）外展式安宁疗护的延伸服务模式

1. 居家疗护 对能回家且有家庭的患者而言，在急性症状控制稳定之后，宜转为居家安宁疗护，亦可延伸至护理院等，可大幅降低住院成本，且更贴近患者的需求。居家疗护需要家中至少有一人能陪伴患者身旁，专业人员定期随访，使患者能够安心住在家中，在最熟悉的环境中度过人生的最后时光。

2. 日间疗护 有些患者家属需要白天上班，患者无人陪伴，可在日间照顾中心接受安宁疗护，傍晚送患者返家休息，在家就寝，晚上家属下班后可与患者共进晚餐。

3. 门诊疗护 适合于通勤的安宁患者，经由门诊照护，患者除可接受专业团队咨询和安宁疗护外，亦能享受舒适居家环境。

4. 社区疗护 临终患者若无条件限制，多数期待回到原来居住的社区或家中过世，因为大多数患者希望在最熟悉的家中和有家人的陪伴时去世。所以更需要政府政策的引导，推行社区安宁疗护服务模式。

第二节　安宁疗护的伦理与法律

对临终患者实施安宁疗护，常常会涉及如何满足患者的基本需求、尊重患者的权利和尊严、患者家属在相关医疗决定中的角色和作用等伦理道德与法律问题。护理人员除具备专业知识与技能外，必须增强法律伦理意识，遵循护理伦理规范，尊重患者对生命的最大自主权，肯定患者的生命价值，确保患者的生命质量，这是实践护理伦理法律的最终目标。

一、伦理原则与规则

伦理原则是《护理人员伦理准则》的理论支柱，为护理人员解决安宁疗护中的伦理问题提供策略和方法，对护理行为和技术活动起规范指导作用。

1. 伦理原则

（1）尊重原则　尊重临终患者是医护人员无条件的伦理道德义务，是建立良好医患关系的必要条件。主要包括尊重临终患者的生命价值、人格尊严、知情同意权、自主权、个人隐私权、风俗习惯及文化背景等。尊重临终患者及家属的权利，坚持"知情同意"的原则，各种医疗护理决定须有临终患者及家属参与。当临终患者与家属对治疗和护理的意见不一致时，应坚持临终患者权利第一的原则。患者有权要求治疗，也有权拒绝治疗。患者在意识清醒、能够自己行使权利时，医护人员要尊重患者的选择。患者意识障碍，不能正确行使自己的权利时，可以按照患者的预嘱执行。

（2）关爱原则　关爱最能体现护理的本质和专业的核心价值，将关爱化为实际行动，是施益行善的具体体现。临终患者往往是极度痛苦，期盼救助。关爱是临终患者的一种心理期待，因此，对临终患者的关怀应是全方位、多角度，除了用必要的药物来缓解或解除其痛苦外，还要从生活上关怀、生理上关照、心理上疏导，用爱心去抚平患者的痛苦。在对待临终者家属的关怀中，医护人员应当给予同情、方便和帮助，给予必要的安抚和鼓励，指导家属参与护理。通过参与护理，不仅让患者得到家属的情感关怀，而且也使家属了解患者的心情，对患者的病情变化有充分的心理准备，在亲人离世前充分尽到道德义务，心理得到慰藉。

（3）不伤害原则　是把有利于患者健康的利益放在第一位。在临床实践中，要求尽可能为患者提供最佳救护措施。一是应遵行最优化原则。二是相对安全，副作用最小。三是患者痛苦最少，不受伤害。四是经济耗费最低。避免伤害的义务比为患者施益的义务更为严谨。不伤害原则并不是一个绝对的原则，而是一个相对的原则。提供患者医疗照护时，应做伤害和利益的评估，避免任何不适当及受伤害的风险。若医护人员有态度问题、临床能力不足或有任何不法行为，就是违反不伤害原则；各种医疗措施不免会有风险，造成患者的伤害，但在知情同意下，风险和伤害在合理范围内仍是合法与合乎道德的，这符合复式影响原则（the principle of double effect）或称双重后果原则。此外，若医护人员不顾及患者有医疗自主权，为达成行善原则而干预甚至违背患者的意愿，执行其认为对患者有益的医疗措施，会引发道德问题，以及行善与自主原则之间的冲突，称之为"医疗父权主义"（medical paternalism）。

（4）公平原则　患者虽千差万别，但在人格尊严上应是平等的。人人享有平等的生命健康权和医疗保健权，公平合理的享受医疗资源，护理人员所给予每一位患者的护理服务都应该体现公平、正义的关怀，即一视同仁对待每一位患者。坚持社会卫生资源公平公正分配的原则，在努力满足临终患者舒适的基本需求前提下，注意节约卫生资源，不应把安宁疗护服务作为营利的手段。在面对经济利益的诱惑，权力、权威的压力，可能导致违背患者利益行为时，护理人员要以勇气、胆识和知识，拒绝各式各样的贿赂，坚持以公平正义的原则协调和解决这些冲突，无论何时对每位患者都应该提供同样标准的护理照顾，最大限度保护患者的健康权益。

2. 伦理规则 是从伦理原则引申而来的四大规则，强调医护人员与患者之间的关系，并作为医护人员的道德规范。

（1）诚实规则 指医护人员有说实话及避免说谎或被欺骗的义务。诚实守信，用道德诚信保证在任何情况下没有虚假护理行为，这是基于对患者的尊重。背离诚实的行为会伤害护患信任关系，如临床上对临终患者使用安慰剂就是违反了诚实规则。

（2）隐私规则 指在私人生活的范围内拥有个人自由。维护患者隐私是尊重患者的表现。伦理规则中最强调维护患者信息隐私及身体隐私。由于治疗护理需要，患者常将不愿向家属透露的隐私告知医护人员，医护人员应对患者个人隐私资料做好保密。但有些隐私事件并非绝对的隐私，如开放性肺结核等传染病，必须向当地的卫生行政部门报告，以保护社会大众的安全。

（3）守密规则 医护人员有为患者保守秘密及隐私的义务，不可经由电脑或是教学因素而疏忽此项责任。此外，保守秘密也是医护人员与患者治疗关系的信赖基础，切忌把患者信息当作谈话资料传播。

（4）忠诚规则 是从自主、公平、行善和功利原则延伸而来，英文"fidelity"可认为忠诚及守信的意思，即诚心诚意地遵守承诺及恪尽职守。医护人员对患者有忠诚的义务，如维护患者隐私及保守秘密就是履行忠诚义务的表现。恪尽职守诠释的是责任，是指医护人员对其医疗护理行为及其后果的担当，是一种对行为及其后果的问责。

二、立法实践

关于安宁疗护的立法问题，各国都进行了有益的探索。纵观安宁疗护的发展，一般都经历了萌芽期、发展期、完善期等几个阶段，其中法律保障的建立是进入快速发展期的标志，并为尊重临终患者权利、保障社会安定及推动安宁疗护发展奠定基础。

（一）临终患者权利

临终患者权利是指患者在生命末期应该享有的基本权利和必须保障的利益。依法履行告知义务，尊重患者的自主决定权是依法行医的核心内容之一。根据我国医疗法律相关规定，临终患者应享有以下权利：①患者在接受临终照护过程中有权知晓病情和姑息治疗及护理的整个过程。②享有的医疗权利包括：获得姑息治疗和护理服务的权利；有自主选择医疗服务方式的权利；有自愿出院的权利；有转入其他医疗机构治疗的权利；有拒绝任何药物、检查、处理或治疗的权利，并有知晓相应后果的权利。③有人格尊严、民族风俗习惯得到尊重的权利。④获得权益保护知识的权利。⑤获得安宁疗护和临终关怀教育的权利。⑥免除社会责任的权利。

（二）尊严死

生命的尊严是安宁疗护的哲学基础与核心价值观，尊严死的出现就是人类对生命价值理解的升华和对生命保护力度的加强。

1. 概念　尊严死源于英文"death with dignity"，又称自然死，指对已无恢复希望的临终患者不再实施毫无意义的医疗措施来延长其生命，而是使其具有"人性尊严"地迎接自然死亡。尊严死强调的并非"求死"，而是一种死亡方式的选择权，是一种新的死亡观。尊严死并不倡导临终患者积极治疗，承认临终患者拒绝维生医疗的权利，有助于患者按照自身意愿更有尊严地、更安宁地接受死亡。

2. 立法　从民法角度而言，尊严死是人格权利的行使，体现了人格平等、人格自由和人格尊严等重要人格利益。患者即使身患严重伤病，即使处于生命末期也应享有独立的人格权利，有权按照自身的意志选择接受维生医疗延命或拒绝维生医疗以更有尊严地死亡，他人不得进行支配、干涉和控制。从宪法角度而言，尊严死是生命自主权的行使，可作为人权受到宪法保护。为此，个人如何去维系自己的生命，以何种方式来实现自己的生命价值，只要不违反国家的法律和社会公认的道德，国家和其他人都应当给予尊重，不得任意干涉或限制。因此，尊严死符合西医学伦理本质，具有法律的正当性。

尊严死是世界立法趋势，前提是生前预嘱设立，这是尊重患者对于生死问题的个人意愿，为患者制订决策、表达和传递这些意愿创建平台。1976 年，美国加州立法机关颁布第一部《自然死亡》或称为《生前预嘱》，生前预嘱便有了法律支持。随后，在美国 38 个州和哥伦比亚特区（截止到 2010 年）及加拿大、澳大利亚、新西兰、荷兰、新加坡等国家相继通过类似法律。这些法律规定了：①所有具有民事行为能力的成年人和心智成熟的成年人都可以签署生前预嘱。②已签署的生前预嘱具有法律效力。③签署者在任何时间都可以更改或取消之前签订的生前预嘱。④医护人员应遵守患者的生前预嘱。

1977 年，佛罗里达尊老协会创立了《五个愿望》的文件，该文件整合了生前预嘱及医疗委托书的优势，其内容包括：①当我自己不能做出决定时，我想委托谁来帮我决定。②在弥留之际或者意识丧失之时，我希望得到哪些治疗，不希望得到哪些治疗。③可以选择自己感到舒适的生活方式。④希望他人如何对待自己。⑤需要让家人知道哪些事情。《五个愿望》自创立以来备受欢迎，在美国各州已广泛使用。我国民间创立了"选择与尊严"网站，在大陆首次引入"生前预嘱"的概念，自 2013 年 6 月 10 日起，公民可以登录该网站，自愿填写"五个愿望"，并随时修改或撤销。

中国台湾是亚洲第一个立法赞成"自然死"的地区，2000 年颁布的《安宁缓和医疗条例》（具体见附录 3），建立了生前预嘱制度，取得法律保障。中国香港于 2006 年 8 月发表《医疗上的代作决定及预设医疗指示》报告书，旨在推广生前预嘱。为了进一步推进安宁疗护的发展，满足人民群众健康需求，国家卫生与计划生育委员会于 2017 年 2 月颁布了《安宁疗护中心基本标准（试行）》《安宁疗护中心管理规范（试行）》和《安宁疗护实践指南》，明确了安宁疗护中心的定位和功能；规定了安宁疗护中心的基本条件和要求，明确了在加强机构管理、质量管理、感染防控与安全管理及人员培训方面的管理规范；同时也明确了安宁疗护实践的理念、模式和主要内容；规定了诊疗护理要点、舒适照护要点，以及对患者及家属的心理支持和人文关怀等服务要求。文件的出台标志着我国安宁疗护进入了新的发展阶段，为完善安宁疗护的相关法律法规奠定了基础。

（三）安乐死

1. 概念 安乐死运动始于20世纪初，是西方宣传无痛苦死亡的群众性运动，标志着"优死"意识在民众中逐渐得到接受。目前医学、法学、伦理学等领域对于安乐死的理解和定义尚未统一，大致可分为两类：广义的安乐死指无痛苦，幸福的死亡，安详的离世；狭义的定义为结束得了不治之症患者痛苦的经历而实施的致死术。现在对安乐死的含义更加具体化，是指当前医学技术条件下不可救治的患者，在危重濒死的状态时，由于精神和躯体的极端痛苦，在自己或家属的要求下，经过医生的鉴定和法律的认可，用人道的方法使患者在无痛苦的状态下度过死亡阶段而结束生命的全过程。

2. 分类 安乐死通常按照执行方式分为主动安乐死和被动安乐死；按照患者的意愿方式分为自愿安乐死和非自愿安乐死。

（1）**主动安乐死和被动安乐死** 主动安乐死又称为积极安乐死，是指用药物或其他方法主动结束痛苦的生命，让其安然死亡。主动安乐死的实施方式主要有三种：患者决定并自行实施；患者决定，由他人（医生或家属）实施；由医生或代理人决定。被动安乐死又称消极安乐死，即对临终患者停止一切维持生命的治疗措施，让其自然地死去。

（2）**自愿安乐死和非自愿安乐死** 自愿安乐死是由患者自愿要求而实施的主动或被动安乐死。非自愿安乐死即在未经患者自愿要求安乐死或明确表示不接受安乐死的情况下，他人为患者实施安乐死。包括两种情况：①患者具备正确表达意愿的能力，未自愿要求安乐死或明确表示不接受安乐死，由他人决定并对其实施安乐死。②患者失去表达意愿的能力（如不可逆的昏迷患者等）或不具有正确表达意愿的能力（如重度精神病患者、儿童患者等），由他人决定对其实施安乐死。

3. 立法 目前，很少有安乐死立法的国家，1993年荷兰议会提出并通过了安乐死法令，2001年4月正式通过了法案，成为世界上第一个将安乐死合法化的国家。随后，比利时也相继将安乐死合法化，这些国家对实行安乐死都有非常严格的条件规定。德国、瑞士持宽松的态度，承认协助自杀，但对安乐死没有合法化。主动安乐死的法律于1996年在澳大利亚北岭地区生效，但1年后就废除了此项法案。在世界范围内关于安乐死的立法进展缓慢，有关立法的国家都是对被动安乐死的认可，对主动安乐死在法律上都遭到反对和禁止。

安乐死涉及人的生命，具有唯一性和不可逆性，如何确定安乐死的实施面临很多困难。安乐死是一个备受争议的话题，既有现代社会的正当性，又有担忧合法化引发的后果。在我国，对安乐死持谨慎态度，目前还没有立法，其原因有：与我国传统的生死观念及伦理道德相冲突；与医生治病救人职责相悖；在法学领域中存在着诸多争议，在我国的立法条件还很不成熟；可能引发一些社会问题，比如引起任意安乐死，甚至为自杀、他杀提供机会，为不愿赡养老人的子女打开方便之门等。

（四）尊严死与安乐死的区别

尊严死和安乐死虽然都是临终患者为摆脱痛苦而选择的方式，但两者在伦理道德上的冲击不同，法律基础不同，存在较大差异。

1. 性质不同 尊严死强调患者具有拒绝治疗的权利，使死亡回归到自然状态；安乐死是人为缩短患者的生命。

2. 目的不同　尊严死目的在于避免过度治疗给患者带来更多的痛苦，强调生命最后阶段患者的生存质量和死亡尊严；安乐死目的在于通过结束生命来逃避疾病带来的痛苦。

3. 实施方法不同　安乐死是采用一定手段加速临终患者的死亡；尊严死是放弃无效治疗的自然死亡，而非提供致死的手段和方法加速患者死亡。

4. 死亡时间不同　安乐死的患者死亡时间为预先设定，比较明确；尊严死的死亡时间是患者的自然死亡时间，具有不明确性。

三、常见的伦理与法律问题

（一）病情告知

病情告知强调医护人员有如实告知患者、家属或有关人员关于患者疾病的诊断、病情、治疗、风险及预后的责任与义务。病情告知可以使患者做出"知情"后的医疗决策，降低患者的不确定感及焦虑等情绪困扰，避免有被放弃的感受，也让临终患者有机会为自己的未来预做准备。同时可增加患者对医疗技术的信心，减少不必要的医疗资源浪费，维护及增进医患之间的信任关系，降低医疗争议。

1. 伦理困境　在安宁疗护中常常会遇到隐瞒病情，"善意的谎言"虽不违背有利及不伤害原则，但违反了尊重患者权利。临床上家属是最易成为告知患者病情的障碍者。常见的伦理困境：家属不同意告知患者真实病情该怎么办？有的家属隐瞒病情也可能是为了自身利益的考虑（如涉及遗产或其他利益等）；或担心患者陷入难以接受的痛苦。不知如何处理告知后患者的情绪反应？少数患者得知不好消息后会情绪崩溃、加重病情、丧失求生意志，或因此急乱投医，寻求偏方而造成伤害等。

2. 策略与方法　病情告知是尊重患者自主权的体现。医护人员及家属应尊重患者在治疗过程中的医疗自主权，保障患者生命尊严。病情告知是一种艺术，应选择适当时机、场所及方式，告知患者想知道的事实或回应他的疑问，最大程度减少患者的伤害，避免让患者陷于悲观和无奈之中。应掌握时机尽早告知实情，以免患者接受不恰当医疗而造成伤害与痛苦。病情告知的重点是先了解患者想知道什么又已知道什么、由谁告知、如何告知、应告知多少。告知的态度要真诚，语气要中肯和委婉，预留时间让患者提出问题，同时给予一些希望、生存意愿及心理情绪上的支持。每位患者都应得到合理且贴切适合的照护，家属坚持对患者隐瞒病情是不公平的，应向家属了解原因，建立正确的认知与态度，再说服其与患者共同参与决定医疗计划。应向临终患者适当解释病情并提供选择性治疗信息，让其在接受现实之后，能够自主选择医疗计划并为未来做好准备。病情告知是一个动态、连续又重复的过程，同时，也应注意文化差异。

（二）知情同意

知情同意的"知情"与"同意"两部分又被认为"知情决定"或"知情选择"，是基于保障患者自主权利，使其参与医疗决策过程。而知情同意的先决条件就是要做病情真相告知，患者或其代理人必须了解与医疗决定相关的信息后才能自愿做出决定。

1. 伦理困境　患者是否有能力理解及有能力做决定？提供信息的标准及范围如何？需要解释到何种程度患者才能了解？又如何确定是否"真正"或"完全"了解？

2. 策略与方法　知情同意是尊重患者的医疗自主权，促进患者对自身生命的掌控。有些患者为了家人的幸福做出不利于自身利益的决定；或是因医护人员常将医疗信息告知家属，导致患者自主权完全落在整个家庭，故应尽量避免。无论是家属还是医护人员，都应避免"父权主义"，对患者给予自认为较好的医疗决定，而不尊重患者的意愿。例如，子女为尽孝道，不顾患者意愿而坚持抢救，使患者身心受创，违背关爱原则及不伤害原则。临终患者知情同意的过程与生前预嘱相关，当患者清醒时，应详尽告知医疗信息，与其沟通医疗意愿，避免患者因接受无效医疗而致伤害。若为委托代理人签署同意书，应站在患者立场来做抉择。

（三）疼痛处理

伦理学家 Lisson 曾说过："疾病可以伤害肉体，而疼痛可以摧毁灵魂。"疼痛患者常承受着难以想象的身心灵的痛苦与煎熬，如能得到恰当的疼痛控制，才可使患者的临终生命过得有品质。

1. 伦理困境 医护人员可能受到患者及家属的影响，导致未能准确评估疼痛，如患者不愿如实表达疼痛的程度、家属低估患者的疼痛情形、患者及家属担心止痛药成瘾性和耐药性等问题。另外，关于使用安慰剂的问题及医护人员对疼痛处理的误区导致影响疼痛控制效果等。

2. 策略与方法 医护人员应掌握疼痛处理的知识、技能及处理态度，使患者得到合理的医疗照护，符合公平原则。在使用麻醉性止痛药物之前，需解释病情与药物相关信息，让患者在充分了解后，自我选择治疗方式。倘若患者在药物宣教后，仍害怕成瘾而拒绝服药，也应尊重患者意愿。护理人员在给药前须先做风险与利益评估，给药时应确认患者确实服用。除了应给予患者正确剂量的止痛剂之外，关怀照护行为如态度诚恳、热心、耐心与同理心等也同样重要，能让患者感到身心灵的舒适。另外，使用止痛剂时若发生治疗剂量不足或过多，或给予安慰剂欺骗患者，这是不正确的观念及治疗方式，有损患者对医护人员的信任，违背伦理原则。

（四）生前预嘱

生前预嘱（living will）是指人们事先，也就是在健康或意识清楚时签署的，说明在不可治愈的伤病末期或临终时要或不要哪种医疗护理的指示文件。1976 年 8 月，美国加州首先通过了《自然死亡法案》（Natural Death Act），允许不使用生命保障系统来延长不可治愈患者的临终过程，也就是允许患者依照自己的意愿自然死亡。此后，美国各州相继制订此种法律，以保障患者医疗自主的权利。这项法律允许成年患者完成一份叫作"生前预嘱"（Living Will）的法律文件。"预设医疗照护指示"（advance directions，AD）包括制订生前预嘱和指定代理委托人两个层面。"生前预嘱"意为生前就生效，不同于遗嘱（主要为遗产、财物等分配，在死亡后才生效），指患有不可治愈疾病的患者，趁自己能够做出决定之时，向医生、家人或朋友口头或书面表达在生命末期自己是否愿意接受治疗、接受何种治疗、何时放弃治疗等相关意愿。生前预嘱是一个以增进患者和家属对病情、治疗意愿及生命观和价值观的相互理解，以及解决临床决策为核心的教育过程，实施的前提是对临终和死亡开诚布公，使患者及家属正视死亡，做好生命的临终规划。生前预嘱为患者和医护人员提供了一个更利于互相交流的机会，使患者更有可能与医护人员和家属讨论自己的愿望；减少家属在长期照护过程中的情感消耗及身心负担；减少医患矛盾及不必要的医疗投入；还可以促进安宁疗护的发展，提高生命质量。

1. 伦理困境 医护人员对推行"生前预嘱"的认知程度如何？是否有足够的准备？针对避谈"死亡"文化，如何沟通？如何减少家属"抢救与不救"的矛盾心理与痛苦？是否由专业医护人员负责执行？患者在未能获得并确认"生前预嘱"医疗处置完整信息时签署"生前预嘱"及在无医护人员指导下签署"生前预嘱"文件应如何处理? 另外, 关于"生前预嘱"涉及的"自然死"与"仁慈杀害"的观念问题和合法性问题等。

2. 策略与方法 生前预嘱应以患者为中心, 讨论和签署生前预嘱的最好时机一定要"事先", 主要讨论患者的医疗照护、安置地点、相关经济与法律问题等。当患者意识清楚, 有决策能力时, 患者本人是这个过程的主体, 但同时也会考虑个人的社会关系及如何减轻他人负担等问题。因此在制订过程中, 主要照顾者、医护人员和相关法律人员也应参与其中。如果患者愿意, 其家属、朋友可以一起参与讨论。患者也可将其治疗目标及偏好以书面的方式陈述。在签署生前预嘱前应让患者获得病情告知, 医护人员应诚实地传达医疗信息, 让患者了解生前预嘱所包含的各项内容, 对其中提到的各种抢救措施和医疗护理内容给予专业的解释, 并且能清楚知道各种选择会导致什么后果等, 使患者在获知完整的信息之后, 为自己预立符合期待的医疗指示, 掌握自己的生命权。要强调患者本人的真实意愿, 而不应迁就其他人比如家属的想法, 同时, 应当非常清楚地把患者意愿明确告诉家属, 以免日后可能发生一些困惑、不同意见甚至纠纷。有决定能力的患者可以做出知情决定; 也可设立代理人, 当患者无法自主决策时可委托代理人为其做出决定, 代理人人选由患者自行指定。医护人员须具有良好的沟通技巧及充足的会谈时间, 才能充分评估及判断患者的"决定能力"。在治疗已不能为患者带来利益的情况下, 患者也自觉病情未见改善时, 医护人员应向家属表明不可一再隐瞒病情; 在医护人员反复沟通及心理支持下, 可引导临终患者在意识清醒时签署"生前预嘱", 接受安宁疗护计划。疾病和死亡是一件复杂的大事, 患者有权在任何时候改变过去做出的决定, 重新签署生前预嘱文件, 尤其要理解病重和临终状态做出的决定, 医护人员应协助与指导, 对已立"生前预嘱"的临终患者应多给予关怀与支持。

(五) 不予与撤除维生医疗

不予与撤除维生医疗 (withholding and withdrawing life – sustaining treatment) 是医护人员常面临的伦理困境, 也与医疗法律、道德及宗教等相关。维生医疗指用以维持临终患者生命征象但无治愈效果, 只能延长其濒死过程的医疗措施。不予与撤除维生医疗是指决定不给予维生医疗措施或开始治疗之后停止或没有持续给予无效的医疗干预。常见情况有"不予施行心肺复苏术 (CPR)", 即对临终、濒死或无生命征象的患者, 不进行气管内插管、体外心脏按压、急救药物注射、心脏电击、心肺人工调频、人工呼吸等标准急救程序或其他紧急救治行为。

1. 伦理困境 ①有决定能力的成年人放弃维生医疗是否被认为是自杀的行为? 医师尊重临终患者要求, 撤除已给予的维生医疗, 是否为协助自杀行为? ②不予与撤除维生医疗与安乐死有何不同? ③患者及家属不清楚安宁疗护的理念, 或对"不予急救"有误解; 子女为尽孝道不顾临终患者意愿坚持要求医师予以抢救。④不予或撤除人工营养和水分是安宁疗护中常遇到的伦理困境, 食物和水分是人类生存的基本需求, 提供营养和水分象征着对患者表达关爱与照顾, 可避免患者感受到"被放弃", 故放弃维生医疗是非常困难的, 尤其家属。另外, 担心"撤除"维生医疗遭到滥用, 如患者病情未到临终就被剥夺其生存权等。

2. 策略与方法 推行现代生死观教育, 让临终患者明白死亡和生命的意义, 克服对死亡的恐惧, 学习"准备死亡, 面对死亡, 接受死亡"。医护人员有责任学习"谈论死亡"的沟通技巧, 回应临终患者"我会不会死""我还能活多久"等问题, 充分利用机会解释安宁疗护, 尤其是"生前预嘱"的意义等, 重视临终患者的生活质量比延长生命更为重要。当临终患者已处于多器官衰竭时，通常不予急救。若此时应家属要求，为患者施行心肺复苏术或补充人工营养和水分，却只能维持短暂的生命，无法逆转病情、提高生命质量，则可被视为无效治疗。无效治疗是医疗资源的浪费，不符合公平正义原则。针对临终患者，经医疗评估确认病情无法恢复时，医护人员可依患者生前意愿，终止、撤除或不进行维持生命的治疗或人工营养，但是决定的过程很困难，必须充分和患者与家属沟通，在知情后做出抉择，才符合尊重自主原则。欲给予临终患者继续治疗，应该分析利弊，如维生插管治疗时，除了增加患者身体痛苦外，也需支付昂贵的费用，患者还可能因无法说话，不能与家人亲友话别、交代后事等。

（六）自动出院

自动出院（discharge against medical advice，discharge AMA 或 against advice discharge，AAD）的原意为"拒绝医疗建议而自动离院"，临床上常见于恶性肿瘤病房及安宁病房。临终患者自动出院的理由包括：临终患者不想接受急救的痛苦。在神志尚清醒时，往往会交代家属，"让我平安地走，不要再救我……""我要回家……"在中国，特别是临终老年患者都会有落地归根的传统思想，"寿终正寝"代表是好命，希望留一口气回到家中，以示善终。有些临终患者为了处理一些私人或家庭事宜，如交代未完成的心愿、处理财产问题等。也有可能与医疗环境、医护人员的照护满意度等有关。

1. 伦理困境　该由谁来决定自动出院？如是患者本人，在无法表达意见时又应如何处理？有些家属决定自动出院并选好日期及时间出院，是否符合伦理原则？在尚未离开医院前，患者发生心跳停止，是该急救或不予急救？

2. 策略与方法　自动出院是尊重临终患者的自主权、文化习俗、信念及价值观的体现，但也必须确认其合法性及正当性。出院前应先填妥自动出院意愿书。若临终患者已无自主能力，可由患者代理人（包括最亲近的家属）做出符合患者信仰及愿望的决定，医护人员要尽到保护责任。例如，家属若坚持要让患者在呼吸心跳停止前回家，需要为患者做一些必要的措施，如气管插管或使用相关药物；同时指导家属返家后如何拔除气管插管，以免伤害口腔与舌头；告知家属如何做好遗体护理，办理死亡证明书等问题。无论临终患者是基于何种理由选择自动出院，都应秉持社会公平、正义原则，公平地照护临终患者及家属，并且所有的护理行为应体现关爱。

第三节　中医药与安宁疗护

中医传统文化源远流长、博大精深。中医药疗法内容丰富、手段多样，在安宁疗护中发挥独特的优势与特色，具有很高的临床应用价值，可通过整合中医药资源，构建具有中医药特色的安宁疗护体系。

一、概述

中医学是自然科学的主体，与人文科学、社会相融合，并吸收古代哲学与儒家、道家、佛教等其他宗教的思想及生死观，对人体生老病死有着独特的理解及阐述。中医学的理论和经验与中国古代哲学，如阴阳理论、精气学说、气化学说相融合，揭示了生命的内涵。中医学的生

NOTE

活观念首先是"贵生",认为生命质量是最可贵的,注重生活、人与自然的和谐,这是一种"以人为本"的人文精神,完全符合安宁疗护的基本原则。

与传统的医疗模式相比,安宁疗护是重视生命质量、维护患者生命尊严及权利的全人照顾,因此对于终末期患者多进行非药物舒缓治疗,可使患者的身体舒适、情绪放松,也可以通过传统的医疗手段,如针灸推拿来减轻患者的疼痛、水肿等症状,舒缓患者的身心。因此在进行安宁疗护时,基于患者对中医药的认可与信赖,可将安宁疗护与中医药结合,使疗护方式更加具体化、人文化,使临终患者更容易接受安宁疗护。

二、中医理论在安宁疗护中的运用

1. 整体观　中医学认为作为独立于人的精神意识之外的客观存在的"天"与作为具有精神意识主体的"人"有着统一的本原、属性、结构和规律。人体的各脏腑经络是有机联系的,通过这种联系可以将人体联系成一个统一的整体,这个整体以五脏为中心,通过经络将各脏腑、孔窍及皮毛、筋肉、骨骼等组织联系在一起。

2. 辨证论治　运用望、闻、问、切四诊合参的诊断方法,将收集到的患者信息即症状、体征及病史等有关情况,进行分析、综合,辨明病理变化的性质和部位,判断为何种性质的"证候",这个过程就是"辨证"。

3. 自然观　中医学以阴阳五行为指导,认为整个宇宙都是由形和气两种基本物质形态构成,每一具体的物体,都是形与气相互转化而成。阴阳、时间空间、物质元素、离合运动等阴阳五行形气学说,表述了宇宙乃至人体物质运动的基本形式,亦是万物之间辩证统一关系之所在。

三、中医药在安宁疗护中的应用

对于终末期的患者,进行非药物的舒缓治疗是优选的措施。历代医家在中医学理论的指导下,在长期的临床实践中,总结出了多种有效的治疗方法,而这些方法和现代医学对症治疗相结合,相得益彰,它们可以被用来作为终末期患者有效的疗护措施。

1. 中医特色的疗护方法　如中草药、食用药膳、刮痧法、敷贴和按压法、针灸疗法、推拿按摩疗法、松弛意念疗法及气功疗法等,都可以减轻终末期患者出现的如疼痛、恶心、呕吐、失眠、水肿、骨骼僵硬等不适症状,促进终末期患者的舒适度,改善患者临终阶段的生活质量及状态。

2. 中医情志疗法　在进行安宁疗护方面也突出了自身的特色,通过改善患者面对疾病时的情志变化来调节脏腑气机,通过对负性情绪的合理释放,使患者在情志方面趋向平和,从而提高心理自我防御机制,进而患者更易面对死亡,更易接受安宁疗护。具有中医特色的成熟心理疗护方法,具体包括:劝说开导疗法、疏导宣泄疗法、移情易性疗法、顺情从欲疗法、激情刺激疗法、暗示疗法、自我调节疗法等,通过改善患者的情绪行为来影响机体。终末期患者面对生命即将结束时会出现孤独、痛苦甚至绝望,通过中医情志的疗护,可以帮助患者消除内心的冲突,安宁地走完人生的道路。

3. 五音疗法(角、徵、宫、商、羽)、五志相胜疗法(怒、喜、思、悲、恐)　都是基于中医理论来改善患者生命最后阶段的生命质量。魂伤者,魂舍于肝,肝属木,其志为怒,金克木，故选用悲切之金商音治疗，如《黄河大合唱》；神伤者，神舍于心，心属火，其志为喜，水克火，故选用恐惧之水羽音治疗，如《汉宫秋月》；意伤者，意舍于脾，脾属土，其志为思，木克土，故选用木角音治疗，如《蓝色多瑙河》；魄伤者，魄舍于肺，肺属金，其志为悲，火克金，故选用火徵音治疗，如《百鸟朝凤》；志伤者，志舍于肾，肾属水，其志为恐，土克水，故选用土宫音治疗，如《闲居吟》。

4. 健康宣教　以中医特色的哲学、伦理理论为主，结合安宁疗护的相关知识，给予患者具有中医特色的健康宣教，帮助患者控制症状，抚慰心灵，积极面对人生，正视死亡，让患者完成心愿安然逝去，辅导家属顺利度过哀伤期，重新展开自己的人生。

中医药文化博大精深，将其运用到安宁疗护中，更加丰富了安宁疗护的内容，不仅可以帮助患者，还可以帮助家属正视临终阶段所面临的问题，使他们了解让患者更舒适、更有尊严、不带遗憾的、安详地走完人生是对患者生命最大的尊重。

四、补充替代医学疗法在安宁疗护中的应用

（一）补充替代医学的概念

补充替代医学（complementary and alternative medicine，CAM）是指主流医学之外的一组医疗健康照顾体系、实践及其相关产业，是安全有效的医学实践。它包括替代医学系统、精神意念疗法、生物学基础疗法、机体调整疗法和能量疗法等几大类。补充替代医学疗法作为一种非主流干预疗法，目前已成为主流医学的重要补充体系。

补充替代医学疗法应用的人群多为不希望采取西医治疗或西医治疗效果不佳的患者。目前，应用范围越来越广泛，人数越来越多，除了应用在终末期患者的临终关怀上，还可以应用于腰背和颈部疾病、绝经和妊娠相关疾病、风湿病、胃肠疾病、精神与神经疾病等多种疾病治疗中。

（二）补充替代医学的实践

对于临终患者，通过自然疗法、身体和意念疗法及传统医学疗法等补充替代医学疗法实践，可改善患者身心的不适症状，提高患者的生活质量，同时也降低了医疗费用。

1. 自然疗法　指与人类生活有直接关系的物质与方法，如食物、空气、水、阳光、中草药、维生素、体操、睡眠及休息等一系列来源于自然物质的使用，以及如希望、信仰等精神因素的使用，均有助于保持和恢复健康。

①中草药应用：中国是世界上使用中草药最早、历史最古老、发展最完善的国家。中草药在临终患者的症状控制及身心调节方面发挥了重要的作用。中草药的神奇作用也开始受到国外民众的青睐，成为西方主流医学之外的重要补充替代部分。

②五感疗法：是东方传统文化与现代西方文明的融合，集中体现了自然疗法的内涵与灵魂。五感疗法即通过人体五大感官功能：视觉、嗅觉、触觉、听觉、味觉的感知来达到一种身、心、灵合一的疗法，对终末期患者出现的疼痛、焦虑、紧张等有很好的改善作用。如通过制作花草茶让患者在味觉上感受不一样的味道，不断地刺激味蕾，从而改善疲劳、焦虑的情绪。

③色彩疗法：色彩沟通着人的外表与内心，任何颜色对人的内心都会产生一定的影响。如白色光有安抚的作用，可以一定程度上减轻临终患者的疼痛；紫色光可以减轻疼痛及僵硬感；

绿色光是一种向上的颜色，给人宁静的感觉，除了可以解除眼睛疲劳外还可以消除紧张；蓝色光因为蓝色有催眠的作用，可以明显减少患者烦躁易怒的情绪。

④芳香气味疗法：不同的气味会影响临终患者的情绪，利用天然植物芳香之气结合中药本身所具有的治愈能力，配合特殊的按摩方法，经由嗅觉器官和皮肤的吸收达神经系统，使身心获得舒解。对于临终患者而言，身体上都会伴有疼痛、恶心、呕吐、失眠、便秘、恐惧等症状，通过芳香气味疗法，可以减少某些类型肿瘤常规治疗的毒副作用引起的身体不适症状，从而促进舒适。

⑤抚摸疗法：通过双手有规律的、有次序的、轻柔温和的抚摸患者的肌肤，可以减少临终患者的焦虑和恐惧，可由护理人员进行，特别鼓励家属进行操作，让患者感受到爱的滋润，达到安宁舒缓的状态。

2. 身体和意念疗法　注重大脑、意念、身体和行为的交互作用，将注意力集中在一起，通过专注的意念来影响身体功能，促进身体的放松和舒适。

（1）引导想象和沉思引导想象　是一种可以产生巨大作用的简单的心身干预手段，通过引导患者想象在一个平静而特殊的场合，如想象自己轻松地在安静的林中散步，累了可以坐在或者躺在柔软的草地上，听着鸟叫，闻着花香，消除多日的紧张，使心态平和，靠精神力量促进机体痊愈、维护健康。指导患者利用每种感觉如嗅觉、触觉和味觉等，通过机体所有感觉进行内部交流的方式使全身放松，建立躯体与精神的联系。而沉思是人们集中注意力在做某一件事时的代谢改变，如集中精力背单词、短语或有意注意肌肉活动能降低血压、代谢和呼吸频率，可让患者思考某一个问题甚至一个词语，重复练习，可使其陷入沉思中。

（2）深呼吸训练　深呼吸训练，尤其是腹式呼吸讲求深度及效率，能帮助临终患者缓解紧张、放松情绪、舒缓压力、释放焦虑，改善肺和呼吸肌功能，提高气体交换效率。具体做法：患者取卧位或坐位，呼吸时腹部放松，经鼻缓慢深吸气，吸气时意念将空气吸入腹部；呼气时缩唇缓慢吹出，增加腹内压，促进横膈上抬，尽量将气呼出。

（3）催眠疗法　催眠疗法是心理治疗的一种。是心理医师运用言语或动作等诱导，对患者实施放松训练，使之逐渐进入似睡非睡的催眠状态。在催眠状态下，可以使患者神态安详，心绪宁静，全身放松，进一步接受心理医师良性的语言暗示和治疗。具体实施要求环境安静，光线暗淡，患者全身放松，舒适平躺，集中注意力，不受外界干扰，专心听从心理医师的指导，使自己和心理医师的思维同步进行，完全处于不加思考的被动接受状态，随指令放松，尽情地展开丰富的想象，慢慢安静下来，在非常放松、轻松和舒适的情境中接受治疗。把抑郁、焦虑、紧张等负性意念及痛苦的经历清除掉，用满足、沉着、胜任、和谐等积极的"正性意念"调整自身的心理及生理活动，改善情绪，增强机体的免疫与修复功能。

3. 传统医学疗法　治疗方法来源于一些国家本土的理念、信仰和经验。如传统的中医特色疗法，通过针灸、推拿、按摩、耳穴、火罐、刮痧、熏洗、穴位埋线、艾灸、磁疗法等疗法改善临终患者身体上出现的不适和痛苦症状，缓解心理上出现的问题和不良情绪，提高临终患者的生活质量及生命状态。

第四节　灵性照护

国际护理伦理准则认为灵性照护是护理的一部分，国际护士教育指南也认为灵性照护是护理教育的一部分。心理学家马斯洛在晚年修改了他的著名人类心理需求层次理论，指出："在自我实现的最高级需要之上，其实人类还有一个需要，这个需要涉及灵性层面，它属于自我挑战和自我超越的需要。"当患者面临威胁生命的疾病时会经历身心的痛苦，灵性需求明显增加。灵性照护在改变临终患者的认知、重建生命意义和提高生活质量等方面都起到了积极的作用。

一、概述

（一）概念

1. 灵性（spirituality）　来源于拉丁文"spiritus"，有呼吸之意，通常被赋予生命之气，有使生命更加充沛蓬勃的意思。1998 年世界卫生组织（WHO）将灵性健康增加为健康的组成部分之一，提出要重视并提供患者身体、心理、灵性与社会文化层面的照顾。灵性是人类内在的本质，它存在于所有的个体中，超越物质。关于灵性的定义，学术界一直存在很大的争议，缺乏统一清晰的概念。护理学者认为：由于文化的多样性、喜好的个性化和个体心理精神的差异导致灵性定义的多样性。美国国家癌症研究所（National Cancer Institute）将灵性的概念界定为"个人对平和、目标、与他人之间联系的自我意识和有关人生意义的信念"。美国心理学家威廉·詹姆斯（William James，1842—1910）对灵性的定义：灵性是人类超越自身的过程。对于信仰上帝的人，灵性是他们与上帝关系的体验；对于人道主义者来说，灵性是与他人相处的自我超越体验；对某些人它可能是与自然或宇宙和谐或统一的体验。詹姆斯认为灵性概念的核心是个人超越自身的"体验"。

每个人都有灵性，灵有精神、心灵之意，指高层的思想活动，灵性由生命意义感、超越性体验、爱与同情心、生活趣味感和社会归属感五个维度构成，追求的方式是在天、人、物、我的共融中不断地整合和超越自己。是一种生命达成的感觉，是社会与自己的价值和信念、生命的圆满、安适的重要因子，是一种至高无上的力量，透过灵性互动获得有意义的人生。目标是关于个人生命意义和价值的平安之感受。

2. 灵性痛苦（spiritual distress）　北美护理诊断协会（North American Nursing Diagnosis Association，NANDA）定义为：一个人生活的主要原则被打破；而这原则贯穿其一生，并支配着他的身体与精神社会本能。简单说就是：一个人遭逢变故，让他惊觉到原本深信不疑、从未质疑过的事情或道理，现在已经不再是"真理"了，并因此产生"我的世界垮了""我不知道还能相信什么了"的痛苦感觉。有研究表明，绝大部分晚期肿瘤患者在生病和死亡过程中都表现有灵性痛苦，而"希望能够完成过去未能完成的心愿"是导致晚期肿瘤患者"灵性痛苦"的主要内容。

3. 灵性照护（spiritual care）　是护理人员通过评估患者的灵性需求/困扰后，作用于患者的信念、信仰、价值观及与他人的联系等维度来帮助其寻求生命存在的意义和获得精神安宁舒适的护理方式或活动。灵性照护的目标是：①培养整全性，进行生命统整和人格统整。②促进人际间的连接，培养"爱与被爱的能力"，与他人建立并维持和谐的关系。③增进个人对生命意义的探索。灵性照护的工作方法即护理程序：进行灵性评估、诊断、计划、实施和评价。灵性照护实施的四个过程：理解灵性内涵→找出灵性困扰→给予灵性关怀→获得灵性平安。

（二）目的和意义

临终患者面临不可逆转的死亡过程，身体上恢复健康没有希望，但是在灵性层面，却可以有峰回路转的生机，有获得进一步升华的可能。杨可平博士对此做过如下论述：死亡的事实凸显了生命意义的重要性。人在临终前大多渴望体会此生的价值和充实感，若能找到其生命的意义，则多能"死而无憾"地获得灵性平安（spiritual well - being）。

灵性是真我、自我认同、内在核心及圆满人生的一部分，是人性的最高层面，有了灵性才有了完整的人性。健康的灵性可以让个人生活更加圆满、更有意义。对生命意义的追寻，是个人灵性的成长，因此灵性所代表的意义是生命的意义。灵性照护可以帮助临终患者在面对生存和死亡挑战时，对人生的意义和价值进行理性思考，通过促进理性与情感、精神与肉体的对话，激发自我肯定、自我价值及希望与存在意义的信念，获得爱与自尊、平安与舒适、希望与心愿的达成，使个体在精神上得到安顿与慰藉，保持良好的心理社会适应，最后了无遗憾、圆满地走向人生终点。

（三）临终患者的灵性需求

灵性需求（spiritual needs）是指无论是否有宗教信仰的个人寻找人生意义、目标和价值观的需求及期望，这种需求可以与宗教相关，但即使无宗教信仰或者非宗教群体的个人也具有赋予生命意义和目标的信念。

1. 寻找意义的需求　通过回顾，探索生命的意义和价值，希望重新诠释生活，把握每一天的生命价值，有意义地度过每一天。

2. 爱与宽恕的需求　需要亲人朋友爱的陪伴和支持，需要与人交流，倾诉自己的情感。希望宽容与宽恕，重建及修复关系，若心怀怨恨，就无法达到心灵平安。

3. 希望与实现的需求　希望缓解身心痛苦获得平静与舒适，希望关爱尊重获得重视与尊严，希望实现自我目标，达成圆满心愿。

4. 宗教信仰的需求　宗教信仰可帮助临终患者坦然面对自己的生命与生活，化解生存愿望和死亡现实的对立紧张状态，克服现实生活中的种种困惑与焦虑，得到永生与解脱，使有限的生命达到无限的意义。

库伯勒·罗斯把临终患者的灵性需求归纳为：寻找生命的意义、自我实现、希望与创造、信念与信任、平安与舒适、祈祷获得支持、爱与宽恕等。

台湾卫生机构《安宁住院疗护标准作业参考指引》（2000）之《安宁疗护灵性需求评估及辅导计划》中，借着灵性上的助力与灵性上的困扰进行灵性需求的评估，具体内容见表8 - 1

表 8 - 1　台湾安宁疗护灵性需求评估

灵性上的助力（strength）	灵性上的困扰（distress）
1. 生命有意义与价值	1. 生命无意义无价值
2. 痛苦有意义	2. 痛苦无意义
3. 死亡有意义	3. 恐惧死亡

续表

灵性上的助力（strength）	灵性上的困扰（distress）
4. 相信死后有生命	4. 无助
5. 认	5. 无希望、绝望
6. 安详/平安	6. 怨天
7. 有希望	7. 尤人
8. 能宽恕及被宽恕	8. 忧郁
9. 冲突化解与和好	9. 罪恶感
10. 接受生命的限度	10. 不甘心
11. 其他	11. 不放心
	12. 愤怒
	13. 麻木
	14. 孤立隔绝
	15. 恩怨未化解
	16. 不能宽恕
	17. 自怜
	18. 自杀意图
	19. 其他

（四）灵性与心理和宗教的关系

1. 灵性与心理 灵性在一定层面上与心理存在着相通和交融，但灵性不同于心理。心理是心理现象和心理活动的体现，偏重于个人感受、心得体会，而灵性是主观的经验，是个人内在力量的源泉，也是个人生存的意义，更偏重于个人的灵魂安适，也包括宗教信仰等。灵性照护可帮助临终患者在最后时期实现更有意义的人生，其所能达到的作用也高于心理层面。

2. 灵性与宗教 灵性与宗教是两个不同的概念，宗教主要的特点为相信现实世界之外存在超自然神秘力量，该神秘力量统摄万物，而拥有绝对权威、主宰自然进化、决定人世命运从而使人对此产生敬畏及崇拜。而灵性则是一个人内在资源所在，它引导人的思想、言语、行为，深远地影响着一个人所有层面，如身体、心理及社会中的表现等。有无宗教信仰的个人都具有灵性，有宗教信仰的人会去描述灵性，而没有宗教信仰的人，也会有价值信仰和灵性。

（五）常用的灵性照护评价量表

有灵性和灵性照护评价量表（the spirituality and spiritual care rating scale，SSCRS）、灵性照护实施量表（spiritual care—giving scale，SCGS）及灵性照护前后测试工具（spirituality pr - test/post - test tool，SPPT）等。

二、灵性照护的内容

1. 生命回顾 生命回顾是一种回顾自己生命过往的过程，是系统性地协助患者以另一种视角或观点去回顾自己生命中的喜怒哀乐的过程。从生命回顾中寻找诸种经历的意义，让患者感受自己的人生经历，体会到自己之前生活的价值和自己生命的意义，体会爱的力量，以及重新对所经历的苦难折磨进行诠释。

2. 转换生命价值观 协助临终患者对生命价值进行理性思考，探询生命、死亡与濒死的

NOTE

意义，重新探索自己面对世界的态度，形成新的生命价值观。清楚当下如何生活才能"活出意义"，珍惜人生最后有限的时间，体验以往人生中从来没有过的新生活、新感受，让自己的生命重新燃起希望，充满生机。

3. 处理未了心愿　临终患者往往在人生最后的时间里会感伤自己没有完成的事情和心愿，医护人员及患者家属在此段时间里可以协助患者妥善处理各种日常事务，完成最后心愿。临终患者最后的愿望可能包括：希望减除痛苦；希望回家；希望有不一样的生活；希望可以有尊严地生活；希望可以再成为有价值、有思想的人；希望不抢救；希望亲人的陪伴；对死亡情境的希望；对后事安排的希望；宗教的希望；器官或遗体捐赠等利他的希望等。医护人员和家属要尽最大的可能满足患者提出的愿望，让患者不留遗憾。

4. 陪伴与分担　陪伴是临终患者最大的希望之一，灵性照护更多的是照护患者的灵魂，更倾向于"我在""陪""倾听"，而在这个过程中，照护者不一定要提供任何答案。照护者可全程陪伴患者走过临终患者经历的所有阶段，给予力量，鼓励患者谈论自己的情感、希望与害怕，让患者知道自己愿意为他分担，与他为伴，愿意共同面对死亡的事实。

5. 重新构建人际关系　鼓励患者主动表达自己的情感，勇敢说出"感谢你、对不起、我爱你"等感人肺腑的语言。协助患者与亲人、朋友乃至整个社会化解过往的恩怨和愤怒，表达爱及接受被爱，建立和谐的关系。让患者最后一段人生充满和谐和爱的力量。

6. 从宗教信仰中获得力量　对于有宗教信仰的患者要绝对尊重他们的宗教信仰、宗教礼仪，正确支持患者加深其宗教信仰，尽可能维持原有的宗教礼仪，如祷告等日常宗教活动，提供宗教团体的支持等，让患者感受到信仰的存在和力量。

三、灵性照护的方法

灵性照护涉及人最深入的层面，护理人员一定要真心、爱心对待患者，注重倾听和同理心的应用，促进家属和团队成员的参与，避免空洞说教，敏锐察觉患者的心理变化，善用不同的个体化的方式方法实施灵性照护。

1. 意义疗法　灵性照护通过帮助患者重建对生命存在的意义和价值的认知，进而改善其面对生活的态度，提高后期生活的质量。意义疗法是将生活的 3 个阶段，即过去、现在和未来，通过谈话的方式让患者体验到人生的意义。通过回顾，肯定患者对家庭、对他人做出的贡献，指导患者正确对待消极事件，可通过榜样的力量使患者能够以更积极、更坦然的心态去面对生死；通过患者讲述疾病发展的相关心路历程来认识生命的意义，鼓励患者大声说出来，使患者不良情绪得到宣泄；让患者表达对现在或未来的需求、愿望和担忧，尽量照护到患者的灵性需求。在意义疗法的交谈过程中要注意正确使用沟通技巧，注意说话的语速、语调及避免使用患者忌讳的语句，并且运用幽默技巧，帮助患者缓解不良情绪，释放压力，勇敢面对痛苦；在交流过程中要注意眼神的交汇，专心倾听患者的诉说，适时地巧妙使用过渡语言，不要随意打断。可以通过改变室内环境使患者舒适，要让患者感受到关怀与爱。

2. 尊严疗法　尊严疗法以访谈形式进行，目的在于为患者提供一个可以敞开心扉、表达内心感受的机会；在人生最后有限的时间里，让患者回顾自己的一生，回忆最值得自豪、最有意义、最有价值和最想被后人记住的事情；将人生智慧或感悟等精神财富留给自己爱的人，使患者感受到自己生命存在的价值、目的和意义，降低精神压力和心理负担，激发其对生活的热情，同时感受到来自家庭和社会的关爱及支持，增强生存意愿，获得尊重和尊严感，安宁圆满地度过生命的最后时光（具体内容详见第六章第二节）。

3. 宗教疗法 无论是佛教、道教、天主教、基督教和伊斯兰教，从本质上而言，都是一种悟"生"了"死"之学。中国古代道家认为，人之生死犹如自然界的飘风落雨一样，皆是必然的现象。这种生命自然论可以让临终患者感悟死亡如春夏秋冬一般是自然而然的。一般宗教都相信在人的有限生命结束后，尚存在永远的生命，而宗教是可以助人永生的途径。宗教在面对死亡、解脱死亡及服务死亡方面具有其独特性，而宗教本质上即是对"彼岸"世界超越性存在的一种解释模式，宗教的慰藉已成为宗教信仰者生命最后阶段不可或缺的程序。很多时候，家属比临终患者自己更难接受亲人死亡的现实，借助宗教观念和宗教仪式的影响，有助于减轻家属的痛苦和悲伤情绪，调整家属的心态，坦然接受亲人即将逝去的现实，妥善处理后续事物。宗教信仰会使临终患者和家属相信未来，拥有希望，解答灵性的问题，使心灵获得慰藉和满足，因此宗教疗法对于有信仰的患者在临终阶段的意义尤为重要。

4. 其他疗法 支持性疗法主要目标是坚持适应性处理机制，尽量减少不适应机制，努力缓解焦虑和恐惧。Kearney 等提出了"表面作业"和"深度作业"等减轻患者灵性痛苦的灵性疗法。表面作业指的是在意识或存在水平上缓解痛苦的干预。深度作业指的是带领患者进入灵魂更深处，帮助他重新建立与生活一般简单方面（这些方面过去曾赋予他生存的意义）的联系。深度作业干预包括艺术和音乐疗法、想象疗法、梦境疗法和某些沉思疗法等。音乐疗法可以使患者获得平静，如果周围环境许可，可以多放一些舒缓、积极的音乐，让患者在音乐中实现行为、情感和心理的改变，也可鼓励患者唱一些喜欢的歌曲，感受音乐带来的轻松、舒缓的感觉。

对于患者而言，解除灵性上的迷惘与痛苦，最好的方法是亲人朋友的陪伴与关爱和医护人员的聆听与支持。临终关怀团队人员要悉心询问、尽力揣摩，找到临终患者的灵性需求，努力满足临终患者的意愿，积极帮助临终患者探索生命意义和价值，使其获得灵性平安，圆满告别人生。

【思考题】

1. 安宁疗护如何定义？其特色和核心要素有哪些？

2. 安宁疗护与临终关怀之间有什么关系和区别？

3. 安宁疗护中常见的伦理问题和法律问题有哪些？如何处理？

4. 何为尊严死？何为安乐死？两者有什么区别？

5. 中医药在安宁疗护中的应用有哪些？

6. 灵性照护的内容有哪些？

第九章　临终患者常见症状护理

临终患者常见症状的控制和护理是临终关怀护理的核心内容，是心理、灵性和社会层面关怀护理的基础；是有效提高患者生存质量的主要措施；是满足临终患者安详、舒适、有尊严离开人世的重要保障；是护理人员必备的实践技能。

第一节　疼痛症状的护理

疼痛（pain）是临终患者最常见的症状之一，也是患者在治疗过程或生命最后一段岁月中最恐惧的感觉，被列为"第5大生命体征"。医护人员应高度重视，积极采取措施，缓解患者身、心、社、灵的整体痛苦，提高生存质量。

一、概述

国际疼痛研究协会（International Association for the Study of Pain；IASP）于2016年10月再次新定义"疼痛"：是一种与实际或潜在的组织损伤，或与这种损伤的描述有关的一种不愉快的感觉和情感体验，包括了感觉、情感、认知和社会成分的痛苦体验。疼痛与个人主观体验高度相关，患者对疼痛的自诉是疼痛存在的一个可靠指标，也是评估疼痛程度的金标准。现代临终关怀事业的创始人西西里·桑德斯开创性地提出了整体疼痛的概念：患者及其家属在患者生命末期所经历的强烈的痛苦是身、心、社、灵的疼痛（图9-1）。因此，疼痛是一种个体的、

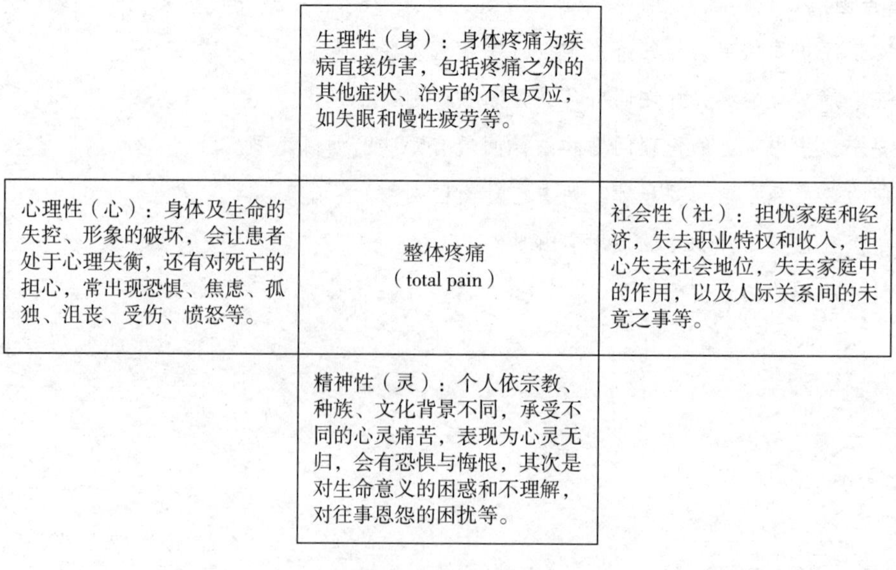

```
┌─────────────────────────┐
│ 生理性（身）：身体疼痛为疾 │
│ 病直接伤害，包括疼痛之外的 │
│ 其他症状、治疗的不良反应， │
│ 如失眠和慢性疲劳等。       │
└─────────────────────────┘
┌──────────────┐          ┌──────────────┐
│ 心理性（心）：身体及生命的 │ 整体疼痛  │ 社会性（社）：担忧家庭和经 │
│ 失控、形象的破坏，会让患者 │（total pain）│ 济，失去职业特权和收入，担 │
│ 处于心理失衡，还有对死亡的 │          │ 心失去社会地位，失去家庭中 │
│ 担心，常出现恐惧、焦虑、孤 │          │ 的作用，以及人际关系间的未 │
│ 独、沮丧、受伤、愤怒等。   │          │ 竟之事等。                 │
└──────────────┘          └──────────────┘
┌─────────────────────────┐
│ 精神性（灵）：个人依宗教、 │
│ 种族、文化背景不同，承受不 │
│ 同的心灵痛苦，表现为心灵无 │
│ 归，会有恐惧与悔恨，其次是 │
│ 对生命意义的困惑和不理解， │
│ 对往事恩怨的困扰等。       │
└─────────────────────────┘
```

图9-1　整体疼痛

主观的、多方面的体验，并随着生理、心理、社会和文化等因素的不同而发生变化。

二、原因

1. 生理因素　主要有伤害性疼痛和神经性疼痛。伤害性疼痛是由分布于皮肤、软组织或内脏的传入神经直接受到不良刺激，使该组织结构受损而导致的疼痛，包括躯体痛与内脏痛。神经性疼痛是由于外周神经或中枢神经受到损害，导致痛觉传递神经纤维或疼痛中枢产生异常而引起的疼痛，可细分为中枢性疼痛及周围性疼痛。常见因素有肿瘤直接侵犯压迫局部组织、肿瘤转移累及骨等组织。与治疗相关的因素包括手术治疗后致手术切口周围组织粘连、瘢痕形成、神经损伤等。其他因素包括长期卧床、衰弱、便秘、压疮、肌痉挛及骨关节炎等。

2. 心理因素　疼痛信号可在任何传递水平和环节上受到心理因素的调控。人格特征、早期疼痛的经验、年龄、性别、文化背景等因素均会影响疼痛的体验。心理因素对疼痛的性质、程度、时间空间感知、分辨和反应程度等均能产生影响。对死亡的恐惧、身体及生命的失控、对亲人的留恋等均可造成心理痛苦。

3. 社会因素　临终患者失去工作和社会地位，生活上还需要家人照护，心理落差明显。社会、家庭支持及医疗费用等因素均影响疼痛。

4. 精神因素　由于文化背景、宗教信仰及对生命价值的理解等原因均会造成心灵上的痛苦。

三、临床特点

因患者的个体差异等影响，临终患者对疼痛的反应及耐受不尽相同，其疼痛的表现形式多种多样。疼痛是一个反复发生、持续存在、不断加重的过程。

1. 疼痛进行性加重　患者对疼痛程度的描述与病情的发展有密切关系，如恶性肿瘤越大，疼痛越剧烈，疼痛的范围也越广。

2. 疼痛剧烈难以控制　对于大多数临终患者，一般的止痛药物不能去除病因，止痛效果甚微。运用暗示、针灸、放松等治疗效果也不明显，且维持时间很短。尤其是癌痛，常常伴有多种组织损伤，对单一药物治疗效果不好，需要联合用药。

3. 疼痛与情绪有关　临终患者难以摆脱死亡的缠绕而产生情绪低落，形成疼痛→情绪低落→病情加重的恶性循环，还伴有植物神经系统异常表现。

4. 疼痛性质的多样性　晚期癌症患者往往其病灶已广泛转移，同一患者或同一病种，疼痛的性质有明显的不同，如既有定位明确、持续时间长、迅速的刺痛，也有内脏痛和牵拉痛。

四、疼痛评估

疼痛评估是合理、有效进行止痛治疗的前提，疼痛评估应遵循"全面、量化、常规、动态、谨慎"的评估原则。

1. 评估病史　由于疼痛是一种复杂多维体验，因此需要综合的、整体的评估。需详细询问患者疼痛的起始时间、部位、性质、强度、持续时间、发作频率、加重因素、缓解因素、伴随症状及对疼痛的耐受性；评估疼痛对患者活动能力、日常生活能力的影响及睡眠质量；评估患者用药史，有无精神病史、滥用镇痛药物及治疗不足的危险因素等。

2. 疼痛分级　按 WHO 的疼痛分级标准进行评估，疼痛分为四级。

0 级：无痛。

1 级（轻度疼痛）：平卧时无疼痛，翻身咳嗽时有轻度疼痛，但可以忍受，睡眠不受影响。

2 级（中度疼痛）：静卧时痛，翻身咳嗽时加剧，不能忍受，睡眠受干扰，需用镇静药。

3 级（重度疼痛）：静卧疼痛剧烈，不能忍受，睡眠严重受干扰，需用镇痛药。

3. 体格检查及辅助检查　全面疼痛评估的最终目的是判断疼痛的病因和病理生理机制（躯体性、内脏性或神经病理性）。因此，体格检查与相应的实验室和影像学检查对全面疼痛评估也很重要。应观察患者皮肤颜色、温度、反应情况、完整性及其他异常情况，从而确定疼痛位置。根据神经系统检查可判定疼痛的特定区域，引起疼痛的神经分布，亦可判断肿瘤的位置及压迫程度，以确定诊断和可能的原因。放射学的检查有助于疼痛潜在病因的诊断，是否采用更多的诊断学手段需根据临床情况、患者意愿、患者功能和生活质量，以及患者对疾病与疼痛控制的期望来决定。

4. 常用的评估工具　目前临床常用疼痛评估工具可分为单维度（unidimensional scales）和多维度（multidimensional scales）两类。前者指基于患者的自我疼痛感觉来测量疼痛的典型方法，主观性较强，如语言评分法（VRS）、数字评分法（NRS）、文字描述评分法（VDS）、视觉模拟评分法（VAS）、面部表情疼痛量表（FPS－R）等；后者指采用生理和行为等多种指标进行主客观两方面的综合评价，如 McGill 疼痛问卷表（McGill pain questionnaire，MPQ）、简化版 McGill 疼痛问卷表（short－form of McGillpain questionnaire，SF－MPQ）和疼痛简明记录表（brief pain inventory，BPI）等。其中视觉模拟评分法及数字评分法常用且敏感可靠。

（1）文字描述评定法（verbal descriptor scale，VDS）　把一条直线等分成 5 段，每个点均有相应的描述疼痛的文字，如无疼痛、轻度疼痛、中度疼痛、重度疼痛等。

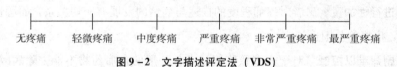

无疼痛　　轻微疼痛　　中度疼痛　　严重疼痛　　非常严重疼痛　最严重疼痛

图 9－2　文字描述评定法（VDS）

（2）视觉模拟评分法（visual analogue scale，VAS）　以 10cm 的横线作为疼痛量尺，最左端表示无痛，最右端表示剧痛，由患者亲自或他人协助以笔在横线上标记疼痛的感受，愈往右表示疼痛愈严重。该评定法适用所有患者及表达能力丧失者。

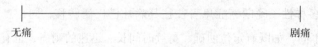

无痛　　　　　　　　　　　　　　　　　　　　　　剧痛

图 9－3　视觉模拟评分法（VAS）

（3）数字评分法（numerical rating scale，NRS）　由数字 0 到 10 表示无痛到最痛，数字越大表示疼痛越严重，该评定法适用于所有患者。

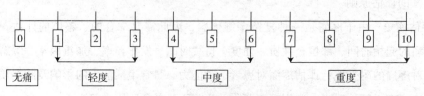

| 0 | 1 | 2 | 3 | 4 | 5 | 6 | 7 | 8 | 9 | 10 |

无痛　　　轻度　　　　　中度　　　　　重度

图 9－4　数字评定法（NRS）

（4）面部表情疼痛量表（faces pain scale - revised，FPS - R） 采用从微笑、悲伤至哭泣的6种面部表情来表示疼痛的程度，可直接指出疼痛程度。该表适用于儿童、老年人，以及存在语言或文化差异及其他交流有障碍的患者。

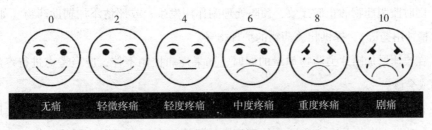

图9 - 5 面部表情疼痛量表（FPS - R）

5. 对认知缺失患者的评估 对于认知障碍患者，要通过观察行为的改变以推测是否有疼痛或不适，最常出现的行为改变为呼吸形态的改变、发出异常声音、皱眉、表情痛苦、肌肉紧张、易激动等。Doloplus 和 Abbey 疼痛量表是评估痴呆患者疼痛的有效工具。通过了解病史记录、家属回顾、观察行为、体格检查以判断导致疼痛的可能原因。

6. 评估心理 - 社会状况 评估患者对疼痛的心理、行为反应，如不安、焦虑、害怕、身体扭曲、面部表情异常、精神压力等；评估患者疼痛对人际关系的影响程度；评估患者对疼痛的想法和态度，包含过去经历疼痛的经验、对疼痛控制的目标想法；评估是否有其他社会、文化、灵性等因素产生的影响，如疼痛对于患者和家属的意义、社会文化对疼痛和疼痛表达的影响、精神或宗教信仰的影响。

五、疼痛的控制和护理措施

（一）目标与原则

1. 疼痛控制目标 不仅要缓解或消除患者的疼痛，而且要求最大程度改善其功能活动，提高患者的生活质量，并且使阿片类药物的副作用及不良反应达到最小化。疼痛管理体现以患者为中心，目标更具体、可测量，突出疼痛管理的4A's，即优化的镇痛（optimize analgesia）、优化的日常生活（optimize activities of daily living）、最小的不良反应（minimize adverse effects）、避免不恰当给药（avoid aberrant drug taking）。

2. 疼痛控制原则

（1）制定减轻痛苦目标：改善疼痛伴随的睡眠障碍→减轻身体静止时的疼痛→减轻身体移动时的疼痛。

（2）全面、持续、动态评估疼痛：对疼痛强度进行量化，以评估结果及时调整治疗方案。

（3）止痛药物和剂量的选择：应注重个体化用药，根据药物的药理作用选药，应用时要避免药量不足。注意由低剂量逐渐增加，调整到最佳剂量。

（4）联合用药（非复方）：可止痛增效及减少副作用。使用疼痛辅助治疗用药，但绝不使用安慰剂。对阿片类药物产生抵抗的神经性疼痛，可增加辅助药物的使用。

（5）遵循WHO的3B原则：①口服给药（by the mouth）：在患者状况许可下，以口服为原则。②定时给药（by the clock）：在前一剂量药效尚未消失时给予下一剂量以维持血液中浓度，不必待患者感觉疼痛时再给药。③依三阶梯给药（by the ladder），见图9 - 6，世界卫生组织三阶段模式有新见解，即疼痛严重的患者可以直接从第一阶梯跳到第二或第三阶梯，如疼痛≥4分（中重度疼痛）的患者，可直接选择低剂量强阿片类药物如吗啡或羟考酮，它们比弱阿片类药物有更好的疗效和相似的不良反应。

（6）随时监测药物的止痛疗效，预防处理副作用发生，或评估添加辅助药物（如止吐剂、轻泻剂、精神用药等），提供相关药物的护理指导。

（7）在快速增加阿片类药物剂量的同时，如果疼痛控制不佳，应当考虑进行疼痛或姑息治疗评估或会诊。

（8）在开始使用阿片类药物治疗时，要制订一个恰当的用药计划。不必同时使用两种阿片类药物。对于止痛药无法完全涵盖的疼痛，一般建议在原来规则使用的药物上追加额外剂量，而非另用一种药物。

（9）由于止痛药物均有不同程度的耐药性，应交换使用不同止痛药物。

（10）规范的三阶梯镇痛方案仍有10%～20%的顽固性癌痛无法缓解。此时可使用微创介入、放射治疗、物理疗法、心理治疗等方式缓解疼痛。

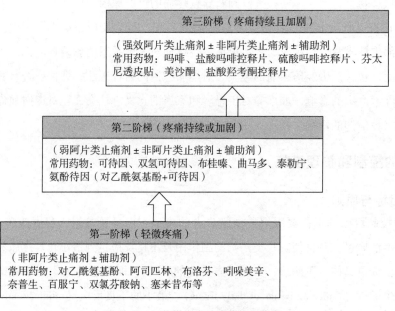

图9-6　三阶梯常用止痛药物一览表

（二）护理措施

1. 整体护理　应减少或消除引起疼痛的原因，解除疼痛的刺激源。同时，应强调处理"整体痛"，即在处理生理疼痛时，其他心理、社会和灵性问题也应得到更好的处理。首先要承认患者存在心理精神的痛苦，鼓励患者进行生命回顾，讨论愧疚、谴责、懊悔、原谅等问题，与家人朋友话别、忏悔、感恩，获得疏远亲友原谅，重建社会人际关系，结束世间一些未了事情，如财产、法律等。以生命回顾方式鼓励患者叙述他们的往事，以帮助他们辨认生命的目的、价值、意义，接受生命的终结与自然规律。可设定一些可完成的短程目标，接受别人的爱与关怀。帮助建立灵性支持系统，尊重患者的宗教信仰、饮食限制、礼俗等，举行一些宗教仪式如诵经、祈祷、受洗、忏悔等。鼓励运用一些注重心灵舒适的技巧，如放松、想象、音乐、阅读等。医护人员要注重发挥语言及非语言的技巧，给予关爱关怀，可以使用 LETGO 来解除心理和灵性方面的疼痛，见表 9 - 1。

表 9 - 1　解除心理和灵性方面疼痛的方法 LETGO

关键词	方法
L 倾听	·倾听患者的故事，让患者表达他们的痛苦
E 鼓励	·鼓励患者放下他们的自我形象
T 告诉	·告诉患者你的关怀，让患者叙述他们的往事，减少孤独感
G 获得希望	·重新建立希望和生命的意义、价值与目的
O 自己的极限	·承认我们的能力极限，但是尽量处理生理的不舒适，运用合适的技能和资源帮助患者

2. 药物护理　止痛药物是目前解决疼痛的重要措施之一，其种类分为非阿片类止痛药、阿片类止痛药及辅助药等。药物镇痛应遵循五大原则：口服首选、按阶梯给药、按时给药、个性化给药、注意监测用药反应和副作用。

（1）给药途径　为确保达到有效的镇痛效果，应使用创伤性最低、最简便和最安全的给药方式。口服给药是慢性疼痛治疗的首选途径。对于能够口服药物的患者，应首先考虑口服，除非需要快速镇痛，或患者存在口服给药的不良反应。其他的给药途径有直肠、肠外、舌下、颊黏膜、鼻腔、皮下、静脉、脊髓及吸入等非经口途径。透皮贴剂给药是常用的无创给药途径。

（2）非阿片类止痛药　非甾体抗炎药物（NSAIDS）主要是干预环氧酶，进而抑制前列腺素的合成，能有效缓解轻度到中度的疼痛，以及治疗转移性骨骼疾病的严重疼痛与减少骨或组织损伤的炎症反应。常用药物有布洛芬、吲哚美辛、双氯芬酸、对乙酰氨基酚等。以最小剂量开始使用，选择半衰期较短的药物，一般采用口服，不产生耐受性及生理性依赖。使用前先了解患者用药情况，有无副反应。对于老年人、凝血障碍、消化性溃疡、肾功能受损，同时使用类固醇治疗的患者宜特别谨慎。常见副作用及注意事项见表 9 - 2。

表 9 - 2　NSAIDS 药物常见副作用及注意事项

	副作用	注意事项
胃肠道	消化不良、恶心、呕吐、消化道溃疡、穿孔	有消化道疾病史的患者使用时应特别注意 注意有无胃肠不适情况
肾脏	水钠潴留引起水肿、充血性心力衰竭、肾毒性	注意肾功能的变化 肾功能不佳的患者谨慎使用 老年患者应减量
血液	血小板下降、粒细胞缺乏症、出血时间延长	监测血液变化 有血小板减少、出血倾向时谨慎使用 老年患者减量 与抗凝剂并用尤需注意
皮肤	皮疹	加强皮肤护理

（3）阿片类止痛药　作用于大脑和脊髓的阿片受体，产生中枢性镇痛作用。常用药物：可待因、曲马朵、芬太尼贴剂、吗啡、美沙酮等。根据美国国立综合恶性肿瘤网络（national comprehensive cancer network，NCCN）疼痛管理指南，不推荐用于癌痛的药物包括丙氧氨酚、哌替啶、混合激动拮抗剂、部分激动剂及安慰剂。

1）阿片类药物处方原则：①使用前，首先要把患者分为未使用过阿片类药物者和阿片类药物耐受者。阿片类药物耐受的患者定义为服用至少以下剂量药物者：口服吗啡60mg/d，芬太尼透皮贴剂25μg/h或等效剂量的其他阿片类药物，持续1周或更长时间。②根据前24小时内阿片类药物使用总剂量计算增加剂量。③剂量增加的速度应参照症状的严重程度。④调整药物时需注意，如所需阿片类药物的剂量导致复方制剂中非阿片类成分的剂量过度，建议将复方制剂转换为单纯阿片类药物。⑤如果患者出现难治的不良反应，疼痛评分又小于4分，考虑阿片止痛药减量25%，然后再评估止痛效果，并且对患者进行密切观察以确保疼痛不再加剧。⑥经过5个半衰期可以达到稳态。⑦吗啡30～60mg/d，一般不需减量，可直接停药。如果吗啡总量大于60mg/d，建议缓慢减量直至停药。当出现疼痛再发时应停止进一步减量。

2）阿片类药物滴定原则：对于未使用过阿片类药物的患者，如果疼痛评分≥4分，或疼痛评分<4分但未达到疼痛控制和功能目标，可以以5～15mg口服短效硫酸吗啡或2～5mg静脉短效硫酸吗啡作为起始剂量开始滴定；对于阿片类药物耐受的患者，则以前24小时所需药物总量的10%～20%作为起始剂量开始滴定。后续剂量需根据用药后的疗效和不良反应进行增减，直至达到理想剂量。使用短效阿片类药物作为中重度癌痛快速滴定和首选的治疗方法，在此基础上转化为控缓释阿片类药物。也可在轻度疼痛时开始考虑进行短效阿片药物剂量滴定。对疼痛程度相对稳定的患者，可考虑使用阿片类控缓释剂作为背景给药，在此基础上备用短效阿片类药物，用于滴定剂量。

3）阿片类药物维持原则：阿片类药物剂量达到稳态后，可改用长效制剂维持用药。维持原则：①对于持续性疼痛，应按时给药，同时处方短效药物治疗爆发痛（在用阿片类药物治疗的患者于稳定疼痛形式基础上，出现的疼痛短暂剧烈的发作）。②当24小时阿片类药物的止痛剂量比较稳定时，考虑将短效阿片类药物更换为缓释阿片类药物来控制慢性持续性疼痛。③对于无法通过缓释阿片类药物缓解的疼痛，包括爆发痛或急性加重的疼痛、与活动或体位相关的疼痛，或在给药间期末出现的疼痛，给予解救剂量的短效阿片类药物进行治疗，尽量使用短效的缓释阿片类药物。④如果患者经常需要按需给予阿片类药物，或按时给药的阿片类药物剂量在峰效应或给药结束时无法缓解疼痛，可增加缓释阿片类药物的剂量。

4）按时、个体化和患者自控镇痛给药：①按时给药是指止痛药物应有规律地按规定时间给予，不是等患者要求时给予。使用止痛药时，必须先测定能控制患者疼痛的剂量，下一次用药应在前一次药效消失前给药。当患者出现突发剧痛时，可按需给予止痛药控制。②个体化给药：阿片类药物在使用时存在着明显的个体差异，没有理想的标准用药剂量，在实际临床治疗过程中，能使疼痛得到缓解的剂量即是正确的剂量。选用阿片类药物，应从小剂量开始，逐渐增加剂量直至疼痛缓解而又无明显不良反应，即为个体化给药。③患者自控镇痛技术（patient - controlled analgesia，PCA）的最大优点是在保持恒定的镇痛药浓度，止痛效果稳定，并能发挥患者的主观能动性，根据个体差异进行调整给药剂量。当患者对镇痛效果仍感不足时，可自行通过按压等方式，间断地补充少量药物，使体内维持有效的血药浓度，以达到持续止痛的目的。该技术安全有效，方便快捷。

5）药物的转换：没有任何一种阿片类药物适合所有患者。如果目前使用的阿片类药物不良反应明显，可更换为等效剂量的其他阿片类药物，以在镇痛和不良反应之间获得平衡。这种方法被称为阿片类药物转换。阿片类药物之间转换原则：首先计算目前有效控制疼痛所需的阿片类药物的24小时总量，参照"换算表"算出新阿片类药物的等效剂量。考虑到药物之间的不完全性交叉耐药，如之前的疼痛控制有效，先将新药物减量25%～50%给予，在第1个24小时内，充分、快速滴定达到镇痛效果；如果之前的疼痛控制不佳，可将新药物100%等效或增加25%给予。如口服，将新药物24小时的剂量按给药次数平分给予。在口服和肠外途径给药之间转换时，必须考虑到相对效能，以免造成过量或剂量不足。未使用过阿片类药物的患者初始应用短效阿片类药物时，应根据患者的需要选择阿片类药物的给药途径（口服或静脉）。

6）芬太尼透皮贴剂的使用：芬太尼透皮贴应当用于阿片耐受患者：①在使用贴剂前，需先应用短效阿片类药物控制疼痛。对疼痛不稳定、需频繁调整剂量的患者不推荐使用贴剂。②计算出所需的24小时肠外吗啡的等效剂量。③根据剂量范围换算出每小时毫克数，若每小时剂量大于100mg，则需使用多片贴剂。④贴剂的疗效持续时间为72小时，对于有些患者可能只维持48小时。⑤应避免贴剂所处部位及周围皮肤直接暴露于外部热源，如用热灯或电热毯加热等，温度升高使芬太尼释放加速，会导致剂量过量，甚至危及生命导致死亡。同时，应避免使用被刺破或被剪开的贴剂。⑥根据处方按需给药吗啡或其他短效阿片类药物，在最初的8～24小时尤为需要。根据72小时内阿片类药物的额外平均需要量来增加贴剂的剂量。当贴剂作用稳定时，仍需继续处方药物治疗爆发痛。

7）治疗期间的监测：疼痛的原因、类型、强度及患者基本情况等评估是阿片类药物镇痛疗效及安全性评价的重要依据。如果患者长期应用阿片类药物的获益比风险大时，应该保持阿片类药物的长期治疗，医护人员应该对患者进行定期再评估，监测记录疼痛强度和功能水平，评价达到治疗目标的进展情况、副作用的发生、药物相关性异常行为发生、患者有无按时接受药物治疗等。对于有阿片类药物治疗高风险和有药物相关异常反应的患者应定期进行尿液检查，监测患者肝肾功能状况。不良反应低风险和剂量恒定者至少3～6个月监测一次；有成瘾史的患者和老年患者在用药起始和剂量改变时更需密切监测；不良反应高风险者建议每周监测一次。当患者疼痛减轻，到达完全无痛时，需提高警觉，观察患者意识程度：在嗜睡而可唤醒程度即应注意或调整剂量，通常不能唤醒时需立即处理。观察患者呼吸频率：当呼吸频率小于每分钟10次时，即应调整剂量或做其他处理。观察患者瞳孔大小：在弱光下瞳孔小于2mm时即需注意。常见副作用及护理处置见表9-3。

表9-3　吗啡类药物常见副作用与处理

	副作用	处理
中枢神经	镇静、嗜睡、意识混乱、昏迷、烦躁不安、肌阵挛、瞳孔缩小； 似精神病反应：害怕、焦虑不安、恐惧、幻想、夜梦、定向障碍、精神变态	确定是否其他原因所造成，如感染、代谢紊乱、脑转移等，降低家属的恐惧不安，减量或停药。老年患者需调整剂量
肠胃道	便秘	通常自开始给药时同时给予通便剂，饮食中增加纤维素及水分
	口干	评估是否因给予抗胆碱药物所引起，如抗抑郁药；给予口腔护理
呼吸道	呼吸抑制	评估是否其他因素引起，患者是否肝肾功能差，减少给药剂量或给药频率，必要时可先停药
	抑制咳嗽反射	对有顽固性咳嗽患者而言是一种帮助，但对有肺部感染的治疗是有影响的

续表

	副作用	处理
心血管	体位性低血压、眩晕	缓慢渐进式地改变姿势，如患者起床时先摇高床头→坐起→起身
泌尿道	排尿障碍	使用乌拉胆碱（Urecholine）药物或导尿
皮肤	瘙痒、荨麻疹	使用抗组织胺药物
急性过量症状	极度缩瞳、针状眼 显著呼吸抑制 深度沉睡或昏迷 低血压、心跳过慢或心跳停止	将稀释后的纳洛酮（Naloxone）以缓慢的静脉注射方式给药，以防过量。观察呼吸频率，达到每分钟 10 次以上，即停止注射（不需全部注入），以避免造成戒断症候群的痛苦

（4）辅助治疗用药　目前有多种辅助治疗用药被广泛推荐并作为增加麻醉性止痛剂的效果，包括三环类抗抑郁药、抗焦虑药、类固醇、局部麻醉剂、双磷酸盐及抑钙激素等。神经病理性疼痛属于特殊疼痛，在使用阿片类药物无法缓解时，可加用抗抑郁药、抗惊厥药、局部药物及皮质醇类固醇类药物等。使用辅助用药之前，必须先考虑疼痛的性质、特殊适应证、体质差异和多重给药的利弊。麻醉性止痛剂若与中枢神经副作用的辅助药物并用，将增强副作用，出现过度昏睡、意识混乱或谵妄等，必须严密观察。

3. 非药物治疗　提倡根据疼痛的病因、机制开展有针对性的多模式、多学科联合治疗。非药物疗法或结合止痛药物，是疼痛整体护理计划中的一部分。包括需要医嘱的放射治疗及辅助治疗，必要时还可采用介入治疗手段止痛。

（1）缓和性放射治疗　常用于肿瘤患者。缓和性放射治疗是利用短时间、高剂量的放射线治疗来缩小肿瘤体积，减轻组织受浸润性压迫所造成的疼痛。适应证包含骨转移、脊髓压迫、肿瘤造成内脏器官阻塞或压迫引起的疼痛等。需同时给予放射治疗后的护理，如皮肤护理、口腔护理。

（2）其他辅助治疗　主要借由非侵入性的措施，促进血液循环，精神放松，减轻紧张、疼痛和其他症状，使患者可以感受到有能力协助自我控制疼痛而减少消极反应，也可降低治疗的风险和不良反应的发生。常见的辅助治疗有：物理方法如热冷敷、按摩、运动等；认知方法如深呼吸、分散注意力、想象疗法、音乐疗法及祈祷等。

4. 健康指导　疼痛评估有赖于医护人员与患者的有效沟通，应鼓励患者尽量准确地表达疼痛的部位、性质、强弱、发作方式，以及造成疼痛加重和减轻的因素，教会患者如何使用疼痛评估方法和评估工具，重视对患者和家属进行阿片类药物获益与风险教育与指导，提高对疼痛、止痛药物的认识，减少对止痛药成瘾性的恐惧。让患者和家属共同参与疼痛控制方案的制订，监测阿片类药物的服用情况，同时教会患者如何安全使用、存储和丢弃阿片类药物。强调须在医护人员的指导下才能减少或停止阿片类药物使用剂量，如果疼痛有改变或需要增加使用次数或剂量时应及时告知医护人员，如每天服药次数需要多于 3 次时应及时与医生联系。应告知患者和家属所服用药物的方法、注意事项、不良反应及处理措施，另外还应告知患者和家属，出现了新的疼痛或疼痛没有得到缓解、出现难以控制的恶心呕吐、超过 2 天没有肠蠕动或出现意识障碍及其他精神病学的改变等，应及时和医护人员联系。在病情允许的情况下，指导训练患者使用各种非侵害性的减轻疼痛的技巧，如放松法、意念法、分散注意力法和气功等。

第二节　常见非疼痛症状的护理

临终患者除疼痛症状外，还会出现很多其他症状，给患者和家属造成了极大痛苦，护理人员应给予高度重视和真心关爱，采取积极的综合护理措施有效控制这些症状。

一、疲乏与虚弱

（一）概述

疲乏（fatigue）是指生理或心理过度消耗而导致衰弱、无力、功能减弱等状况。癌因性疲乏（cancerrelated fatigue）是肿瘤患者最常见的症状，是一种痛苦的、持续的、主观的乏力感或疲惫感，与活动不成比例，发生率高达70%～100%。

（二）原因

临终患者出现疲乏与虚弱是代谢紊乱所致，涉及全身系统，是多因素造成的。癌因性疲乏机制不明，与炎症因子调节、下丘脑－垂体功能紊乱等有关。

（三）临床特点

1. 主观症状　主要表现为精力不足、疲乏无力、情绪低落、兴趣减少等。特点是患者经充足睡眠及休息后疲乏仍无法缓解。

2. 客观症状　表现为活动无耐力、注意力不集中、认知能力下降等。

（四）护理评估

1. 一般资料　评估患者生命体征、精神和意识状态，评估疲乏与虚弱的原因、诱因、程度、伴随症状，以及患者营养状况、治疗情况、心理反应、既往史及个人史等。常用疲乏评估量表有：简明乏力评估量表（brief fatigue inventory，BFI）、乏力量表（piper fatigue scale）、癌症功能评估－乏力量表（functional assessment of cancer therapy－fatigue，FACT－F）等。

2. 辅助检查　尿常规、便常规、血常规、水电解质及生化等检查。

（五）护理措施

1. 病情观察　观察患者生命体征、精神、意识状态，有无虚弱、懒散、冷漠、思想不集中、记忆力减弱及沮丧等。

2. 对症护理

（1）适当活动　指导患者根据病情进行适当的有氧运动，如散步、做操等。

（2）加强营养　增进食欲、提高食力（food ability），在营养师的指导下提供色香味俱全、营养丰富、易消化食物。不能进食者可给予深静脉置管后进行肠外营养等。

（3）环境舒适　保持室内空气新鲜，室温保持在20℃左右，相对湿度保持在50%左右。

（4）保证睡眠　制定作息计划，避免长时间午睡。建立诱导睡眠的环境，如黑暗、安静、舒适等。也可通过耳穴压籽和中药沐足等方法改善睡眠。

（5）药物护理　癌因性疲乏在药物治疗上主要以纠正贫血、提升白细胞、抗抑郁药、加强营养为主。此外，精神兴奋剂、皮质醇及孕激素等有利于疲乏症状的缓解。

3. 心理护理　指导患者进行心理放松训练、紧张情绪处理训练、睡眠指导等。

NOTE

4. 健康指导　向患者及家人讲解疲乏的概念、危害及有效处理措施，指导患者保存精力，通过听音乐、绘画、阅读等方式分散注意力。

二、体温升高与降低

（一）概述

体温（temperature）是指机体内部的温度。正常人腋下温度为 36～37℃，口腔温度比腋下高 0.2～0.4℃，直肠温度又比口腔温度高 0.3～0.5℃。超过正常值 0.5℃以上称为体温升高，而低于正常值 0.5℃以上称为体温降低。体温升高或降低可发生于几乎所有的临终患者。

（二）原因

引起发热的原因很多，最常见的是感染，其次是结缔组织病、恶性肿瘤等。体温降低见于营养与热量摄入不足、体温调节功能差、保暖不够及疾病因素等。

（三）临床特点

1. 主观症状　头痛、疲乏无力及肌肉酸痛等。

2. 客观症状　体温升高或降低、面部潮红或苍白、呼吸增快、心率加快、寒战及出汗等。

（四）护理评估

1. 一般资料　评估患者引起体温变化的原因、发生的缓急、变化的程度、伴随症状及体温变化对机体功能的影响。

2. 辅助检查　如尿便常规、血培养、痰培养、白细胞计数与分类、红细胞沉降率、C 反应蛋白及电解质等。

（五）护理措施

1. 病情观察　持续监测体温变化，同时注意呼吸、脉搏、血压的变化，以及有无出汗、皮疹及大小便异常等。使用解热镇痛剂者，应密切观察有无虚脱、休克现象，并注意实验室检查指标的变化。

2. 对症护理

（1）**高热护理**　先予物理降温，无效时可按医嘱给予药物降温，物理降温如冰袋、冰毯、冰帽、降温贴等。药物降温时应注意观察出汗情况，防止出现虚脱或休克现象。对发热伴大量出汗者应记录 24 小时液体出入量。

（2）**低温护理**　注意保暖，加盖毛毯，添加衣服，防止体热散失，给予热饮，提高机体温度，提高体内制造能量的机能。

（3）**寒战护理**　注意保暖，协助患者饮温开水，待患者无明显的发冷寒战时，准确测量体温，遵医嘱抽血培养后行退热治疗。

（4）**意识障碍、头痛和抽搐护理**　中枢神经系统转移或感染的患者出现以上症状，应及时遵医嘱用药，设专人看护，拉起床挡，避免坠床。

3. 心理护理　给予患者心理安慰，稳定情绪，消除紧张及恐惧情绪，满足患者的心理放松及舒适的需求。

4. 生活护理

（1）卧床休息，满足患者的生活需要，保持病室安静及空气清新。

（2）加强口腔护理，防止口腔感染。

（3）维持营养均衡，注意补充水、电解质和营养物，促进血液循环与新陈代谢。

（4）皮肤护理：高热者及时擦干汗液，更换衣服及床单，协助其改变体位，防止压疮、肺炎等并发症的发生。

5. 健康指导　指导患者及家属保持室内空气流通，避免外邪入侵。指导正确使用体温计的方法，识别体温异常的表现。

三、睡眠障碍

（一）概述

睡眠障碍（somnipathy）是由于器质性或非器质性因素导致的睡眠质量或时序的变化，即失眠、嗜睡、睡眠－觉醒节律障碍或睡眠中出现异常的发作性事件等。临终患者睡眠障碍问题明显。

（二）原因

引起临终患者睡眠障碍的常见原因包括：①生理因素：如疼痛、呼吸困难、咳嗽、皮肤瘙痒、夜尿及腹泻等。②心理因素：如焦虑、抑郁、烦躁及谵妄等。③环境因素：如强光、噪音、温度变化等。④药物因素：与服用激素、咖啡因、支气管扩张剂、非甾体类药物有关。⑤化疗所致胃肠道反应、放疗所致周围组织器官的功能破坏等均可加重睡眠障碍。

（三）临床特点

1. 主观症状　入睡困难、浅睡、易醒或早醒、焦虑、抑郁、过度思虑或兴奋等。

2. 客观症状　梦游症、梦呓（说梦话）、夜惊（在睡眠中突然骚动、惊叫、心跳加快、呼吸急促、全身出汗、定向错乱或出现幻觉）、梦魇（做噩梦）、磨牙、肌肉痉挛等。

（四）护理评估

1. 一般资料　评估患者失眠的表现、程度及发生原因，如疾病、药物、心理和环境因素，有无不良的睡眠卫生习惯及生活方式等。

2. 辅助检查　可行睡眠监测检查。

（五）护理措施

1. 病情观察　观察睡眠障碍的表现，如睡眠的时间、深度等，观察引起睡眠障碍发生的诱因。

2. 对症护理

（1）环境护理　创造良好的睡眠环境，保持室内空气新鲜、安静和整洁，降低设备、仪器的声音，常规工作应在患者睡前进行。

（2）舒适护理　床单位舒适，选用适合的枕头，给患者调整舒适的体位，患者可以使用家里惯用的枕头和睡衣，并做好身体清洁卫生，以及睡前排便。

（3）饮食护理　睡前避免服用含咖啡因的刺激性食物。

（4）药物护理　对于疼痛难忍者，遵医嘱予以镇痛药或者催眠药物。指导患者按医嘱服用药物，严禁自行加减或停用。

（5）中医护理　艾灸百会穴和涌泉穴，耳穴压豆疗法等可促进睡眠；睡前用活血安神药物泡脚可促进气血运行，起到安神作用，从而改善睡眠。

3. 心理护理　缓解患者压力及焦虑情绪，给予同理心支持，指导放松技巧，必要时予以陪伴，有助于增加患者的安全感，鼓励其分享感受，耐心开导。

4. 生活护理　建立健康的生活方式，注意劳逸结合，保持运动和休息时间的平衡，保证白天尽量少睡觉，安排适当的活动。

5. 健康指导　告知患者影响睡眠障碍的因素和有关睡眠的知识，指导患者正确看待自己的病情与睡眠状态，消除对疾病的恐惧感，接受和积极面对疾病。

四、呼吸困难

（一）概述

呼吸困难（dyspnea）是指临终患者感觉空气不足，呼吸费力，严重时出现鼻翼扇动、发绀、端坐呼吸，并可有呼吸频率、深度及节律的异常。临终患者最后 6 周的生命中，约 70% 会发生呼吸困难症状。

（二）原因

1. 疾病因素　如肿瘤造成的呼吸道阻塞、肺部感染、肿瘤栓塞、胸腔积液及心包积液等。

2. 疾病治疗引起　如手术（肺切除）、放疗（肺纤维化、放射性肺炎）、化疗（肺纤维化、心肌病变）等。

3. 心理因素　患者极度抑郁、焦虑、恐惧等。

（三）临床特点

1. 主观症状　感觉空气不足、呼吸费力。

2. 客观症状　按临床特点可分为吸气性呼吸困难、呼气性呼吸困难及混合性呼吸困难等。

（四）护理评估

1. 一般资料　评估患者病史、呼吸困难发生时间、起病缓急、诱因、伴随症状、活动情况、心理反应和用药情况等。

2. 辅助检查　胸片、血沉、痰培养、血常规等，必要时行纤维支气管镜检查。

（五）护理措施

1. 病情观察　密切观察患者的生命体征、意识状态、面容与表情、口唇、指（趾）端皮肤颜色、呼吸的频率、呼吸的节律及深度、体位、胸部体征、心率及心律等。

2. 对症护理

（1）调整体位　坐位或半卧位姿势有利于改善患者的呼吸状况。前倾坐卧可增加腹压，提高膈肌效率，减少腹部矛盾运动和辅助呼吸肌运动。

（2）保持呼吸道通畅　及时清理呼吸道分泌物，对无力排痰者，予机械吸引。

（3）氧气吸入　给予氧气吸入治疗，并指导患者安静休息以减少身体耗氧，从而减轻呼吸负担。

（4）呼吸训练　帮助患者建立一个放松的呼吸模式，做深而慢规则的放松呼吸如腹式缩唇呼吸等。

（5）药物护理　遵医嘱使用支气管扩张剂、类固醇类药物等，注意观察药物使用后的效果及副作用。

3. 心理护理　严重的呼吸困难易造成恐惧，而恐惧本身又加重呼吸困难，应让患者表达出他们的恐惧，给予心理支持和疏导，接受心理放松训练。

4. 生活护理　保持环境清洁整齐，室内空气流通，温度保持在 18 ~ 20℃，湿度保持在 50% ~ 60%，避免对流风及刺激性气味。衣着宽松，尤其是领口胸围。保持舒适的姿势，放松肌肉，可舒缓胸口紧绷的感觉。

五、吞咽困难

（一）概述

吞咽困难（dysphagia）指咽下食物或饮水时有哽噎感，引致吞咽功能障碍。吞咽困难约占癌症患者的 10%。在头颈肿瘤患者中尤其常见，据不完全统计其发生率为 50% ~ 75%。

（二）原因

临终患者发生吞咽困难最常见的是口干和口腔溃疡，引起的原因有口腔、咽喉病变；食道内肿瘤、纵隔肿瘤压迫；放射治疗造成的狭窄；神经肌肉异常和极度虚弱等。

（三）临床特点

1. 主观症状　患者主诉吞咽时食物堵塞感。

2. 客观症状　流涎、呛咳、误咽、气喘、吞咽启动延迟、咽喉感觉减退或丧失、音质沙哑、呕吐反射减退或消失等。

（四）护理评估

1. 一般资料　评估患者意识状态、口腔功能、舌部运动、软腭上抬、吞咽反射、牙齿状态、口腔知觉、味觉及营养状况等。

2. 辅助检查　血常规、纤维电子喉部内窥镜检查、吞咽造影检查等。

（五）护理措施

1. 病情观察　观察患者进食的方法、途径、速度等，如发生呛咳、呕吐应停止进食，以免发生意外；吞咽困难者需观察营养状况。

2. 对症护理

（1）体位：选择坐位或半坐位，颈部前屈，如不能取坐位可采取健侧卧位。

（2）选择适宜的食物：根据吞咽障碍的程度选择适宜的食物。本着先易后难的原则，可先从蛋羹、豆腐脑、米糊等半固形食物开始，逐渐过渡到固体食物，最后到正常饮食。少量多餐，每日 5 ~ 6 餐，每餐入量 250 ~ 350mL。

（3）进食方法：进食前清理口腔和咽部，确保口腔及咽部无口水、痰液等。进食的一口量不宜太大，可从 3 ~ 4mL 开始，汤勺选择适宜，利于送入口腔，进食过程不宜聊天。

（4）呕吐处理：出现呕吐时应立即将头偏向一侧，防止呕吐物吸入气管引起窒息，必要时床边备好吸引器。

（5）必要时遵医嘱予鼻饲，并做好鼻饲护理。

3. 生活护理　口腔护理是防止口腔感染、保持口腔正常生理功能及促进食欲的重要措施。进食后应做好口腔护理，及时将口腔及咽部的残留食物清洁干净。

4. 健康指导　与患者及家属一起就喂养的目标和治疗计划达成共识。指导患者及家属特殊食物的调配及膳食搭配，以促进患者食欲，保证营养。指导安全的进食方法，防止误吸。

六、恶心呕吐

（一）概述

恶心（nausea）是一种特殊的主观感觉，表现为胃部不适和胀满感，常为呕吐的前奏，多伴有流涎与反复的吞咽动作。呕吐（vomiting）是一种胃的反射性强力收缩，通过胃、食管、口腔、膈肌和腹肌等部位的协同作用，迫使胃内容物由胃、食管经口腔急速排出体外。恶心与呕吐是临床上临终患者最常见的症状，而化疗引起的恶心呕吐是肿瘤患者常见的症状之一，其发生率可高达60%以上。

（二）原因

临终患者发生恶心呕吐大多与进食无关。其原因主要有以下几种。

1. 肿瘤相关性因素　如肿瘤或转移淋巴结导致的肠梗阻，骨转移导致的高钙血症，肿瘤中枢神经系统转移和颅压增高等，肿瘤所致的电解质紊乱，化学性刺激，放化疗反应引致恶心呕吐。

2. 治疗相关性因素　多种药物均可导致恶心呕吐，如阿片类药物、非甾体类药物、抗生素、铁剂、三环类抗抑郁药等。

3. 伴发疾病所致　如心衰患者的胃肠道反应。

4. 体质虚弱和免疫功能减低所导致的并发症　如便秘、食道真菌感染等。

5. 心理因素　如肿瘤原因引起的疼痛、感染、预期性恶心呕吐等。

（三）临床特点

1. 主观症状　头晕、乏力等。

2. 客观症状　恶心、呕吐，严重时伴迷走神经兴奋，如脸色苍白、心跳过缓、流涎、出冷汗和呼吸窘迫等。

（四）护理评估

1. 一般资料　评估患者生命体征、神志、营养状况、腹部体征有无脱水等。评估患者恶心与呕吐发生的时间、频率、原因或诱因，呕吐的特点及呕吐物的颜色、性质、量、气味及伴随症状等。

2. 辅助检查　呕吐物相关检查，水、电解质等。

（五）护理措施

1. 病情观察　观察并记录患者生命体征，出入量，呕吐的时间、次数、方式，呕吐物的性质、量、颜色、气味、成分及营养状况等。

2. 对症护理

（1）预防为主：治疗开始前应充分评估呕吐发生的风险，制订个体化的呕吐防治方案。如在化疗前给予预防性的止吐治疗。止吐药物最好预先给予，以口服为佳，发生呕吐时采取药物控制。在预防和治疗呕吐的同时，还应该注意观察止吐药物的不良反应。

（2）呕吐时协助患者坐起或侧卧位，膝部弯曲，使其头部偏向一侧，预防误吸。

（3）进行口腔清洁，消除口腔内残留物的刺激。护理时应避免刺激舌、咽喉、上腭等诱发恶心呕吐。

（4）及时清理污染用物，更换干净衣服、被褥等。

（5）食物暂时减量或禁食。

3. 中医护理　指压内关穴和足三里穴有助于止呕；采用生姜、半夏、白术等健脾和胃药物制成贴敷剂，贴于曲池、内关、足三里等穴位，可缓解患者化疗引起的恶心呕吐。耳穴压籽，取胃、食管、交感、脾等穴位，可缓解恶心呕吐的症状。

4. 心理护理　关爱患者，耐心解释，消除患者紧张不安情绪。

5. 生活护理　病房内空气流通性差，温度和湿度不适宜，异味、噪音及空间拥挤杂乱等不良因素均可诱发或加重恶心呕吐。食物气味过重、油腻、过热及过冷都可引起恶心、呕吐；甜食也往往是引起呕吐的因素。因此，应保持环境清洁安静，空气清新，创造愉悦的环境；鼓励患者阅读、看电视或从事感兴趣的活动等，可以转移患者的注意力，有助于稳定情绪，减轻恶心呕吐症状。

6. 健康指导　根据患者的饮食喜好，与患者和家属共同制订饮食计划。合理搭配，清淡饮食，少食多餐，进食前和进食后尽量少饮水。餐后勿立即躺下，以免食物反流引起恶心。忌酒和甜、腻、辣、油炸食品。

七、便秘

（一）概述

便秘（constipation）是指排便困难、排便次数每周少于 3 次且粪便干结、量少，便后无舒畅感。约 40% 的临终患者都有便秘症状。

（二）原因

便秘主要是活动减少、食欲不振、长久缺乏纤维素食物或饮水不足所致。临终患者的胃肠黏膜细胞数目减少，肠肌肉的紧张性降低，更易发生便秘。此外，镇痛和镇静药物作用的影响，以及肿瘤压迫或阻塞均可发生便秘。

（三）临床特点

1. 主观症状　排便不畅或困难，伴随头痛、乏力、食欲不佳等。

2. 客观症状　粪便干燥、坚硬，腹胀，腹痛，可触及腹部包块，舌苔变厚等。

（四）护理评估

1. 一般资料　评估患者的疾病史、用药史、饮食习惯、生活方式、有无精神抑郁及慢性便秘等；了解患者排便习惯、大便频率及性状、有无便血及伴随症状；有无使用通便药物及用药效果等。

2. 辅助检查　常用腹部平片、乙状结肠镜、直肠镜或钡餐灌肠检查等。

（五）护理措施

1. 病情观察　注意观察大便变化，正常情况下，一般成年人每日排便 1~2 次，粪便为黄褐色的成形软便，排便通畅无痛苦。

2. 对症护理

（1）帮助患者养成良好的排便习惯，做到排便有规律，定时排便。最佳时间是饭后，排便时集中精力，避免排便时间过久。

（2）如身体条件允许，排便时最好采取蹲姿，增加腹肌张力，促进肠蠕动。长期卧床的晚期患者应按时给予大便器，刺激排便，提供隐蔽排便环境，最好采取坐姿或适当抬高床头，以增加腹内压利于排便。

（3）适当口服缓泻药，减少粪便水分的吸收，刺激肠蠕动。但应注意，长期使用或滥用会引起药物的依赖性而出现慢性便秘。常用药物有：①番泻叶，含蒽醌，性苦寒，取 3 ~ 5g 代茶饮；②果导片（酚酞），每日 1 次，睡前服用，每次 2 片。

（4）肛门用药可软化粪便，解除便秘，适用于长期卧床的便秘患者。如效果欠佳，必要时给予灌肠通便。常用药物有开塞露、甘油栓等。

3. 中医护理　腹部按摩，用手自右顺结肠方向向左环形按摩十次，促进肠蠕动；用手指轻压肛门后端也可促进排便；茱萸加粗盐热敷腹部、大黄粉外敷神阙穴能有效减轻患者腹胀便秘；艾灸关元、气海、中脘、神阙、双足三里穴对患者气虚便秘有良好效果。

4. 心理护理　保持良好精神状态，指导患者培养和建立积极乐观的人生态度，养成健康的生活方式，消除紧张因素，克服不良情绪。

5. 生活护理

（1）适当增加活动量　根据晚期患者个人的身体状况进行一些适宜的活动，卧床患者可进行床上活动或在他人协助下进行被动活动。

（2）增加适量的纤维素　增加水分摄取以及鼓励饮用果汁等。蜂蜜营养丰富，滋肺润肠。尽量通过改善食物内容而增加天然的轻泻作用。

6. 健康指导　护理人员在向患者做健康教育时，应使其了解影响排便的因素和有关排便的知识。指导患者多吃富含纤维素的食物，增加饮水量，适当运动等。

八、大小便失禁

（一）概述

大便失禁（fecalincontinence）：当患者的肛门括约肌失去了控制能力时，排便就不再受意志支配，会在毫无知觉的情况下排便。小便失禁（incontinenceofurine）：尿液失去意志控制，不由自主地流出即为尿失禁。大约 50% 的临终患者都有大小便失禁症状。

（二）原因

在生命终末期，尤其机体极度虚弱、中枢神经对大小便失去控制、外周神经损伤、相关肌肉受损、肿瘤压迫尾骶神经、肿瘤颅内转移，甚至相关脏器功能直接受损等一系列原因，均可导致大小便失禁情况。

（三）临床特点

1. 主观症状　不能控制排尿排便，会阴肛周局部皮肤有瘙痒、灼热等。

2. 客观症状　大小便不自主排出，肛周、会阴及臀部皮肤出现红肿、潮湿、糜烂，甚至破溃出血等。

（四）护理评估

1. 一般资料　评估患者的病情、自理能力、皮肤完整性、药物及环境因素等。了解患者排便排尿习惯、排泄量、次数、伴随症状，观察排泄物的性状、颜色、量等。

2. 辅助检查　尿便常规等检查、尿动力学检查等。

（五）护理措施

1. 病情观察　观察患者排泄情况，掌握排尿排便的时间、量、次数及皮肤情况，如有异常，报告医生，对症处理。

2. 对症护理

（1）大便失禁护理 定时给予便盆或每日提醒患者大便。必要时使用成人纸尿片，但最好先和患者商量，征得同意，以减低患者心理上的不适应和反感。如有腹泻情况，应特别留意患者饮食，避免太多纤维类的食物，以降低肠蠕动，直至患者情况改善。

（2）小便失禁护理 定时给予便盆、小便壶，或提醒患者小便，必要时使用成人纸尿片。使用纸尿片时要注意患者有无皮肤发红、湿疹，或尿片破损等情况，以防失禁性皮炎或压疮。鼓励患者适量进水，以降低尿道感染的发生。

（3）皮肤护理 保持皮肤清洁、干燥，防止失禁性皮炎发生，可用温水洗净臀部，可选用油膏、氧化锌油、伤口敷料等皮肤保护剂。避免皮肤长期接触刺激物。

3. 心理护理 做好心理疏导，解除患者的心理压力和不安情绪。

4. 生活护理 居室应保持通风良好、空气新鲜，以减低患者心理上的不快及不安。可使用胶单及横中单或纸尿片，注意及时更换，以保持床褥清洁。

5. 健康指导 指导家属或照顾者正确的护理方法及注意事项，根据患者的病情需要，选用合适的辅助用具，如使用低热吹风机烘干肛门，保持皮肤清洁干燥等。

九、水肿

（一）概述

水肿（edema）是指人体组织间隙有过多的液体积聚所产生的组织肿胀症状。临终患者尤其是癌症末期合并水肿是常见的症状。

（二）原因

水肿产生的主要原因有血液或淋巴循环回流不畅、营养不良、血浆蛋白低下、肾脏和内分泌调节紊乱。肢体不对称肿胀可能是因淋巴液的通道被肿瘤压迫。许多恶性肿瘤细胞会造成液体由淋巴管漏到组织或腔隙，因淋巴液富含蛋白质，使得细胞间胶体渗透压上升，吸引水分，造成水肿。

（三）临床特点

1. 主观症状 患者常感到患肢有沉重、不舒服的感觉，主诉水肿部位有紧绷、肿胀和刺痛感。

2. 客观症状 全身性水肿常为对称性，一般以下垂部位最为显著，多表现在组织松弛的部位，如眼睑、面颊、踝部及阴囊等处。局部性水肿则可发生在身体任何部位。临终患者水肿一般表现为局限性，也有患者在疾病末期因全身脏器功能衰竭，营养不良，导致全身性水肿。水肿部位肿胀、皮肤绷紧、弹性降低、组织重量增加，皮肤破损处可有组织液溢出。

（四）护理评估

1. 一般资料 评估水肿的部位、时间、范围、程度、发展速度，与饮食、体位及活动的关系，伴随症状，治疗情况，既往有无心脏病、肾病、关节炎等病史，患者的心理状态。观察生命体征、体重、营养状况、有无胸水和腹水征。

2. 辅助检查 酌情进行进一步检查，如全血细胞计数、血浆蛋白、电解质、血肌酐及尿素氮等测定。根据实验室检查结果，可判断水肿的类型，如肾源性水肿常有蛋白尿、血尿、肾功能异常；肝源性水肿以腹水为主要表现伴有肝功能异常。

（五）护理措施

临终患者水肿症状护理的目标主要是预防感染，通过加强皮肤护理、加压处理、运动及按摩四肢等措施减轻患者的不适。

1. 病情观察　监测生命体征和体重变化，必要时记录 24 小时出入量。

2. 对症护理

（1）轻度水肿患者限制活动，重度水肿绝对卧床休息，取适宜体位，注意抬高患肢。

（2）限制钠盐和水分的摄入，饮水量视尿量而定，必要时遵医嘱使用利尿药或其他药物，以减轻患者的不适。

（3）针对上下肢水肿制作袖套达到加压的效果，增加末梢肢体的液体回流，限制淋巴液在肢体的蓄积。阴囊水肿者可用托垫将阴囊托起；女性会阴部水肿者，避免用力擦洗，使用柔软纱布蘸洗；眼睑、面部水肿者可垫高枕头。操作时避免拖、拉、拽。

3. 饮食护理　根据病情摄入适当蛋白质，水肿严重者短期内给予无盐饮食，多食利尿消肿的食物，如绿豆、冬瓜、芹菜、土豆等，避免腌制食物和含钠高的饮料。

4. 生活护理　做好口腔及皮肤护理，观察皮肤完整性，保持床单柔软、干燥无皱褶，预防压疮的发生。给患者准备的衣物要宽松，避免过紧的衣物和鞋子。

5. 健康指导　告知家属水肿发生的原因及治疗护理措施，指导患者或家属配合限盐限水。

十、皮肤瘙痒

（一）概述

皮肤瘙痒（pruritus）是指自觉全身或局部皮肤瘙痒而不见原发性皮肤损害。癌症患者约有 10% 会出现该症状。对患者而言，皮肤瘙痒虽然不是致命的症状，但会令患者感到非常不舒服和烦躁，甚至影响休息和睡眠。

（二）原因

皮肤瘙痒症的病因尚不明了，多认为与某些疾病有关，如糖尿病、肝病、尿毒症、带状疱疹等；同时还与一些外界因素刺激有关，如温度变化、毛衣刺激或用肥皂洗澡后。有学者认为，瘙痒是由位于表皮、真皮之间结合部或毛囊周围游离神经末梢受到刺激所致。患者搔抓后导致局部皮肤损伤，损伤后又可引起瘙痒，如此恶性循环。

（三）临床特点

1. 主观症状　患者有瘙痒的感觉，并想搔抓来缓解症状。

2. 客观症状　由于持续瘙痒难忍、搔抓，在患者身上可观察到皮肤破损、抓痕、血痂、色素沉着、苔藓样变化、继发感染等。

（四）护理评估

1. 一般资料　评估瘙痒的部位、广泛性还是局限性、开始时间、持续时间；个人卫生情况，例如洗澡频率、护肤习惯；患者的过敏情况。

2. 诱因　错误的护肤方式和某些生活习惯会加重瘙痒程度，例如，用热水烫敷瘙痒处、过于频繁清洗皮肤、使用碱性肥皂等。

3. 辅助检查　血液中胆红素增高提示有胆盐沉积在皮肤；血中尿素氮、肌酐增高，皮肤易有尿毒霜蓄积；嗜酸粒细胞增多提示患者可能有过敏。

（五）护理措施

1. 症状观察 患者皮肤是否清洁，有无发红、红疹、红斑、荨麻疹、黄疸、皮肤破溃、脱屑等情况。

2. 皮肤清洁 注意皮肤卫生，避免频繁洗澡，建议冬季给患者每周擦浴2次，夏季可每天温水擦浴，忌用碱性肥皂。适当使用护肤用品，特别是干燥季节可于浴后轻轻在患者皮肤上抹一些不含酒精的乳液，以缓解皮肤干燥。

3. 衣物选择 临终患者贴身衣物尽量选择质地柔软的纯棉制品，避免毛衣类、人造纤维类衣物直接接触皮肤造成刺激。

4. 对症处理 使用低浓度类固醇霜剂涂擦皮肤，应用抗组胺类药物以减轻瘙痒，防止皮肤继发性损害。

5. 健康指导 皮肤瘙痒症患者忌过多食用辛辣鱼腥、酒类等，以免瘙痒加剧。

十一、恶性肠梗阻

（一）概述

恶性肠梗阻（malignant bowel obstruction，MBO）指由原发性或转移性恶性肿瘤造成的肠道梗阻，包括恶性肿瘤占位引起的机械性肠梗阻和肿瘤相关功能性肠梗阻。由于胃肠道发生阻塞或肠道无法蠕动，导致消化功能丧失，常引起恶心、呕吐及疼痛等症状。临终患者中约有3%的患者会发生肠梗阻。

（二）原因

1. 癌性病因 由癌症播散（小肠梗阻常见）和原发肿瘤（结肠梗阻常见）造成。恶性肿瘤导致的机械性肠梗阻可能合并炎性水肿、肿瘤及治疗所致的纤维化、恶病质或电解质紊乱、肠道动力异常、肠道分泌降低、肠道菌群失调等因素，使病情进一步复杂及恶化。

2. 非癌性病因 如术后或放疗后可出现肠粘连、肠道狭窄及腹内疝。

（三）临床特点

1. 主观症状 患者会出现不同程度的恶心、呕吐、阵发腹痛、腹胀、排气排便消失等表现。

2. 客观症状 查体可有胃肠型、腹部压痛、反跳痛、腹肌紧张、肠鸣音亢进或消失。

（四）护理评估

1. 一般资料 了解患者既往史、用药史，完成体格检查，重点评估消化系统症状。

2. 辅助检查 通过辅助检查进一步了解引起肠梗阻的原因，例如，腹部X线检查可诊断是否是肿瘤压迫或者麻痹性肠梗阻；CT或MRI检查可了解疾病影响的范围。

（五）护理措施

恶性肠梗阻需根据患者营养状况、预计生存期、家庭经济条件等选择治疗方案。优质的护理对提高患者生存质量有着积极的意义。

1. 病情观察 为避免因呕吐造成脱水或电解质紊乱，需要密切观察患者呕吐的频率、量和性质；观察患者是否有持续的腹部胀痛。

2. 对症护理

（1）禁食 多数肠梗阻患者需要禁食，护理时需要注意脱水情况、有无水和电解质紊乱及出入量是否平衡。对于临终患者是否要进行静脉输液，应评估患者的意愿及对其生存质量的影响，与家属共同商讨做出适宜的方案。

（2）胃肠减压 普通胃管、经鼻肠梗阻导管及经肛门肠梗阻导管均可吸出胃肠道积液、积气，降低胃肠内压力和肠管的膨胀，减轻管壁水肿及充血程度。但由于插胃管会造成患者的不适，有些患者不愿使用鼻胃管引流，因此在操作前需向患者及家属充分解释并尊重患者的意愿。减压期间护理人员向患者及家属解释禁食的重要性，妥善固定导管，保持引流通畅，观察和记录引流液性质、颜色及量，观察腹痛、腹胀、排气及排便情况。患者引流量逐渐减少、腹部症状改善、排便及排气恢复后应及时拔除导管。拔管后进流质饮食，少食多餐，以清淡饮食为宜，逐渐过渡至正常饮食。

（3）肠外营养 恶性肠梗阻患者由于长时间禁食及肿瘤原因导致分解代谢增加，容易导致患者体内脂肪和蛋白质储备大量消耗，加速恶病质。及时给予充分的营养支持，对于加快肠梗阻恢复、减少并发症及提高生存质量有重要意义。

3. 心理护理 由于对癌症的恐惧，加之肠梗阻所导致身体的不适，患者容易产生各种疑惑、焦虑及抑郁心理，甚至萌生绝望心理，表现出焦虑、不安、情绪反复无常、对生活失去信心。照护者要同情、理解患者的疾苦，给予心理安慰和支持。

4. 生活护理 当患者出现呕吐时需及时清洁口腔，消除异味，维持患者舒适。

十二、恶性伤口

（一）概述

恶性伤口（malignant fungating wound）是一种复杂且难以愈合的伤口。大部分患者的肿瘤溃疡伤口无法愈合，甚至在外科手术清创后仍会形成愈合不良的恶性伤口，因此只能实施症状控制。

（二）原因

恶性伤口发生原因有原发性、继发性或来自邻近癌细胞的扩散，使局部皮肤浸润及腐蚀所致。部分癌症患者常会出现皮肤受损的情况，直接原因是来自癌症组织的蕈状或浸润生长并穿透皮肤或转移至皮肤造成的；间接原因则包括癌症患者营养状况不良、接受放疗或化疗、活动减少所造成的压疮。由于癌细胞快速生长破坏皮肤及邻近组织，形成深层坏死性溃疡或突出性结节，外形酷似花椰菜样溃疡伤口；若侵犯至淋巴管，使血管组织间隙压力增加，周围组织血流受阻，造成周围组织缺血、缺氧、坏死，诱发恶臭、出血、疼痛及大量分泌物等症状。

（三）临床特点

1. 主观症状 主要表现为疼痛，可伴有紧绷感、感觉异常。

2. 客观症状 主要表现为恶臭、大量分泌物、出血或伤口周围突出性结节。常见于恶性黑色素瘤、口腔癌等，发生部位有皮肤、口腔、卵巢、子宫、宫颈、膀胱及肢体等。癌症的恶性伤口常见异常的组织增生，导致缺氧、感染及皮肤溃烂坏死，伤口的面积或深度会随病程进展而越来越大。

（四）护理评估

1. 一般资料 评估患者的病史、治疗情况及伤口情况，记录伤口变化，包括：①伤口的外观，如部位、大小、深度、颜色、细菌或其他微生物感染情况、渗出液量及性质、出血情况、疼痛情况及伤口有无空腔。②伤口有无特殊气味，如恶臭及其程度。③疼痛情况：评估疼痛的部位、性质、频率、强度及换药反应等。

2. 诱因　评估是否存在影响伤口愈合的因素，如心血管问题、营养状况、药物及感染等。

（五）护理措施

恶性伤口照护的主要目标是止血、减少恶臭、减少渗出液、疼痛控制与舒适护理。

1. 恶臭护理　处置方法包括清洁、清创、抗生素及敷料应用。清洁：首先用 30～50mL 针筒抽吸生理盐水，距离伤口 3～5cm 轻轻冲洗，将伤口分泌物和坏死组织冲洗干净。清洁伤口时，尽量用冲洗的方式而不用棉棒，防止棉絮残留在伤口上或造成伤口流血及疼痛。清创：一般不建议使用外科手术方式，以免增加出血及癌细胞扩散的风险。必要时使用抗生素以降低细菌引起的恶臭味。伤口必须使用密闭性敷料覆盖，以防止细菌入侵，也可使用活性炭敷料吸收臭味。

2. 分泌物护理　使用敷料前评估伤口的部位、大小、渗出液的性质和量。当伤口干燥或渗出量少时，可选择吸附性较低的敷料，如水凝胶（hydrogel）或亲水性胶体敷料（hydrocolloiddressing），以维持伤口的湿润状况；当渗出液较多时，可选择海藻胶敷料（alginatedressing）、亲水性纤维敷料（hydrofiber）、泡沫敷料（foamdressing）及不沾性伤口接触敷料（nonadherentwoundcontactlayers）；如果是口径小而深的瘘管性伤口，应避免直接使用敷料覆盖，以免伤口渗出物淤积在深处加重感染，可使用造口袋或伤口引流袋。

3. 心理护理　评估伤口对患者所造成的心理影响及家庭的应对能力。疏导患者及家属，使其了解恶性伤口愈合较慢，耐心配合护理人员做好伤口护理以免因恶臭而影响患者的心理和社交。

十三、恶病质（恶液质）

（一）概述

恶病质（cachexia）是恶性肿瘤患者普遍存在的机体自身组织被消耗的不良现象，是一种以食欲减退、体重下降、全身衰竭及糖类、脂肪和蛋白质代谢异常为特征的临床综合征。癌症患者约有 30% 会出现此症状，也是导致癌症患者死亡的主要原因。

（二）原因

恶病质的发生机制很复杂，它可发生于多种疾病，包括肿瘤、AIDS、严重创伤、手术后、吸收不良及严重的败血症等，其中以肿瘤伴发的恶病质最为常见。主要由于营养不良和肿瘤造成营养需求增加及代谢改变，患者体内的脂肪及肌肉组织被分解，导致患者日渐消瘦及免疫力下降，患者感到倦怠无力，食欲下降。具体原因如下：

1. 肿瘤因素　因癌症导致新陈代谢改变，肿瘤从人体固有的脂肪、蛋白质夺取营养构建自身，故机体失去了大量营养物质，特别是必需氨基酸和维生素。患者基础代谢率增加、分解增加，产生负氮平衡、葡萄糖不耐症、胰岛素拮抗、脂肪及肌肉组织分解增加，从而导致营养严重损耗问题。

2. 胃肠道病变因素　胃肠道肿瘤或其他病变，会直接影响到食物的摄取、消化和吸收。

3. 症状因素　当患者合并有其他症状如疼痛、味觉减退、口腔炎、口干、便秘及衰弱等，对食物的摄取就会受到影响，导致食欲不振。

NOTE

4. 心理因素　疾病及痛苦会导致沮丧、忧郁、焦虑，从而引起进食减少。

（三）临床特点

恶病质的临床特征表现为不能被常规的营养支持治疗而完全逆转的消瘦，伴有进行性发展的骨骼肌量减少。其病理生理特点为因食物摄入减少和异常高代谢导致的负氮平衡及负能量平衡。患者出现体重减轻、极度消瘦、倦怠无力、厌食、嗜睡、贫血、眼窝深陷、憔悴、皮肤干燥松弛、肋骨外翻、舟状腹、电解质紊乱等。患者容易发生感染、栓塞、心力衰竭和死亡，也会影响临终患者生活品质、社交、睡眠等。体重下降被作为恶病质突出的临床特征，约半数癌症患者存在不同程度的体重下降，约86%的癌症患者在生命的最后2周内出现体重明显下降。

（四）护理评估

1. 一般资料　根据恶病质的临床特点收集患者一般资料，评估患者是否有肌肉组织分解、脂肪组织减少、乏力、嗜睡、贫血、苍白、水肿、伤口难以愈合及压疮等；伴有食欲不振（食欲差，食量比健康时减少1/3）、乏力；3个月来渐进性消瘦，体重比原始体重（诊断时）下降≥7.5%，或IBM指标<80%。

2. 辅助检查　X线或生化检查可评估有无代谢性或疾病因素引起的食欲不振，例如，总蛋白<55g/L，白蛋白<35g/L，前白蛋白<250mg/L。

（五）护理措施

1. 营养支持　由于恶病质的病理机制复杂且不易改变，护理的主要目的是增加患者食量、改善患者食欲。评估患者味觉的改变，每日或每餐提供不同的食物，增加食欲；少量多餐；提供易于吞咽或不太需要咀嚼、易于消化的食物；给予高热量的营养补充品；营造良好进餐环境，避免任何可能导致紧张的因素，鼓励家属与患者一起进餐。

2. 预防并发症　患者因长期卧床且有不同程度的营养不良，易发生压疮，应参照第十一章第一节预防压疮相关措施来实施。

3. 对症护理　如果患者有伤口、恶臭、疼痛等问题，应在进食前半小时进行换药，给予止痛剂改善疼痛。

4. 心理护理　部分家属可能因为患者不吃或少吃而感到难过、心痛。特别是每餐为患者准备大量食物"进补"并希望患者都能吃完，护理人员要纠正家属这种做法，避免患者因吃不完而丧失信心甚至引起食欲不振。告知家属，家人的陪伴和心理慰藉对患者尤为重要。

十四、意识障碍

（一）概述

意识障碍是指人体对周围环境及自身状态的识别和察觉能力障碍的一种精神状态，严重的意识障碍表现为昏迷。任何原因导致大脑皮质弥漫性损害或脑干网状结构损害，均可发生意识障碍。随着临终患者病情的加重和恶化，患者会出现不同程度的意识障碍。

（二）原因

临终患者出现意识障碍常见脑出血、脑梗死、脑肿瘤等所致的脑血管障碍；肝昏迷、尿毒症、肺性脑病等所致两大脑半球弥漫性损害；脑炎、脑脓肿等所致的中枢感染；镇静剂、重金属中毒及全身性疾患所致的电解质及酸碱平衡紊乱等。

（三）临床特点

意识障碍主要表现为嗜睡、意识模糊、昏睡和昏迷。临终阶段的患者随着病情加重，意识的改变主要表现为：对外界刺激的反应缓慢或迟钝，如对外界刺激不能清晰地认识；空间和时间定向力障碍；理解力、判断力迟钝，烦躁不安、谵妄、幻觉、胡言乱语和昏迷。

（四）护理评估

1. 一般资料　评估患者生命体征、瞳孔、脑膜刺激征、运动功能等方面，判断患者意识障碍程度，或依据格拉斯哥昏迷评分表（glasgowcomascale，GCS）进行评判，同时结合神经系统检查，并了解意识障碍的伴随症状。

2. 诱因　注意询问药物、酒精等对脑及神经系统作用的因素。

3. 辅助检查　常规检查包括血、尿、大便常规，血糖、电解质、血氨、血清酶、肝肾功能、血气分析。特殊检查包括心电图、X 线摄片、B 超、脑电图、CT、MRI、X 线脑血管造影等。

（五）护理措施

1. 病情观察　注意生命体征的观察及意识、瞳孔的变化，动态评估格拉斯哥评分。把握患者清醒的时间，与其交谈，让家属和朋友陪伴在患者身旁，给予支持。

2. 对症护理　保证呼吸道通畅，患者无论取何种卧位都要使其面部转向一侧，以利于呼吸道分泌物的引流；昏迷患者有舌后坠者应放置口咽通气道。当患者有痰或口中有分泌物和呕吐物时要及时清除。根据病情遵医嘱用药控制症状。

3. 生活护理

（1）保持清洁卫生　病室要经常开窗通风，被褥、衣服要常更换。经常给患者擦身，保持皮肤清洁。以水润唇，保持口腔湿润，每天清洁口腔一到两次，去除假牙。患者眼睛有分泌物时，用手帕蘸水擦净。对眼睛不能闭合者，可给患者涂抗生素眼膏并加盖湿纱布，防止结膜炎和角膜炎的发生。

（2）补充营养　应适量给予患者高热量、容易消化的流质食物。昏迷者选择鼻饲的方式，食物可为牛奶、米汤、菜汤、肉汤和果汁等，每次鼻饲量约 200mL，每日 4~5 次。加强患者餐具的清洗和消毒。

4. 预防并发症　预防泌尿系统感染，确保患者有足够的水分摄入，大小便失禁及时擦洗，保持外阴清洁干燥。女患者每天清洗会阴部，做好月经护理。床面保持清洁干燥，每两小时翻身一次。每次变换体位时，轻叩患者背部，以防吸入性或坠积性肺炎的发生。帮助患者各关节处于功能位置，以预防手足的痉挛、变形。

5. 健康指导　评估患者家属对意识水平改变的了解。鼓励家属为患者提供其熟悉的物品（如相片等），帮助患者恢复记忆。鼓励患者及家属表达自己的想法或感受。对昏迷患者给予觉醒的刺激，如呼唤、听音乐或熟悉的声音等。

第三节　常见濒死期症状护理

濒死期（agonal tage）是临近死亡，又称临终状态或濒临死亡阶段。这也是未达到死亡的一种生命本质无法复合退化的临终阶段。随着死亡脚步的临近，临终患者的症状将更加恶化，会出现喉间痰鸣音、神志不清、指甲苍白或青紫、出冷汗、四肢厥冷等症状，最后肌肉松弛、大小便失禁、血压测不到、瞳孔散大、对光反射消失后走向死亡。此期需要护理人员提供优质的专业照护，使临终患者舒适、安详、有尊严地离世。

一、临终脱水

（一）概述

脱水（dehydration）是指个体因持续性呕吐、流汗及腹泻，导致过多水分丧失，或者因水分摄取不足所导致。临终患者随着躯体机能的衰退，对食物及水的需求越来越少，加上恶心呕吐及恶病质等因素使得脱水成为濒死期常见的症状之一。

（二）原因

引起濒死期患者出现脱水症状的常见原因有厌食、不思饮食水；呕吐、禁食引起的等张性脱水；发热又无法经口补充水分所引起的高钠性脱水及过度使用利尿剂引起的低钠性脱水等。

（三）临床特点

患者会有口腔干燥、咀嚼和吞咽困难或疼痛现象，还包括体位性低血压、皮肤干燥、便秘、虚弱、抽搐、躁动不安及意识障碍等表现。有些患者可因脱水而影响原有的躯体不适症状，例如因水分减少从而减轻了水肿或腹水症状。

（四）护理措施

临终脱水症状的护理应根据个人表现的症状给予相应护理。例如，口腔干燥者要注意保持口腔湿润，可以利用棉签蘸水湿润口唇，涂抹润唇膏或橄榄油。鼓励患者少量多次饮水。皮下点滴注射是既方便又不造成患者太大伤害的补液方式，一般以每天尿量加至少 500mL，或每天给予 1500～3000mL 的液体。部分家属见到患者日渐消瘦、无法进食，会要求给予静脉输液，此时需要评估患者的意愿，权衡静脉输液对患者的利弊，澄清不予输液并不是放弃，而是考虑到输液后反而造成患者水肿、分泌物增加及穿刺的痛苦。

二、死前喉鸣

（一）概述

死前喉鸣（deathrattle）又称死前咯咯音。临终患者由于衰竭无力无法将聚集在喉部或气管的分泌物排除，呼吸时气流流经积存的分泌物时产生"咯咯"声。在生命末期，临终喉鸣发生率为 30%～50%，常见于极度虚弱和濒死状态的患者。

（二）原因

患者呼吸时出现类似"咯咯"音的喉鸣，是因为患者肌肉逐渐无力，使得喉头的分泌物无力吞下或咳出，积攒在喉头而随着呼吸发出的声音。

（三）临床特点

患者可能出现一声或数声持续时间较短的剧烈的吼声，张口费力呼吸且频率较快，中间有 10～30 秒的呼吸暂停现象，然后迅速进入死亡状态，可能伴有四肢挣扎。

（四）护理措施

1. 体位护理　帮助患者翻身侧卧或抬高床头以利于呼吸。采取侧卧位以利于口水流出或把头抬高以利于吞咽。如果出现呼吸暂停现象，可把床头摇高或用枕头把头垫高。

2. 心理护理　安慰患者家属并解释此种声音常是死亡前的征兆，并不是呛到或不舒服。患者家属可以紧握患者的手，抚摸患者，语言安慰患者。

3. 呼吸道护理　吸痰对濒死期患者帮助不大，多数患者尤其是深部的痰液不宜吸出且增加痛苦，如果是位置较浅、在喉部的分泌物可把床上升 30 度，使口水能吞入，必要时可轻柔抽吸痰。

4. 药物护理　适当使用药物，可用抗胆碱类药物如阿托品、莨菪碱类药物减少呼吸道分泌物，或通过雾化吸入稀释痰液。如合并液体过多或心力衰竭，使用利尿药。

三、谵妄状态

（一）概述

谵妄（delirium）是一种以兴奋性增高为主的高级神经中枢急性活动失调状态，是在意识清晰度降低的同时，表现有定向力障碍，包括时间、地点、人物定向力及自身认知障碍，并产生幻觉、错觉。幻觉以幻视多见，内容多为生动、逼真而鲜明的形象，如看到昆虫、猛兽、鬼神、战争场面等。

（二）原因

谵妄状态的原因常是多方面的，包括器官衰竭、镇痛不充分、中枢神经系统疾病和感染环境及药物作用等。

（三）临床特点

谵妄最显著的症状是患者意识模糊伴有对时间、地点、人物的定向紊乱，很难集中注意力，对每天经常发生的事情和日常常规活动往往发生错乱，以及性格和情绪改变。

谵妄可分为活动过多型和过少型（活跃型谵妄和安静型谵妄）。

1. 活动过多型　亦称为活跃型，表现为突然发作，兴奋，躁动不安，通常尝试拔除导管，定向力丧失，知觉紊乱，幻觉、错觉，行为无组织、无目的，思维混乱，语无伦次，短期记忆丧失，情绪不稳定或有攻击性。

2. 活动过少型　又称为安静型，其特点是退缩，情感贫乏，淡漠，昏睡及反应下降。

（四）护理措施

1. 安全护理　患者出现烦躁不安的情形时，注意保护其安全，避免受伤，尽量减少甚至避免约束患者。评估及改造环境，以防患者跌倒或受到意外伤害，如移去一些患者伤害自己的物品或设备，摘除活动假牙、耳环、发夹、戒指和手表等物品。若患者平时戴眼镜或助听器，在谵妄时应戴上，以帮助患者能够看清或听清，使患者有安全感。若患者要求下床，应评估安全性和患者体力。

2. 药物护理　对症控制症状可使用氟哌啶醇、咪达唑仑、苯巴比妥等。注意药物使用剂量、次数及方法。观察药物不良反应。

3. 稳定情绪　对发生谵妄且思维混乱的患者，反复给予讲解，促进认知功能的恢复，并给予一定的暗示。对产生幻觉的患者，用亲切的语言耐心解释，反复讲解目前的真实情况，用医护人员及亲人的关心，阻止幻觉的延伸。照护者在患者情绪稳定的时候，呼唤患者的姓名，并告之所处环境、时间等信息，帮助恢复定向力。

4. 环境护理　减少噪声，保持安静，工作人员及家属说话轻声，避免在病房中交谈，避免重物撞击，避免其他患者围观，避免一切激惹因素，以熟悉的环境、事物来缓解患者的焦虑不安。如携带家中熟悉的物品、习惯穿着的衣物等。白天保持明亮的光线，不要拉起窗帘；夜间尽量减少光源，帮助患者矫正日夜颠倒的情形。

5. 健康指导　告知家属可能引起谵妄的原因，解释病情以减少家属的恐慌。

四、感知觉减退

（一）概述

临终患者的视力、触觉、嗅觉和听力都有减退，听力是临终患者最后消失的感知觉。

（二）原因

濒死期神经机能的退化所导致。

（三）临床特点

临终患者视觉模糊，触觉不敏感，最后消失的感知觉是听力。

（四）护理措施

1. 房间宜使用柔和的灯光，避免光线直射眼睛。通过目光和眼泪领会临终患者心灵与情感的信息。

2. 无论患者有无回应，都应坚持与患者对话，并鼓励患者家属与患者做最后的交流道别，说出感受，表达爱意，即使患者可能不会有任何回应。尤其是在患者弥留之际，家属与患者之间的情感沟通、守护陪伴及握手触摸等可以起到安抚、减轻痛苦和恐惧的作用和意义。

3. 可以适当播放舒缓音乐，创造安宁氛围。

五、皮肤湿冷

（一）概述

濒死期患者出现手脚冰冷，身体低位或末端的皮肤颜色逐渐变深，有时会出冷汗。

（二）原因

濒死期患者会出现血液循环变慢或血压下降、周围血管痉挛、极度虚弱、营养不良，而导致皮肤湿冷。

（三）临床特点

全身皮肤苍白湿冷、四肢末梢冰冷，靠床侧的皮肤颜色变深或出现紫色的瘀斑，皮肤可能有散在出血点，肌肉松软无弹性、色泽暗淡，口唇甲床呈灰白或青紫色。

（四）护理措施

1. 适当保暖，可以使用暖灯但不可使用电热毯或热水袋，以免皮肤烫伤。不必加盖棉被，以免让临终患者感到非常沉重，难以忍受。

2. 协助翻身，取舒适的体位，可温柔地按摩患者的四肢，改善外周循环。

3. 维持皮肤清洁，可给予温水拭浴。

【思考题】

1. 陈奶奶，78岁，因"在家中不慎跌倒致右股骨颈骨折，疼痛难忍"收住入院，两年前被诊断为肺癌，曾做过化疗和放疗。此次住院期间，她拒绝使用吗啡，害怕成瘾。针对此案例，请思考以下几个问题：

（1）如何评估陈奶奶的疼痛？使用什么疼痛评估工具比较合适？

（2）如何说服陈奶奶使用止痛剂？

（3）吗啡的使用原则和护理要点有哪些？

2. 对于癌因性疲乏患者，可使用哪些评估工具？如何护理？

3. 临终患者出现呕吐的原因有哪些？如何做好对症护理？

4. 当临终患者出现谵妄时，应如何做好患者的安全护理？

5. 临终患者常见的濒死期症状有哪些？正确的护理措施是什么？

第十章　常见晚（末）期疾病临终患者的护理

晚（末）期疾病是指疾病已到了不可逆转的地步，现代医疗水平已不能治愈，死亡是近期必然的事情，如恶性肿瘤晚期、器官功能严重衰竭和其他不可逆转疾病的晚期如艾滋病、永久植物人状态、运动神经元疾病、联合退行性神经性疾病等。在晚（末）期疾病临终患者面临死亡的痛苦过程中，给予其生理、心理、社会、灵性的全方位照护，协助其安宁、舒适、有尊严地走向生命终点是护理人员应尽的重要职责。

第一节　恶性肿瘤晚期临终患者的护理

恶性肿瘤晚期患者常已经历过多线抗肿瘤治疗，疾病进展迅速，不良反应和躯体症状持续加重，同时出现焦虑、恐惧及抑郁等各种心理问题和灵性不安。为此期患者提供全面的整体照护和支持，将有助于提高其生存质量。

一、概述

肿瘤（tumor, neoplasm）是指机体在各种致瘤因素作用下，细胞生长调控发生严重紊乱，细胞出现异常增殖而形成的新生物，常表现为局部肿块。其中生长迅速，侵袭性强，可以从原发部位散播到身体其他部位，对人体危害大的肿瘤被称为恶性肿瘤（malignant tumors）。

2012 年全世界有 1409.3 万人被诊断为恶性肿瘤，并致 820.1 万人死亡。预计到 2030 年，全球每年将会有 1150 万人死于恶性肿瘤。2015 年我国新发恶性肿瘤患者约有 420 万人，其中死亡人数约为 280 万人，平均每天约 7500 人，恶性肿瘤的发病率和死亡率均呈逐年持续上升态势。肺癌、肝癌、胃癌、食管癌、结/直肠癌、乳腺癌、宫颈癌及鼻咽癌为我国恶性肿瘤防治的重点。

肿瘤的病因非常复杂，目前认为，肿瘤的发生、发展与个人因素、致癌物质、烟草、膳食、活动、感染、职业暴露、环境污染、激素、免疫、电离辐射及药物等的作用密切相关。

二、临床特点

影响晚期恶性肿瘤患者生存质量的核心躯体症状主要有：癌因性疲乏、睡眠障碍、癌痛、呼吸困难、厌食/恶病质、恶心呕吐、便秘、腹泻、恶性胸腔积液及发热等。其中癌因性疲乏、睡眠障碍及癌痛是恶性肿瘤患者最常见的躯体症状。

随着疾病的进展和病情的加重，患者意识到死亡即将来临，常会出现焦虑、恐惧、抑郁、角色紊乱、预感性悲哀及绝望等心理问题和情绪反应，如担心被遗弃、担心失去尊严、担心不能维持良好的个人形象，进而出现行为退化和对家人的过度依赖，或者拒绝交流、独自垂泪等表现。此外，还会担忧家人以后生活，不舍自己的亲人和朋友，焦虑遗产的分配，遗憾自己人生的不圆满等。

三、护理措施

（一）身体护理

1. 控制癌痛　晚期恶性肿瘤患者的疼痛发生率为 60%～80%，其中 1/3 为重度疼痛。癌痛发生率较高的有骨癌、口腔癌、泌尿生殖系统癌、肺癌、胃肠道癌等。癌痛引起或加重患者的焦虑、抑郁、乏力、失眠及食欲减退等，严重影响患者的日常活动能力、自理能力和社会交往能力，大大降低了患者的生活质量。消除疼痛是患者的基本人权，对疼痛采取全程管理是控制疼痛的有效手段。

（1）评估和筛查　对门诊或新入院的患者开展疼痛的初步评估和筛查，对住院患者进行疼痛的动态评估，是有效控制疼痛的前提。疼痛的评估和筛查一般以患者为核心，主要采用数字评分法、面部表情评估法等评估患者的疼痛程度，同时对患者疼痛的性质、开始和持续时间、发作频率、缓解和加重的因素、伴随症状和情绪等进行全面评估和记录。在评估和筛查过程中，认同患者对疼痛的感知，鼓励患者表达，与患者建立相互信任的护患关系。

（2）药物镇痛　运用"三阶梯"止痛法进行科学的药物镇痛，最终使患者在夜间睡眠、白天休息、活动和工作时达到无痛状态。阿片类药物可以全程、足量应用于癌痛止痛治疗，推荐药物包括羟考酮、吗啡、氢吗啡酮、芬太尼等，其中吗啡的应用最为广泛。阿片类药物是急性重度癌痛及需要长期治疗的中、重度癌痛治疗的首选药物。长期使用时，首选口服给药，有明确指征时可选用透皮吸收途径给药，也可临时皮下注射给药，必要时给予自控镇痛泵给药。同时结合病情给予其他药物确保临床安全及镇痛效果，如抑郁、焦虑、睡眠障碍等的患者，可以应用抗抑郁、抗焦虑、促进睡眠的药物来改善患者症状，达到提高疼痛阈值，减轻疼痛感觉的作用。

（3）非药物镇痛　运用分散注意力、鼓励患者参加各种活动等非药物方法止痛，如适当体育锻炼、听音乐、阅读、聊天、看电视等。还可以在疼痛发作时，采用温水沐浴、抚触、保暖等自我调控方法来减轻疼痛。

（4）中医药镇痛　运用针灸、艾灸、耳穴疗法、穴位敷贴、穴位按摩，以及中草药等有效的中医药方法。

（5）知识宣教　重在帮助患者转变对癌痛的认知，指导患者癌痛是可控的，患者无需通过忍受疼痛表达坚强和勇敢；镇痛药产生的副作用也是可控的，强阿片类镇痛药对癌痛患者一般没有成瘾性；及早控制癌痛有助于提高患者生存质量，延长生存期；患者的用药依从性与镇痛效果密切相关等。

（6）药物疗效和副作用的观察及处理　镇痛药物使用时，要注意预防药物的不良反应，及时调整药物剂量。如阿片类药物的不良反应有恶心呕吐、嗜睡、头晕等，大多数是暂时和可耐受的，多出现在阿片类药物使用最初几天，随着用药时间延长可逐渐减轻或消失。便秘是阿片类药物终生不可耐受的不良反应，可在使用阿片类药物的同时使用润肠通便的药物进行预防和处理。告知患者应避免突然中断阿片类药物引发的戒断综合征。

（7）做好随访　建立癌痛患者信息档案，定期进行电话随访，协助和指导患者持续科学镇痛。

2. 舒适护理　通过创造干净、简洁、舒适、温馨的病房环境；维持清洁、良好的身体形象；维护患者的自尊、隐私、个人习惯；建立与周围人群良好的人际关系等促进临终患者全方位的舒适。

3. 营养支持　恶性肿瘤晚期患者常有消瘦、恶病质、乏力等与营养相关的躯体症状。根据病情在营养师的指导下为患者制订营养丰富的个性化饮食计划，有助于患者身体机能的维护和增强。一般选择易咀嚼、易吞咽、易消化、富含蛋白质和维生素的食物，少食多餐。当患者出现进食困难时，必要时进行肠内外营养。

如果出现便秘，鼓励患者多摄入富含膳食纤维的食物，多饮水；如果有呕吐，及时清理呕吐物，保持环境无异味，创造舒适的就餐环境。

4. 濒死征兆的观察　濒死征兆主要表现有面色苍白、呼吸困难、眼睛凹陷、太阳穴凹陷、耳朵冰凉透明、耳垂耷拉、角膜混浊、眼神呆滞、下唇持续青紫、吸气性呼吸困难、吞咽困难、面色黑青或铅色及前额肿胀等，护理人员应告知家属做好心理准备和后事安排。

5. 其他　实施音乐疗法、芳香疗法等减轻疲乏；鼓励散步、适当活动、睡前热水泡脚等促进睡眠；采用"腹式缩唇呼吸法"改善呼吸困难；有规律的腹部按摩及简易通便法等改善便秘等。

（二）心理护理

患者所表现的焦虑、恐惧、退化、预感性悲哀、绝望等心理问题，可以采取下列护理措施。

1. 焦虑　应鼓励家属多陪伴患者，避免患者产生孤独和被遗弃感；与患者探讨生活和工作的安排，让患者相信在自己离世之后家人也可以照顾好自己；鼓励家属多采用温柔的触摸、耐心的倾听、积极表达等方式让患者感受到被需要和爱；鼓励家属解除患者的牵挂，安排患者放心不下的事情等帮助患者减轻焦虑。

2. 恐惧　开展死亡教育，使患者意识到死亡是人生必不可少的阶段，每个人都会死亡，死亡是对人生的否定也是一种新的肯定。对有宗教信仰的患者，可进行宗教形式的安慰，如死后可以摆脱一切痛苦和烦恼进入天堂、可以见到自己已经去世的亲人等，以此来减轻患者的死亡恐惧。

3. 退化和依赖　通过让患者做一些力所能及的事情，帮助其恢复自信和自尊。

4. 预感性悲哀　与患者和家属建立融洽的关系，倾听并鼓励患者表达悲哀；建议患者和家属做渐进性的心理准备，让患者在有限的生命中好好珍惜和安排自己的人生，完成未了的心愿，可通过旅行、读书、听音乐、回顾人生等方式方法，增强自信心。

5. 绝望　对患者表示同情和理解，尊重患者的生活方式；帮助患者正确评价目前面临的情况；帮助患者制订切实可行的目标；给家属和患者提供沟通的机会，鼓励家属表达对患者的关心和爱护；鼓励患者回想过去的事情，强调其过去的成就，证明他的能力和价值；尽可能满足患者的合理需求。

6. 其他　①运用共情的方法与患者建立良好的关系，减轻患者内心的孤独和不安。②通过面对面咨询、电话访谈、团体干预、发放宣传资料等方法帮助患者进行认知重建。③通过肌肉放松训练、希望疗法、音乐疗法、指导患者冥想等，减轻患者心理不适。④严重心理障碍的患者，及时请专业心理师进行干预。

7. 心理痛苦温度计 一种快速识别心理痛苦的筛选工具。美国国立综合癌症网（National Comprenensive Cancer Network，KCCN）推荐使用心理痛苦温度计（Distress Thermometer—DT），以图表和问卷的形式由患者自评心理痛苦程度，在世界各国的肿瘤临床得到广泛应用。由 Roth 医生等首次制定，是一个从 0（无痛苦）~10（极度痛苦）的单一条目量表，用于筛查患者心理痛苦，使用此量表作为痛苦管理临床实践指南中的重要筛选工具。国外对心理痛苦温度计的测量学评估显示，将分界点定为 4 分能够得到最好的敏感度和特异性，≥4 分者为显著心理痛苦；还包括一项问题列表，分成了 5 个目录：实际问题、家庭问题、情感问题、灵性/宗教担忧和躯体症状。适用于对我国门诊及住院的癌症患者进行心理痛苦筛查，及时发现患者心理痛苦的程度和原因。

（三）社会支持

1. 个人支持系统 家人是最主要的经济和情感支持者，亲戚、朋友、同事等的看望和陪伴也能让患者得到精神上的慰藉。这些支持能帮助患者更好地应对疾病带来的痛苦，帮助患者从容地面对生死。

2. 社会福利 充分利用政府提供的医疗费用补助，包括医保和其他医疗补助等为患者提供经济支持；利用政府和社会福利组织提供的各种临终关怀场所开展临终关怀服务。

3. 社会工作者 帮助患者及家属做出临终医疗选择；给予患者及家属情绪支持和心理疏导；帮助维护患者家庭结构和功能的完整性；进行资源的整合来满足患者需求；给予家属哀伤辅导；积极开展临终关怀的教育推广工作等。

4. 志愿者 可以为患者提供生活上的照料、情绪上的疏导，还可以帮助患者和家属与外界进行沟通等。

5. 民间组织 通过社会团体的广泛宣传、基金会和慈善机构提供必要的经济和物质保证等方式，为临终患者提供生活、医疗、护理及康复等多方面的支持。

6. 宗教组织 针对有宗教信仰的患者，可以鼓励其主动参加宗教活动，利用宗教对死亡的认识完成对死亡的超越。也可以鼓励熟悉的教友或其他德高望重的宗教人士多陪伴患者，进行适当的宗教活动或仪式，帮助患者更好地认知和接受死亡。

（四）灵性照护

1. 同理心 能让患者感受到理解和尊重，建立信任关系，进而有利于患者情绪的表达。当患者表现出明显的情绪、提出存在的质疑、信仰上的冲击、不合理的要求治疗、拒绝治疗、重复询问一个问题等情况时，先用同理心进行响应，引导患者将问题背后的真正需求表达出来。

2. 生命价值转换 让患者认识到生老病死是自然规律，疾病和死亡不是对生命的惩罚，也不是对人生的否定。生命的价值在于宽度而不是长度，生命存在的每一天、每一分钟都应该好好珍惜，学着活在当下。帮助患者重新探索剩余生命的价值和意义，重新燃起生活的热情。

3. 生命回顾 通过鼓励患者回顾人生，重温生命中难忘的、幸福的瞬间，以及耐心倾听患者讲述自己一生中成功的、引以为豪的经历等方式，让患者从回忆中总结自己一生的意义和

NOTE

价值，寻找生命中尚存在的遗憾和不完美，利用有限的时间完成未完之事，让人生更加圆满。

4. 宽恕与被宽恕　注意观察和了解患者生命中是否存在不和谐的重要的人际关系，以及是否存在一些令患者一直感到愤怒或愧疚的事情。帮助患者创造机会和条件去宽恕他人，并得到他人的宽恕，从而在死亡来临的时候得到内心的安宁。

5. 爱和被需要　患者此刻需要被爱包围，尤其是家人的爱。鼓励亲近的人通过更多的陪伴、耐心的倾听、温柔的触摸、创造良好和谐的家庭氛围等方式让患者在临终阶段感受到家庭的爱和被需要的情感。

6. 尊重患者的宗教信仰　宗教信仰是患者此刻获得灵性安宁的重要途径，医护人员不可以任何形式或语言表达质疑。陪护人员应对所有宗教信仰中的生命认知有比较充分的了解，才能在与患者的沟通中让对方感受到尊重和舒适。

7. 尊重患者的权利和选择　根据患者遗愿，协助患者书写生前预嘱、遗嘱等重要文件；对家属进行死亡知识的普及，让家属了解死亡过程中患者身心的真正需求，使家属能充分尊重患者自身的愿望，死亡来临时不做徒劳的抢救增加患者的痛苦，让患者在亲情的呵护下安然辞世。

四、常见急症护理

（一）上腔静脉综合征

1. 概念　上腔静脉综合征（superior vena cava syndrome，SVCS）是由多种原因导致上腔静脉完全或不完全受阻，回流障碍，出现急性或亚急性呼吸困难，上肢、颈静脉和颜面水肿瘀血，上半身浅表静脉曲张，甚至缺氧和颅内压升高等的一组临床症候群。恶性肿瘤直接浸润和压迫所致上腔静脉综合征占90%以上，最常见的是胸内肿瘤，其中支气管肿瘤占85%左右。

2. 护理措施

（1）病情监测　监测患者全血细胞计数和凝血状况，以便及时采取措施预防出血；监测患者白细胞计数，必要时可采取预防性使用抗生素；监测患者生命体征、体液和电解质平衡，严格控制液体出入量。

（2）呼吸监测　监测患者的呼吸，根据具体情况随时调节氧流量，高流量吸氧时注意观察吸氧的副作用；患者咳嗽时，观察是否出现胸腔内压力异常增高，以防脑供血进一步不足而发生晕厥等。

（3）水肿监测　观察患者头颈部肿胀程度、双上肢皮下瘀血和水肿程度、胸部浅静脉曲张程度等，根据病情遵医嘱用药，并记录24小时出入量；监测水、电解质平衡，尤其防止低钾血症的发生。

（4）咳嗽监测　指导患者有效咳嗽；通过拍背、雾化吸入、药物等方法帮助患者排痰；对于痰液难以排出者，可行吸痰器吸痰；密切观察痰液的量、颜色、性状等，及时发现疾病的发展；刺激性干咳的患者，可以适当口服镇咳药；床旁备负压吸引设备，防止窒息发生。

（5）皮肤护理　由于水肿，患者皮肤容易破溃感染等，应禁用热水袋，定时翻身并禁止托拉拽的动作，穿纯棉柔软衣物并勤更换，保持床面干净、整洁，减轻局部皮肤压迫。

（6）口腔护理及饮食护理　患者常存在食欲下降、恶心呕吐、口腔溃疡等，嘱患者少食多餐、呕吐后及时清理；用碳酸氢钠或生理盐水漱口；已发生溃疡者，可在漱口溶液中加入利多卡因以减轻疼痛；提供高热量、高蛋白、高维生素、易消化及低钠饮食，营造良好的就餐环境。

（7）心理护理 由于呼吸困难、水肿等症状使患者常出现焦虑、恐惧等问题，护理人员应通过倾听和触摸等方式表达同情和理解，给予心理疏导，满足患者生活和心理需求。

（8）静脉输液的护理 宜选用下肢静脉或股静脉输液，药液经下腔静脉回流至右心房，可减轻大量输液引起的上腔静脉压迫症状；注意密切巡视，保持输液管道的通畅，及时更换液体。

（二）高钙血症

1. 概念 高钙血症（hypercalcemia）是指血清钙离子浓度高于 2.75mmol/L，使患者的神经、肌肉兴奋性降低，出现淡漠、反应迟钝及行为异常等神经系统症状，血压升高、心律失常等心血管系统症状，恶心、呕吐等消化系统症状及肾脏损害等。血清钙超过 3.75mmol/L，称为高钙危象，可出现谵妄、惊厥、昏迷等危及生命。伴发高钙血症频率较高的恶性肿瘤有肺癌、乳腺癌、血液系统肿瘤、头颈部肿瘤、肾癌、前列腺癌等，其高钙血症发生率为 15%~20%。

2. 护理措施

（1）皮肤瘙痒 钙盐沉积于皮肤引起皮肤瘙痒，可给予炉甘石洗剂涂抹止痒，并嘱患者穿棉质衣物，减少对皮肤的刺激。

（2）心理护理 高钙血症常出现在肿瘤晚期，患者常需卧床制动，因而出现焦虑、恐惧、悲观、绝望等心理，护理人员应给予积极关注，耐心倾听，让家属多陪伴患者，使其享受家庭亲情的温暖，以稳定患者的情绪。

（3）对症处理 对症处理疼痛等躯体症状的同时，密切监测血钙水平，预防高钙危象的发生。

（三）出血

1. 概念 出血（hemorrhage）是指血液从血管或心脏流至组织间隙、体腔或体外的现象。经统计，约20%的癌症复发患者存在出血症状，如头颈部的肿瘤患者，约11.6%死于出血，约5%死于颈动脉破裂；急性髓样白血病患者，最后阶段约44%都有明显出血；肺癌患者有咯血；鼻咽癌患者鼻涕中带血；胃癌患者有呕血和黑便；直肠癌患者便血；膀胱癌患者有血尿；子宫和子宫颈癌患者阴道出血，或者白带中带血等。

2. 护理措施

（1）常规护理 急性期绝对卧床休息，禁止情绪激动、咳嗽、大幅度翻身等，防止出血；给予营养丰富、易消化的食物；保持口腔清洁、皮肤干燥；提供安静、舒适的居住环境；观察患者的生命体征，预防出血性休克的发生。

（2）出血护理 根据不同的疾病，熟悉出血的观察和处理方法。如消化道出血要详细观察和记录大便的次数及性质；头颈部出血要及时清理口腔、鼻腔、气管切开等处的血液，保持呼吸道通畅。出血发生时，及时采取措施止血，迅速建立 2~3 条静脉通道，为进一步给药治疗赢得时间，同时密切观察生命体征，防止休克的发生。

（3）心理护理 出血时，患者及家属会产生恐惧心理，护理人员自身应保持冷静，动作迅速而不慌乱，给患者及家属以信任感；用深色的棉布及时吸干地面血液，防止加重患者恐惧和不适；呼吸道出血或呕血时，鼓励患者放松，尽量往外排出，谨防憋气导致呼吸道阻塞和窒息。

（四）脊髓压迫症

1. 概念   脊髓压迫症（spinal cord compression，SCC）是椎管内的占位性病变导致脊髓功能障碍的临床综合征。随着病情的进展，可造成脊髓水肿、变性、坏死等病理变化，最终导致脊髓功能丧失，引起受压平面以下的肢体运动、感觉、反射、括约肌功能及皮肤营养功能障碍，严重影响患者的生活和劳动能力。恶性肿瘤患者脊髓压迫症总发病率为 2% ~ 5%，成人最常见的是前列腺癌、乳腺癌、肺癌、非霍奇金淋巴瘤、肾癌、多发型骨髓瘤等，儿童最常见的是神经母细胞瘤、肾母细胞瘤、淋巴瘤、软组织骨肉瘤等。

2. 护理措施

（1）病情观察   密切监测脊髓压迫的先兆症状，如背部疼痛的性质，感觉障碍出现的时间、部位、范围，肢体活动度等，在患者出现明显神经损害之前得到有效的治疗。

（2）预防病理性骨折   如硬膜外肿瘤患者的脊柱稳定性受到影响，易发生骨折，要嘱患者多卧床休息，避免剧烈、大幅度活动；给患者翻身时采用轴线翻身法，避免颈、腰部用力。

（3）截瘫护理   对于截瘫患者，注意患者感觉障碍的进展情况，当进展至胸部以上时，防止发生窒息；高位截瘫患者应协助其按时翻身、多饮水、多食新鲜蔬菜和水果以促进肠蠕动，必要时可使用促进肠蠕动及导泻的药物；尿潴留患者应给予留置导尿，并定时冲洗膀胱；尿失禁患者加强皮肤护理。在康复师指导下，进行功能训练。

（4）饮食护理   进食前控制躯体的不适症状，指导患者少食多餐，食物要色香味俱全。

（5）心理护理   长期卧床、感觉障碍等使患者自理能力下降或丧失，患者常存在孤独、无用感、焦虑、恐惧等心理反应。鼓励家属多陪伴，减轻患者孤独和无用感，并针对患者的复杂心理，用同理心给予安慰，帮助患者保持乐观生活下去的动力。

（五）惊厥发作

1. 概念

（1）惊厥   当身体肌群收缩表现为强直性与阵挛性，称为惊厥（convulsions）。特点是全身性、对称性、伴有或不伴有意识障碍。

（2）惊厥发作   表现为阵发性四肢和面部肌肉抽动，多伴有两侧眼球上翻、凝视或斜视，神志不清。有时伴有口吐白沫或嘴角牵动，呼吸暂停，面色青紫，发作时间多在 3 ~ 5 分钟之内，有时反复发作，甚至呈持续状态。常见于脑肿瘤和尿毒症晚期患者。

2. 护理措施

（1）惊厥发作时应有专人守护，为防咬伤，上下齿之间塞入压舌板；解开衣领，放松裤带，托起患者下颌，头偏向一侧，清理呼吸道分泌物，及时吸痰、吸氧，防止窒息；适当固定患者的手脚，防止自伤及伤人，勿暴力按压，防止骨折或脱臼；必要时加用床档，防止坠床。并遵医嘱使用抗惊厥发作药物。

（2）密切观察生命体征及意识，记录发作的过程、持续时间、开始部位及扩散方向。特别注意神志与瞳孔变化，以及抽搐部位、持续时间和间隔时间等。

（3）惊厥发作后创造舒适、安静的环境让患者充分休息，减少对患者的刺激，保证安全。

第二节 老年人多器官功能衰竭的护理

老年人由于机体各器官退化，身体抵抗力差，很容易在老化的基础上加重或发生多种疾病。疾病导致的多器官功能衰竭是老年人的主要死因。面对即将走向生命尽头的老人，我们应该倾听他们内心的声音，了解需求，给予温暖的关爱，帮助他们拥有舒适的生活。

一、概述

老年人多器官功能衰竭指老年人在器官老化和患有多种慢性疾病基础上，由于某种诱因激发，在短期内出现两个或两个以上器官序贯或同时发生障碍继而衰竭。

中国作为发展中国家，老年人标准是指年龄大于 60 周岁的人群。1999 年中国进入老龄化社会，截止到2015 年，中国老年人口达到 2.22 亿人次，每年约有 200 万老年人走向死亡。帮助老年人管理逐渐衰退的身体，克服不良的心理情绪，寻找到生活的价值和意义，真正实现生命的尊严，保障生活的质量，进而理性、坦然面对死亡的来临，拥有无憾的人生是临终关怀的重要内容。

二、临床特点

1. 躯体症状进行性加重 老年人随着疾病的进展，一般会出现身体机能的全面减退，如代谢能力降低，智力和记忆力减退，易疲劳，肌张力低下，反应和动作迟缓，免疫力低下，视力、听力、运动能力下降，尿频和尿失禁等。此外，老年人平均同时可患有 4～6 种疾病，如高血压和动脉硬化、老年性白内障、前列腺增生症、老年性阴道炎、老年骨质增生症、老年性痴呆和老年期忧郁症等。随着疾病的进展，老年人常可能出现心、肺、肝、肾、脑等多器官功能衰竭从而危及生命。进入临终阶段，老年人多有循环、呼吸的衰竭，如脉搏跳动快而不规则，并逐渐减慢直至消失；呼吸深浅、快慢不一；出现呃逆、恶心、呕吐、腹胀、大小便失禁或便秘、尿潴留等；皮肤湿冷、苍白、发绀、松弛；面肌消瘦、皮肤铅灰、鼻翼扇动、眼神呆滞、瞳孔固定、对光反射迟钝等表现。

2. 心理痛苦逐渐增加 老年人从工作岗位上退下来，社会生活环境发生了巨大变化，身体机能逐渐衰退，身边的老朋友逐渐疏离甚至死亡，社交圈子越来越小，语言和社交能力及自信心逐渐减退，可能出现情绪和行为的改变，人格改变，睡眠障碍，甚至出现人际交往障碍。孤独感与日俱增，内心深处的缺憾和忧郁，对孤独和死亡的恐惧，对生命价值和意义的追寻等都难以倾诉。

三、护理措施

（一）身体护理

1. 创造整洁、舒适的环境 保持室内空气新鲜，维持适宜的温度和湿度；每天开窗通风 2次，每次至少 30 分钟；临终老人眼角常有分泌物积聚，注意保持病室光线适宜，避免强光刺激，并做好眼睛保护；床上用物及时更换、清洗，注意清除各种室内异味；物品摆放整齐，可以适当进行装饰，增加病房的温馨感；保持病室安静，不随便议论患者或他人病情。

2. 皮肤护理　尿失禁者进行留置导尿或使用成人尿不湿；出汗时及时擦干并更换衣物；经常进行会阴清洁，保持会阴干燥；每 2 小时为生活不能自理的患者进行翻身，注意皮肤观察，防止压疮形成；帮助或协助洗头、洗澡，保持身体清洁。

3. 口腔卫生指导　有自理能力的老年人进行口腔卫生清洁，并观察口腔黏膜情况；为生活不能自理的老人做好特殊口腔护理，并根据患者的口腔卫生情况选择适当的漱口溶液。

4. 饮食护理　选择营养丰富及易于咀嚼、消化、吸收的软质食物；没有生活自理能力的患者，护理人员应协助喂食，并注意喂食的速度、温度、量，注意防止呛噎或烫伤等；如需鼻饲，则按照《基础护理学》鼻饲法的要求进行。

5. 谵语或躁动的护理　加强巡视，采取保护措施如床旁加防护栏等以免坠床摔伤；有谵语时，可指导家属陪伴在患者身旁，通过身体的触摸、轻声的呼唤或交流使患者感受到安宁。

6. 密切观察生命体征变化　遵医嘱及时为老年人测量生命体征，并做好记录，发现异常及时告知医生；如果出现体温持续低于36℃以下、脉搏细数、呼吸节律不齐或呼吸暂停、血压持续偏低等都是生命垂危的表现，应引起重视。同时注意观察老年人有无皮肤出血、渗血、血尿、血液高凝状态等微循环障碍表现，以及有无意识障碍和瞳孔散大等神经功能障碍表现。

7. 对症护理　临终老年人常伴有慢性疾病而存在循环、呼吸功能障碍，水肿，出血，疼痛等身体不适，应积极采取措施，对症处理。老年人发生呼吸器官衰竭时，呼吸道分泌物多，呼吸困难。此时最重要的措施是保持呼吸道通畅，护理人员可轻叩老人背部协助排痰，配合雾化吸入，必要时使用负压吸引器吸出痰液；根据呼吸困难程度给予氧气吸入，纠正缺氧状态，改善呼吸功能。循环系统衰竭时，注意输液速度不宜过快（建议小于 40 滴/分），让老年人取半卧位休息；气短严重伴心慌时，给予端坐卧位，双下肢下垂；使用强心利尿剂和血管活性药物时，注意用药反应。肾功能障碍时，注意严格记录出入量，防止水中毒或高钾血症，必要时行血液透析。密切注意老年人有无微循环障碍，有无高凝、栓塞或出血倾向，如呕血、便血、泌尿道出血或颅内血肿等，及时实施相应抢救措施。老年人出现躁动不安时，应加床档予以保护，慎用镇静剂。对于晚期患者的疼痛护理，根据病情选择最有效的药物和方法控制。

（二）心理护理

1. 目光交流　用充满关爱的目光静静地、祥和地凝视老年人，让临终老年人感受到护理人员的关切、爱心和温暖，向老年人传递出感恩、真诚、尊重、了解、信任和勇气等，能帮助老年人克服内心的焦虑、恐惧、孤独等情绪。

2. 倾听与交谈

（1）用爱去倾听与交谈　不管他们语速快慢、情绪高低、内容是否重复、是否有趣，护理人员应耐心倾听他们的讲述，并适当用目光或肢体表达理解和赞许。

（2）技巧性地倾听与交谈　护理人员取合适的体位，与老年人保持适当的距离，视线与老年人平行或略低，倾听过程中通过表情、声音、动作等向老年人传递理解和耐心；老年人开心时，跟着他们一起开心，老年人悲伤时，跟着沉重，可以默默给予拥抱、拉着老人的手等，表达同情与分担。

（3）创造和谐的交流环境　护理人员应创造安静、舒适的环境与老年人进行交流。遇到表达困难或记忆力受损影响交流的老年人，不能流露出不耐烦的情绪；遇到老年痴呆症患者，不因他们重复讲述相同的内容而表现出厌烦，不提醒他的重复，也不打断他的讲话，每一次都像第一次听到一样，充满好奇和兴趣。

3. 音乐疗法　在临终老年人的陪护中，音乐歌唱和经典诵读这些活动可以帮助老年人排遣孤独，减轻死亡的恐惧。在具体操作中注意以下两点。

（1）选择节奏舒缓的民歌、流行音乐、宗教音乐均可，伴奏声音控制在 40 分贝，每次活动 1 个小时左右为宜。

（2）经典的诵读活动开始前需要准备好大号字体的书籍，最好邀请几位老年人共同参与，提前通知老年人做好准备，如吃药、上厕所、喝水等。诵读以深情舒缓、不急不躁为宜，诵读过程中注意观察，如有身体不适，及时停止，每次 1 个小时左右为宜。

4. 不宜催促　由于身体机能的老化和退行性改变，老年人的思维、反应变得迟钝，肢体运动变得缓慢，只适合慢节奏的生活。面对以下情况，医护人员切忌催促老人：①谈话时，催促让老年人产生压力，甚至拒绝交流。②走路时，催促容易出现跌伤。③做决定时，催促容易让老年人情绪激动，血压上升，觉得自己的想法和尊严没有得到尊重，或者做出错误的决定。④起床时，催促容易使老年人在快速起床过程中出现心脑血管意外。⑤吃饭时，催促容易导致胃肠道疾病或发生哽噎、呛咳。

5. 适当抚触　抚触有利于老年人消化功能的调节、睡眠的改善，也有利于减弱老年人的应激反应，提高抵抗力，增强抗病能力。在抚触过程中应注意：①抚触开始于彼此建立了基本信任的基础上。②握手的方式可以用于所有的老年人，但是亲吻、拥抱等抚触方式在异性老年人身上慎重使用。③抚触应该从轻缓开始逐渐跟进。④抚触的部位应根据老年人的性别、身体状态、体位、习惯等来选择。⑤注意使用抚触过程中的安全性，避免使用不当造成老年人身体和心理伤害。

（三）社会支持

中国社会体系在尚未准备好迎接人口老龄化的前提下出现了未富先老的局面，老年人的关怀必须动员全社会广泛的力量来参与。

1. 子女仍然是呵护老年人的主体，子女应该多陪伴老年人，减缓老年人内心的孤独和对亲情的渴望。

2. 政府在逐渐加大对临终关怀事业的投入，逐渐完善社区和居家临终关怀护理模式，满足老年人的临终关怀服务需求。

3. 社会团体广泛参与：广泛发动社会慈善机构、养老机构、临终关怀团体、社工团体、志愿者团体等为临终老年人提供服务。尤其是"空巢老人""独居老人"等更应该成为社会团体关注的重点对象。

（四）灵性照护

如何帮助老年人在人生最后阶段寻找到人生的价值和意义，真正有尊严、安详、幸福地生活是老年人灵性照护的主要任务。

1. 帮助患者获得强大的内心支持　采用积极的关注、鼓励的话语、肯定的态度、贴心的照护和专业的心理支持等帮助临终老年人获得强大的心理支持，形成内心坚定的信念。在生命的最后时刻，坚定的信念能帮助老年人正确对待他人的误解和偏见，战胜死亡的焦虑和恐惧，以平和、自信、快乐的方式度过生命最后阶段。

2. 尊重患者的宗教信仰 即便是没有明确宗教信仰的患者，内心也常常存在某种宗教信仰的倾向，陪护人员积极发现并鼓励和支持患者遵从自己内心的信仰。护理人员应为有宗教信仰的患者提供条件，开展宗教活动，使患者得到内心的安宁。

3. 从宽恕和被宽恕中得到内心的安宁 患者能在宽恕和被宽恕中得到人性的升华，人生变得更加圆满。

4. 反向关怀 护理人员可就人生的重大问题和生活的重要事件积极地向临终老年人请教，让临终老年人利用自己丰富的人生经验来帮助陪护者，从而释放出反向关怀的光辉，使陪护者受益，使临终者感受到快乐和成就感。

第三节 儿童白血病晚期患者的护理

据国内外资料报道，儿童恶性肿瘤的发病有上升趋势。在发达国家，恶性肿瘤是造成 1～14 岁儿童死亡的主要原因，主要恶性肿瘤包括白血病、脑肿瘤、淋巴瘤和神经母细胞瘤、肾母细胞瘤。白血病是儿童肿瘤中最常见的一种，约占儿童恶性肿瘤的 1/3。

一、概述

白血病（leukemia）是造血系统的恶性增殖性疾病，是严重威胁小儿生命和健康的疾病之一。小儿时期发生的白血病多为急性白血病。据统计，中国每 10 万人中有 2.4 人患白血病，每年有 3 万余人死于此病。白血病的病因至今尚不明确。较多的证据认为与某些病毒感染有关，或与过量接触放射性物质和某些化学物质如苯等有关，其次与遗传因素也有一定关系。先天性染色体异常的儿童，白血病患病率比正常儿童高 3.5 倍。孕妇早期接触 X 射线及吸烟，可使出生后儿童患白血病的危险性增加。

二、临床特点

白血病儿童如确诊时病期已晚，或经过数次化疗无法控制病情进展，或接受骨髓移植手术失败，可判断患儿进入白血病晚期病程。其临床特点如下：

1. 发热 患儿表现为急骤高热。白血病儿童由于正常白细胞尤其是成熟的粒细胞缺乏，机体的正常防御机能出现障碍，所以易引起感染可致高热。

2. 出血 半数以上的患儿伴有不同程度的出血，主要表现为鼻黏膜、口腔、齿龈及皮肤出血，严重者内脏、颅内出血，往往可造成患儿死亡。

3. 贫血 贫血为最常见的早期症状，可呈进行性加重。患儿面色、皮肤黏膜苍白，软弱无力，食欲低下。

4. 肝、脾、淋巴结肿大 急性淋巴细胞性白血病，肝、脾、淋巴结肿大较为显著，慢性粒细胞性白血病则脾肿大更为明显。

5. 白血病细胞浸润 中枢神经系统可发生脑膜白血病，患儿出现头痛、恶心、呕吐，甚至惊厥、昏迷。男孩可能出现睾丸浸润，表现为睾丸无痛性肿大。

6. 疼痛 晚期白血病患儿可由于恶性肿瘤细胞的浸润而引起骨、内脏、神经、皮肤、软组织的疼痛，以躯体疼痛为主。疼痛对于小儿来讲最敏感而且耐受性差，其年龄越小痛阈越低，对轻微疼痛刺激就可引起哭泣、烦闹、喊叫等。

7. 焦虑和恐惧 罹患白血病的重症患儿，对死亡会表现出较高程度的焦虑和恐惧。6 岁以下的儿童所反映的是一种对"分离"的焦虑；6 岁以上的儿童则对死亡有较大的防卫。同时，患儿父母也会因长期照护患儿而身心俱疲、精神憔悴、睡眠缺乏等，同时也会感受到家庭经济带来的压力。

三、护理措施

（一）身体护理

1. 对症护理

（1）发热 密切观察患儿的体温变化情况，注意观察患儿热型、热度、有无寒战等。保持环境通风，室温 22~25℃，湿度 50%~60%，衣物穿着及被服适宜；指导家人给患儿多喂水、冰敷额头及周围大血管、温水擦浴等；忌用酒精擦浴，以免增加出血倾向。高热时按医嘱给予退热药，禁忌给予阿司匹林等非甾体类解热镇痛药，以免加重出血倾向。冰敷时注意防止冻伤。

（2）出血 观察患儿皮肤、黏膜有无出血点及瘀斑；有无鼻出血、牙龈出血，有无呕血、黑便等消化道出血症状；有无头晕、头痛、喷射性呕吐、烦躁等颅内出血症状；有无血压下降、脉率增快等出血性休克症状。嘱患儿勿用力擤鼻、抠鼻，保持鼻黏膜湿润。鼻腔干燥时，予以液状石蜡油或抗生素软膏外涂。少量鼻出血时，可予 1∶1000 的肾上腺素棉球或明胶填塞，并局部冷敷；大量出血不止时，可予凡士林油纱条做后鼻填塞术。大量消化道出血时应禁食，患儿取平卧位，头偏向一侧，清理口腔血块，保持呼吸道通畅，镇静，吸氧，建立静脉通道，备血并做好输血准备。发生颅内出血时，立即去枕平卧头偏位，清理口腔内呕吐物及分泌物，保持呼吸道通畅，遵医嘱给予甘露醇、呋塞米等脱水利尿剂和地塞米松等药物快速降低颅内压。

（3）疼痛 白血病晚期患儿的疼痛控制是一个非常棘手的问题，其主要原因有两个方面：一是很难正确评估儿童的疼痛；二是如何合理地使用阿片类止痛剂。

1）儿童疼痛的评估：对每位晚期儿童的疼痛原因和疼痛程度的正确评估，是制订治疗计划的关键。由于许多有疼痛症状的儿童，尤其是幼儿不会正确表达自己的疼痛感受，因此医生和护理人员就要根据不同患儿的年龄、表达能力和接受能力选择适当的方法评估其疼痛的程度。儿童疼痛评估方法有：患儿行为观察法（仔细观察患儿的面部表情、哭闹程度和频率、睡眠规律的改变程度等）、患儿自我评估方法（疼痛文字描述评分量表法、数字评分量表法、口头评分量表法、面部表情图示法等）。对于不会讲话和语言表达能力有限的患儿主要通过观察其日常行为和表现，判断并评估患儿的疼痛状况。目前国外的一些专门收治晚期儿童患者的机构采用指距法（fingerspanscale）（图 10-1）。此法一般用于已经理解"多"和"少"概念的 2~3 岁的幼儿，该方法的特点是护理人员容易教会患儿，而患儿非常容易领会和使用。

2）止痛剂的使用：对于儿童癌症的重度疼痛应视为急症，应尽快给予止痛治疗。尽可能使用口服止痛药。克服对阿片类止痛药成瘾的恐惧，并对害怕应用阿片类药物止痛治疗成瘾的患者及家属做科学的解释。同时，将阿片类止痛药的用药剂量调整到理想止痛治疗状态，是有

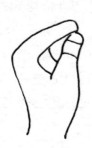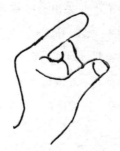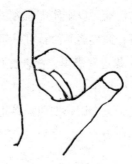

图 10 – 1　指距评分法示意图

A. 无痛；B. 微痛；C. 剧痛

效控制疼痛的关键。止痛药物应该有规律地按时给药，而不是按需给药。阿片类止痛药停药时应逐渐减量，以避免导致再次出现严重的疼痛或戒断症状。另外，注意力训练、放松训练和行为训练等辅助治疗技术，不但可以使患儿逐步适应并积极配合止痛治疗，还可以减轻患儿的精神心理症状。

2. 预防感染　白血病晚期患儿免疫力极为低下，因此工作人员和家属进出患儿房间时应采用保护性隔离措施，避免交叉感染。当患儿中性粒细胞计数≤0.5×10^9/L时，最好进入层流病房保护性隔离，减少探视，有感染症状者避免探视。接触患儿前戴口罩，并用消毒液擦手。患儿房间每天用含氯消毒水拖地、擦桌面及日常用品，每天不少于2次。早晚各开窗通风30分钟，避免对流风。

3. 营养支持　晚期患儿多伴消瘦、贫血等营养不良状况。鼓励患儿进食高蛋白、充足热量、丰富维生素的易消化饮食，加强营养，提高机体免疫力。指导患儿注意饮食卫生，避免生吃食物，防止消化道感染。保持口腔清洁，促进食欲。进餐前后、睡前、晨起常规用生理盐水、硼砂及泰唑漱口液交替漱口，必要时给予口腔护理。有龋齿及时治疗。

（二）陪伴与沟通

白血病晚期患儿因身体疼痛、长期住院而容易产生焦虑、恐惧、分离性悲哀等情绪，医护人员应鼓励父母与其他家庭成员多陪伴患儿，多与患儿沟通，多拥抱患儿，给予肢体抚触或按摩，缓解患儿的焦虑恐惧情绪，并鼓励父母及兄弟姐妹对患儿表达爱的情感。

1. 沟通原则　与患儿的沟通要遵循以下几点原则：①不要鲁莽地与孩子谈论死亡。最好由孩子来引导话题，不强迫他谈论还没有思想准备或者目前还不想谈的话题。②提倡坦诚交流。用简单而恰当的启发性语言提供信息。不要使用孩子不懂的语句进行交流。③要向孩子保证尽量减轻痛苦。护理人员要表达将会持续地照顾他，以增加他的安全感，从而减轻焦虑和孤独。④稳定情绪，多加陪伴。儿童对非语言性交流非常敏感，例如，父母的闪烁其词和回避、不诚实的回答和表情，以及父母不稳定的情绪等。⑤让孩子心中怀有希望。保持孩子心中的希望，尽量让孩子有正常的生活、交际和朋友。⑥敏锐地观察孩子的心理反应。及时了解孩子何时需要独处，何时需要分享。⑦帮助孩子找到"生命的意义"和"被爱的感觉"。让他们了解到自己的生命对于他们的家人、朋友和社会很重要。⑧识别出死亡焦虑和抑郁情绪且可能有自杀倾向的孩子。必要时给予心理咨询与治疗，或转介到精神科，及时给予干预。

2. 沟通策略

（1）了解患儿的真实想法　与患儿沟通时，父母可能会本能地保护孩子而免于向患儿流露任何"坏消息"。然而，儿童常对其疾病和预后知道得并不像父母感觉的那样少。幼儿最大的恐惧常常是围绕"不能行走"或"病中及病后与所爱的人分离"等问题，学龄期儿童常担心经历疼痛。此时，了解患儿的真实想法和他们的顾虑，是顺利沟通的根本保证。

（2）正常应对患儿的提问　儿童经常就疾病和预后向医务人员提问，当面临一个困难问题时，医务人员可能会对如何回答为最佳而举棋不定，面对闪烁其词的回答，患儿常常会感受到欺骗并觉得对方不值得信赖。在沟通过程中，儿童的反应非常个性化，医护人员或父母应敏锐地观察，镇静从容地回答孩子提出的问题，才能达到良好沟通的目的。

3. 引导患儿树立正确的死亡观念　如何引导患儿树立正确的死亡观念是与患儿沟通时最重要的任务。儿童对死亡的认识随着年龄增长、智力发育水平、教育及生活体验而逐渐成熟。可以借助儿童绘本（如一片叶子落下来等）来帮助儿童理解和认识死亡。

（三）哀伤辅导

1. 对父母的哀伤辅导　英国某哀伤辅导团队负责人 Christine 认为儿童去世后父母的悲伤与成人去世后引起的悲伤，最大的区别在于父母的悲伤持续时间更长，通常在 2 年左右。在患儿去世之前，团队主要提供家庭支持的咨询服务。哀伤辅导通常从患儿去世后 6 周开始，主要考虑到前期家庭都忙于葬礼的准备，分散了悲伤的注意力，等一切平静下来以后，家庭才开始感受到患儿的离去。

对丧子父母的哀伤辅导措施包括以下几个方面：①要让丧子父母充分倾诉。在有组织的团体辅导中，组织者要注意让丧亲者充分倾诉。只有在充分倾诉之后，丧亲者才会调整自己，重新找到生活的方向。②尽量用肢体语言表达关爱。在哀伤辅导中，丧亲者最常见的反应就是哭泣。辅导者应该默默地倾听，让哭泣者尽情地倾泻，同时辅导者可以轻轻拥抱哭泣者，要理解哀伤者的软弱表现，哀伤是不能压抑的，压抑哀伤会给他带来更为严重的伤害。③夫妻双方互相安慰鼓励，互相支持关爱，共同渡过难关。④要懂得规劝的艺术。在进行哀伤辅导时，辅导者一定要事先了解哀伤者的生活背景、丧子经历和现有的心情再进行规劝。耐心倾听，多听少说，不判断对方，予以真诚的关怀态度，适当地表达自己的哀伤情绪。同时，也可以配合对方的信仰，陪伴对方祷告或诵经，必要时鼓励对方寻求专业人士的帮助等。

2. 对儿童家庭成员的哀伤辅导　一般认为，儿童对丧亲的哀伤可能持续 1 ~ 2 年。在这期间，对孩子提供哀伤辅导的可以是孩子的家长、学校及幼儿园的老师、专业的心理咨询师、医护人员、社工或经过培训的义工等。首先，选择合适的时间和地点，坦诚地告知孩子其兄弟姐妹即将离世的消息。向年幼的孩子解释生老病死，如可以宠物的死亡和植物的凋零来说明亲人的死亡。其次，在患儿离世前，鼓励其兄弟姐妹用自己的方式表达对亲人的爱，面对面地进行"道谢、道歉、道爱、道别"，以免孩子在亲人去世后感到遗憾。鼓励他们参与照顾患病的亲人，送自制的心意卡或其他作品及合影留念等。最后，患儿离世后，建议家长和孩子一起整理逝者的遗物、一同翻阅相册、回忆以往家庭的生活片段等。提倡辅导寓于娱乐之中，可采用艺术治疗、游戏治疗、音乐治疗、故事分享等适合儿童特点的治疗方法，以疏泄儿童的丧亲之痛。

（四）社会支持

针对儿童如此高的癌症发病率和死亡率，许多国家建立了儿童临终关怀机构：如苏格兰东部的"瑞秋之家"和南部的"罗宾之家"，英国的儿童收容所协会（Association of Children's Hospice，ACH）、儿童姑息治疗协会（Association for Children's Palliativecare，ACPC），美国的儿童宁养中心（Children's Hospice）等。澳大利亚一些州设有肿瘤晚期儿童收容机构，中国台湾设有儿童宁养机构。大陆地区近年来也出现一些儿童临终关怀机构，如 2009 年在长沙成立的与英国联办的"蝴蝶之家"。这些机构均以团队的形式为生存期有限的儿童和青少年提供短期舒缓治疗、症状护理和临终期照顾等专业支持和帮助。机构中专业医护人员为患儿进行家居服务，给予镇痛治疗为主的舒缓疗护。许多社会工作者和志愿者也自发地、有组织地为儿童临终患者提供关怀与帮助，协助患者做出临终医疗意愿选择、情绪处理、家庭沟通、资源整合等，以减轻患病儿童及其家庭的负担。

第四节　艾滋病临终患者的护理

1981 年美国发现首例艾滋病病例，短短三十几年的时间，艾滋病已经以惊人的传播速度肆虐全球，对人类生命、社会、经济和文化造成了极大的影响，成为人类有史以来最具毁灭性的疾病之一。WHO 在 2016 年发布《全球卫生部门 2016—2021 年艾滋病毒战略草案》，国际社会决心在 2030 年之前终结艾滋病疫情这一公共卫生威胁。如果草案得以实施，各国和世界卫生组织将加快和增强艾滋病毒应对措施，使"终结艾滋病"成为现实。

一、概述

艾滋病（acquired immune deficiency syndrome，AIDS）是由人类免疫缺陷病毒（human immunodeficiency virus，HIV）所致的传染病，引起人体免疫功能部分或全部丧失，导致各种机会性感染、恶性肿瘤和神经系统损害，最终导致死亡。中国发现的首例艾滋病病例是 1985 年由境外输入的，自此艾滋病数量每年以 30% 的速度递增。截至 2015 年，中国近 50 万人感染艾滋病，在中国所有艾滋病病毒感染者中，约 15% 为 15～24 岁的年轻人，且年轻男性的感染率在上升。艾滋病具有较长的潜伏期（平均为 2～10 年）。艾滋病主要通过性接触、血液和母婴传播 3 种途径传播，病毒主要侵犯和破坏辅助性 T 淋巴细胞（$CD4^+T$ 淋巴细胞）。目前，艾滋病已成为严重威胁世界人民健康的公共卫生问题。

二、临床特点

HIV 病毒可以侵袭人的免疫系统（即人体抵抗各种外来感染的自然防御系统），逐渐降低并最终破坏人体的免疫功能。艾滋病临终患者的生理及心理特点如下。

（一）生理特点

1. 全身症状　发热、乏力不适、厌食、体重下降、持续性腹泻和易感冒等症状。除全身淋巴结肿大外，可有肝脾肿大。

2. 神经系统症状　出现头痛、癫痫、进行性痴呆和下肢瘫痪等。

3. 免疫缺陷所导致的机会性感染　包括卡氏肺孢子菌、弓形虫、隐球菌、念珠菌、结核杆菌、巨细胞病毒、EB 病毒、疱疹病毒等感染。可造成肺部、胃肠道、神经系统、皮肤黏膜和眼部等系统的机会性感染。

4. 免疫缺陷而继发肿瘤　如卡氏肉瘤和非霍奇金病。

（二）心理特点

1. 自卑心理　患者感染艾滋病毒后怕家人、同事知道而轻视自己，并受到周围人的歧视和责骂，产生巨大的自卑心理，不能正视病情，不愿主动接受医治，严重影响了治疗效果。

2. 恐惧心理　当艾滋病患者得知自己感染艾滋病毒后，常常伴随害怕、恐惧的心理。一方面，有些艾滋病患者对艾滋病的相关知识知之甚少，认为这是一种不可控制的绝症，所以时刻处于紧张状态，惧怕死亡；另一方面，艾滋病患者既害怕亲人、朋友疏离自己，担心受到孤立与冷落，又害怕连累家人的正常生活。

3. 失落心理　由于患者多为青壮年，感染艾滋病毒而严重影响了他们曾经的社会地位、经济收入、正常生活等，患者会产生失落感，变得消极沮丧，否认自身存在的价值。

4. 自罪心理　由于性生活问题或吸毒等而导致的病毒感染患者容易产生自罪的心理，精神压力很重，加之社会上某些人对艾滋病患者的冷落歧视，家属、朋友及同事的疏远、冷漠，有的甚至断绝关系，这些都会导致艾滋病患者产生被社会抛弃的孤独无助的心理。

三、护理措施

对于艾滋病临终患者，临终关怀团队需要改善他们日益恶化的健康状况；解决家庭成员在不受歧视的环境中生活；满足基本生活的条件；提供心理上和情感上的支持；获得预防和治疗艾滋病有关的知识等，真正为患者提供身心社灵全方位的整体照护。

（一）身体护理

1. 降温　由于晚期 AIDS 患者免疫功能低下，易引起各种机会性感染，导致持续发热、盗汗。医护人员在抗菌治疗的同时，还要根据发热程度给予适当的药物和物理降温，如口服解热镇痛药、注射激素或擦浴、冰敷等，达到降温效果。如患者降温时出汗较多，要擦干汗液，及时更衣，并嘱多饮水，必要时给予静脉输液补充水分。

2. 缓解疼痛　许多 AIDS 患者的疼痛与不同机会性感染有关；一些 AIDS 治疗药物也可引起不同程度及性质的疼痛，如齐多呋啶可致头痛。HIV 感染者的一些诊疗性操作也会引起急性疼痛。控制疼痛是 AIDS 临终患者最基本的治疗。护理人员必须注意观察疼痛的性质、部位与时间，根据观察结果来处理疼痛，如隐球菌性脑膜炎引起的头痛，可使用脱水剂来降低颅内压达到疼痛减轻。由 AIDS 本身疾病引起的慢性疼痛，要分散患者注意力，采用一切办法减轻患者痛苦，让患者听轻音乐，给疼痛部位冷敷或热敷、按摩及进行深呼吸。对有意识的 AIDS 临终患者，应免除疼痛的困扰，缓解疼痛是首要任务，不必担心增加止痛药物的用量。躁动不安者给予适量的镇静剂。

3. 减轻胃肠道症状　AIDS 晚期由于胃肠道感染，胃肠功能紊乱，腹泻是主要症状。要观察大便的性质、量、颜色；严重的长期腹泻、血便或伴有发热，应控制原发感染；伴呕吐者要注意防止水、电解质平衡失调，根据病情进行补液、对症治疗或口服补盐液防脱水；饮食宜清淡易消化，少食多餐；排泄物及污染物须经消毒处理后方可倾倒，防止交叉感染。

NOTE

4. 口腔护理 晚期 AIDS 患者由于口腔真菌感染，常出现口腔咽喉痛。检查口腔和咽喉是否有白斑、红斑及口腔黏膜溃疡；口腔疼痛不能进食者，每天可根据医嘱用3% 苏打水及其他漱口水进行交替漱口。让患者含漱口液 1~2 分钟后吐出，每天5~6次，注意观察治疗效果。利多卡因可减轻口腔疼痛，庆大霉素和甲硝唑有消炎作用，口腔溃疡可局部用药如喷西瓜霜等。

5. 皮肤护理 AIDS 患者可有皮肤感染，出现皮疹、破溃、化脓等。护理上应注意观察皮肤破损情况，如皮肤破损，应给予局部用药并包扎，避免因暴露而引起感染；可用抗真菌药膏涂擦；保持皮肤破损处清洁干燥，并指导患者及家属做好皮肤护理。

（二）心理护理

1. 充分尊重患者 艾滋临终患者与一般临终患者的心理有所不同，表现在大多数艾滋病患者在艾滋病毒检测呈阳性时就已经经历了震惊和愤怒的阶段，且由于患者在经历长期病程之后，大多知道对艾滋病目前尚无特效治疗的药物和治愈方法，所以讨价还价阶段在临终艾滋病患者身上也表现得不明显。临终艾滋病患者常处于沮丧阶段，医护人员应当充分理解患者所遭受的心理打击和精神创伤，既充分尊重他们应该享受的权利，又要注意保护他们的隐私和自尊。与患者交流时态度温和，语言亲切，充分体现对他们的真心关爱。

2. 满足不同层次患者的需求 对不同文化背景、不同个性素质的患者，在心理关怀方面应强调因人而异，提供不同层次的心理关怀以满足不同患者的需求。如对知识水平较高的患者，在与其交流时应注意对其人格的高度尊重，满足其较高层次的心理需要；对心理承受能力较差的患者，应以一种理解的态度使患者受到感动，以达到良好效果。

3. 鼓励家属给予关爱与陪伴 与其他病症不同的是，艾滋病因传染的特殊性（其与吸毒或性生活相关联），使艾滋病患者从感染时就承受着因歧视而带来的道德压力，相关的耻辱和歧视同样波及家属。家属因此常常责备患者，表现出愤怒、厌恶和疏远。医院可设立艾滋病临终病房，布置家庭式环境，让患者有家一样的感觉，鼓励家属陪伴，给予关怀和温暖。临终艾滋病患者特别希望能得到亲人的理解与关爱，家人的支持可减少患者焦虑、紧张及抑郁情绪。因此，做好艾滋病患者家属的思想工作，也是心理护理工作的重点。

（三）社会支持

1. 政府重视 中国对艾滋病患者的社会救助在政府引导下得到较好发展。在过去的几年里，中国建立了艾滋病全国综合防治示范区，为艾滋病患者及其家庭提供救助。同时引导艾滋病患者进行自救。2003 年，政府出台了"四免一关怀"政策：对艾滋病患者自愿免费血液初筛检测；对农民和城镇经济困难人群中的艾滋病患者实行免费抗病毒治疗；对艾滋病患者遗孤实行免费就学；对孕妇实施免费艾滋病咨询、筛查和抗病毒药物治疗；将生活困难的艾滋病患者及其家庭纳入政府救助范围，给予必要的生活救济。此政策显示出了对艾滋病患者及其家庭的救助日趋法制化的态势。

2. 社会援助 面对 AIDS 这种特殊的疾病，全社会除了物质上的帮助，更应为 AIDS 患者和感染者提供积极、健康、乐观的精神支柱。"红丝带"就是这样一个在世界范围内对于艾滋病患者关爱的符号。这个针对 HIV 和艾滋病的国际符号，1991 年在美国纽约第一次出现。这一标志被越来越多的人佩戴，它代表了关心，表示他们对 HIV 和艾滋病的关心，关心那些活着的 HIV 感染者，关心那些将要死去的患者，关心那些受艾滋病影响的人。红丝带也成为一种希望的象征，象征疫苗的研究和治疗感染者的成功，象征 HIV 感染者生活质量的提高。红丝带同样也代表着一种支持，支持 HIV 感染者，支持对未感染者的继续教育，支持尽全力去寻找有效的治疗方法、疫苗，支持那些因艾滋病失去至爱亲朋的人。

（四）灵性照护

1. 学习传统文化对人生的诠释 从临终关怀事业发展的历史来看，它最早起源于宗教对患者的安慰。在西方，宗教至今还对人的临终关怀发挥着重要作用。但在中国仅仅依靠宗教资源来达成对艾滋病临终患者的灵性照护是不够的。我们可以通过传统文化资源的诠释对人生目的和意义予以反思，儒家学说关于生死观的解读有：一是以完善人生来坦然面对死亡，展示出一种宁静淡泊的心境；二是以家庭亲情的陪伴、父死子继的生命延续来弱化临终死亡的痛苦；三是以"三不朽"（立德、立功、立言）的超越认识来摆脱死亡恐惧；四是以复归天地、重回大化流行来证实死而不亡。儒家理性的生死观，既让人积极进取有所作为，又使人保持精神上的宁静、平和，不为死亡的降临所烦扰。

2. 理性地看待生死 和其他已经走过人生大部分岁月的绝症患者不同，AIDS 临终患者大多处于青壮年时期，他们理应享有美好的人生，当艾滋病摧毁他们的一切梦想之后，他们比一般人群更需要对生死的理性认识。对艾滋病临终患者进行心灵关怀，是要告诉他们：人是向死而生的，每一个人从出生那一刻起，便开始了经历这一或长或短的由生活迈向死亡的旅程，正是因为人能够清醒地认识到这一过程的有限性，因此才能够把更多的生命内容注入这一有限过程之中。人死不过是肉体的死亡，所留下的丰富的生命内容可供更多的世人分享。

3. 回忆人生的美好 对艾滋病临终患者进行心灵关怀，还要尽可能地帮助他们回忆人生中的美好和快乐，给予他们积极的评价，将注意力集中在他们的美德和成就上，使他们以平静的心态步入人生的最后阶段。

4. 提供机会表达忏悔和歉意 艾滋病患者容易产生自罪的心理，加之社会对艾滋病患者的歧视，精神负担很重。在护理过程中，医护人员应鼓励患者表达思想，吐露自己的心声，并提供患者忏悔的机会和场所；帮助患者满足其心理需求，采用替代方式如倾诉、写信等方式，表达其内心的歉意和忏悔，并真诚告诫亲朋好友艾滋病预防措施等。

【思考题】

1. 患者刘某，男，45 岁，肺癌晚期，全身衰竭。患者知道自己将不久于人世，常独自垂泪，拒绝交流。作为他的责任护理人员，你将通过哪些方法帮助患者正确面对死亡？

2. 患者刘大爷，82 岁，独居老人，因脑血管意外导致失语，偏瘫在床。作为护理人员，我们可以从哪些方面给予帮助，使老人安宁舒适？

3. 患儿，女，9 岁，白血病晚期，有一个 6 岁的同胞弟弟，作为责任护理人员，你应该为患儿提供哪些帮助？如何抚慰患儿父母和弟弟？

第十一章　临终常用护理技术

护理人员在临终关怀服务中担负着重要的角色，尤其是掌握和运用临终常用护理技术，如日常基础护理技术、康复护理技术和舒缓疗护技术，可有效帮助临终患者减轻痛苦，促进舒适，改善生命质量。

第一节　日常基础护理技术

日常基础护理技术是指为维持临终患者的基本生理功能所提供的护理。护理人员应该掌握日常基础护理技术，在临床实践中为临终患者做好口腔护理、皮肤清洁护理、鼻饲护理和压疮护理等工作，以促进舒适和预防并发症的发生。

一、口腔护理

口腔内温暖潮湿并常有食物残渣留存，易于细菌生长。临终患者抵抗力降低，饮水和进食减少，唾液分泌不足，容易遭受病菌侵袭，导致口腔炎症和溃疡等并发症。因此，需要定期对临终患者进行口腔护理。

（一）一般口腔护理

1. 保持口腔清洁，预防口腔炎，促进口腔溃疡的愈合　根据患者口腔 pH 和引起口腔炎的菌种选用合适的漱口液，pH 为中性、无明显口腔炎症状时选用生理盐水；pH < 7 合并真菌性口腔炎时选用 4% 碳酸氢钠溶液；pH > 7 合并厌氧菌或其他细菌感染时选用 0.5% 的甲硝唑溶液或复方氯己定溶液。对于能配合、无意识障碍的患者选用以上溶液含漱，每天 4 次或 5 次，含漱能使口腔湿润，清除食物残渣和分泌物，防止黏膜干燥和促进口腔自洁。

2. 缓解口腔干燥　临终期患者常因张口呼吸、口腔唾液腺分泌减少等原因，大部分会出现口腔干燥。清醒能配合的患者用 10% 柠檬水含漱，每天数次，以促进唾液分泌，缓解口腔干燥。张口呼吸、意识障碍的患者可佩戴自制双层纱布口罩，口罩上用单口喷瓶喷洒温水，以纱布潮湿不滴水为宜。

3. 清除口腔异味　临终患者由于抗生素和激素的应用、自身免疫力低下等原因导致口腔菌群失调，致病菌大量生长繁殖，分解口腔内的物质，产生吲哚、硫氢基及胺类物质，使口腔出现异味。用 0.1% ~ 0.3% 过氧化氢溶液进行口腔护理，可以有效清除口腔异味。

4. 预防口唇干裂　对口唇干燥的患者使用润唇膏，4 ~ 6 小时重复涂抹 1 次口唇，或用棉签将蜂蜜均匀涂抹上下口唇，能有效预防口唇干燥和开裂。

（二）特殊口腔护理方法

对于病情危重、极度虚弱或有意识障碍的临终患者进行特殊口腔护理，每天3次。

1. 操作步骤　协助患者用温开水漱口，湿润口唇后，嘱患者张口，用压舌板撑开颊部，观察口腔情况，有活动义齿者，协助取下。以弯血管钳夹取含漱口液的棉球擦洗牙齿外面、内侧面、咬合面、颊部、硬腭、舌面、舌下。口腔黏膜有溃疡时，可用治疗溃疡的药物或药膜贴于溃疡处，嘴唇干裂者可涂润滑油。

2. 注意事项

（1）注意语气温和，语速稍缓，配合肢体语言，以便患者能听清并理解和配合。操作时动作轻柔细致，体现对患者的尊重和关爱。

（2）昏迷患者禁止漱口，擦洗时，棉球蘸水不可过多且每次只使用一个棉球，以免溶液吸入呼吸道和防止棉球遗留于口腔内。如患者喉部痰多时，要及时吸出。

二、皮肤清洁护理

临终患者由于疾病的影响，生活自理能力差，皮肤排泄的废物常常存留在皮肤上，刺激皮肤使其抵抗力降低，易致各种感染。皮肤的清洁护理能够促进临终患者的舒适，预防皮肤感染等并发症的发生，同时还可维护患者的自尊和自我形象，满足患者的生理和心理需要。

（一）皮肤清洁护理的目的

1. 保持皮肤的清洁和干燥，提高舒适度。

2. 促进皮肤的血液循环，增强排泄功能，预防皮肤感染等并发症的发生。

3. 有利于观察皮肤情况，早期发现皮肤问题。

4. 维护临终患者的自尊和自我形象。

（二）皮肤清洁方法

皮肤清洁方法的选择视临终患者的病情及喜好而定，同时还要考虑病房条件和设备。常用的清洁方法有以下几种。

1. 盆浴和淋浴　适用于生活基本能自理的临终患者。注意洗浴时间不宜过长，不超过20分钟；水温35~45℃为宜；浴室温度应保持在24~26℃。

2. 床上擦浴　适用于病情较重、卧床及生活不能自理的临终患者。

（1）操作步骤　协助患者取舒适体位，备好热水，将毛巾浸湿并拧至半干叠成手套状包于手上，依次擦洗患者的脸部、颈部、上肢、手、胸腹部、背部、下肢及会阴部。擦浴完成后，为患者更换清洁衣裤。擦浴时间应该控制在15~20分钟。在骨隆突出处用50%乙醇按摩皮肤以促进血液循环预防压疮。

（2）临终患者沐浴时的注意事项

①根据临终患者的病情和习惯确定擦浴时间，但饭后不宜立即擦浴。擦浴前最好排空膀胱，以免擦洗过程中产生尿意。

②擦浴过程中注意临终患者病情及皮肤情况，若出现寒战、面色苍白等情况，应立即停止擦浴，给予适当处理。

③协助患者脱除上衣时先近侧后远侧的顺序，如有外伤则先健肢后患肢。穿上衣时按先远侧后近侧的顺序，外伤时先患肢后健肢的顺序。穿脱裤子方法同上衣。

④耳后、耳郭、腋下、乳房下、脐部、腹股沟、腋窝、指间等部位应重点清洁。

⑤注意保暖，尽量减少翻身和身体暴露，防止临终患者受凉及保护患者隐私。

三、饮食护理

饮食是供给临终患者营养，维持生命的重要因素。临终患者常常会出现恶病质，包括组织消耗、厌食、骨骼肌肉萎缩、贫血、低蛋白血症等。通过饮食护理调整患者的营养状况，并尽量满足临终患者的饮食要求，不应过多限制，注意促进食欲。

（一）一般饮食护理

1. 鼓励患者树立正确的死亡观 努力减轻和消除恐惧感，尽量使其心情愉快，在病情允许的情况下，鼓励患者争取多吃一些。

2. 营养支持 饮食必须新鲜，且易消化吸收，蛋白质丰富的小块食品应随时备好以满足患者需要。一般鼓励患者每天至少喝半杯牛奶或豆浆，吃3种以上新鲜蔬菜，多吃水果，每天补充1500～2000mL的水。

3. 按症选食 按照临终患者的不同证候，选择相应的食物。如便血可选食有止血功能的紫茄菜；痰多气喘者，可选用萝卜、枇杷、生梨等；咯血者可吃鲜藕、荸荠等；口干时，吃流质饮食及水果等。

4. 按"性"选食 合理运用食物的性味功能来选食，临终患者一般不宜食用甲鱼，因甲鱼性凉补血，性冷滋腻，且不易消化；生姜、花椒、大蒜等性热，食后则生内火，热毒内蕴。

临终患者忌口是饮食调养的一方面；禁忌食物并非绝对，家属亲友要关心体贴患者，尽可能满足临终患者的饮食需求，让患者心满意足地告别人生。

5. 特殊情况护理

（1）食物哽噎时的护理 首先迅速让患者取坐位，两腿下垂，屈背，脸朝下，然后猛叩背部几下，食物可能会移动离开气道而被吐出。也可托住患者枕部，用食指和中指伸入口中将食物夹住取出。若无效，用海姆立克急救法。

（2）胃肠胀气时的护理 增加活动量，沿着结肠走向做腹部顺时针按摩，这对缓解胃肠胀气有一定的作用。对于严重的胃肠胀气患者，可采取肛管排气的方法解除。告知临终患者不要饮用碳酸饮料，尽量用鼻呼吸，不要张口呼吸。少吃易产气的食物，如豆类、卷心菜、萝卜、洋葱、菜花、黄瓜等。

（二）鼻饲护理

鼻饲法是指将胃管经鼻腔插入胃内，经导管将流质饮食、营养液、水和药物注入胃内的方法，以满足不能经口进食或病情危重的临终患者对营养和治疗的需要。

1. 鼻饲插管法 协助患者采取半坐卧位或坐位，测量插管长度，一般为45～55cm，用镊子夹石蜡油棉球润滑胃管前段，将胃管轻轻插入一侧鼻孔，插至10～15cm（咽喉部）时，嘱患者做吞咽动作，顺势将胃管向前推进，插至预定长度。插管过程中若出现恶心、呕吐可暂停插入，嘱患者做深呼吸；出现呛咳、紫绀、呼吸困难，表示误入气管，应立即拔出，休息片刻后重新插入。昏迷患者插管前先让患者去枕头向后仰，当胃管插入15cm时，左手将患者头部托起，使下颌靠近胸骨柄，缓缓插至预定的长度。确定胃管是否到达胃内的3种方法：①注射器连接胃管回抽。②将听诊器放于胃部，用注射器经胃管向胃内注入10mL空气。③将胃管末端放在水中。

2. 灌注鼻饲饮食方法

（1）每次灌注食物前先检查胃管是否在胃内，再注入少量温开水检查导管是否通畅，如患者无不适感，则可缓慢注入流质饮食或药液。

（2）灌注鼻饲饮食前，协助患者采取舒适体位，最好为坐位或半坐位。护理人员在灌注时，动作应轻柔、缓慢，保持匀速灌注。鼻饲饮食量开始宜少，待患者适应后根据机体状况酌情增加，通常每次鼻饲饮食量不超过200mL，鼻饲间隔时间要大于2小时。灌注药物时要将药片研碎溶解后灌注，以免堵塞导管。若注入果汁，要与牛奶分别灌注，以免产生凝块。鼻饲饮食温度应保持在38～40℃为宜，不可过冷或过热。鼻饲过程中，注意每次灌注液未流尽前，应将导管末端反折，避免空气进入胃内引起腹胀。

（3）鼻饲饮食灌注完毕后，再注入少量温开水冲洗导管，以防食物存积、变质、堵塞导管。导管末端封闭固定于枕旁或衣领处，防止导管脱落。维持患者鼻饲时的体位20～30分钟后方可平卧，以免鼻饲液被吸入肺内。

（4）长期鼻饲的临终患者，每天应进行口腔护理和鼻腔清洁。胃管要定期更换，普通胃管每周更换一次，硅胶胃管每月更换一次。

四、压疮护理

压疮是身体局部组织长期受压，血液循环阻碍，组织营养缺乏，致使皮肤失去正常功能而引起的组织破损和坏死，又称为压力性溃疡。临终患者由于长期卧床或不能自理，不能自由更换体位及营养不良等，是压疮的高危人群。压疮是临终患者常见的并发症，不仅给临终患者带来极大的痛苦，而且会加重病情，引发感染，危及生命。

局部组织长期受压为导致压疮发生的主要原因，另外，全身营养不良、皮肤表面潮湿不洁也为压疮发生的重要原因。

（一）压疮好发部位

压疮多发生于受压和缺乏脂肪组织保护、无肌肉包裹或肌层较薄的骨隆突处，并与卧位有密切的关系。

1. 仰卧位　好发于枕骨粗隆、肩胛骨、肘部、骶尾部及足跟处，尤其好发于骶尾部。

2. 俯卧位　好发于面颊、耳郭、肩峰、女性乳房、肋缘突出部、男性生殖器、髂前上棘、膝部和足趾等处。

3. 侧卧位　好发于耳郭、肩峰、肋骨、髋骨、股骨粗隆、膝关节内外侧及内外踝处。

4. 坐位　好发于坐骨结节、肩胛骨、足跟等处。

（二）压疮的临床表现

根据压疮的发展过程和侵害程度，压疮分为6期。

1. 可疑的深部组织损伤期　局部皮肤完整，呈紫色或黑紫色或有血疱，伴疼痛、局部硬结、凉或热等表现。

2. I期压疮　局部皮肤完整，有指压不变白的红肿。与周围组织相比，可能有疼痛、硬结、热或凉等表现。肤色较深者不易判断，可归为高危人群。

3. II期压疮　真皮层部分缺损，表现为有光泽或干的浅表、开放的溃疡，伤口床呈粉红色,没有腐肉或瘀肿。也可表现为一个完整或破溃的水疱。

4. Ⅲ期压疮 全皮层缺损,可见皮下脂肪,但没有骨骼、肌腱和肌肉的暴露,有腐肉,但未涉及深部组织,可有潜行和窦道。

5. Ⅳ期压疮 全层组织缺损,伴有骨、肌腱或肌肉外露,部分伤口床可能会覆盖腐肉或焦痂,常常有潜行或隧道。可能涉及肌肉和/或支撑组织(如筋膜、肌腱或关节囊)。

6. 难以分期 全皮层缺损,伤口床被腐肉(黄色、棕褐色、灰色,或褐色)和(或)焦痂(棕褐色、褐色或黑色)覆盖。只有彻底清创后才能测量伤口真正的深度,否则无法分期。

(三)压疮的预防

压疮的预防关键在于消除其发生的原因。因此,预防压疮要求做到"六勤":勤观察、勤翻身、勤擦洗、勤按摩、勤整理、勤更换。

1. 勤观察,早期发现 压疮护理人员应主动同临终患者交谈,了解病情及心理反应,制定正确的护理措施,使患者及家属获得预防压疮的知识、技能,积极配合改变体位。使用夹板、绷带、石膏或其他矫形器时,应随时观察患者局部情况,询问临终患者有何不适并及时调整,防止压疮形成。

2. 适时翻身,使用保护具,减少组织压力 对于病情稳定者,在舒适、可耐受的情况下适时给予翻身。采取翻身循环卧位,翻身交替顺序为:右侧位 30°→左侧位 30°→平卧位。对易发生压疮者,在背部、两膝之间、胸腹部垫上软枕、海绵垫,保护骨骼隆突处和支持身体空隙处。也可使用支被架,减少脚部压力。需要时可用海绵垫褥、气垫褥、水褥或羊皮垫。

3. 勤擦洗,勤整理,勤更换,避免潮湿及摩擦刺激 保持皮肤清洁,避免分泌物、排泄物的刺激,必要时用温度适宜的热水为患者擦洗背部皮肤。不可让患者直接卧于橡胶单或塑料布上,床铺、被服应清洁、干燥、平整,无皱褶,无渣屑,必要时更换床单。不可使用破损的便器,以防擦伤皮肤。

4. 保证足够的营养和水分 临终患者常存在营养不良,而营养不良是发生压疮的危险因素之一,因此改善患者的营养状况,维持机体营养的动态平衡,对预防压疮发生十分重要。在患者病情允许和意愿相一致时,争取保证足够的营养和水分摄入,给予合适的热量和蛋白质饮食。对于不能由口进食的患者,通过鼻饲注入营养物质,以保证患者的营养需要,必要时进行肠外营养。

(四)压疮的护理措施

1. 疼痛的评估和护理 每次交接班和更换敷料时进行常规的压疮疼痛评估,评估压疮规律和不规律的疼痛。在换药前 30 分钟,或换药过程中及之后可根据医嘱提供阿片类药物和(或)非甾体抗炎药。根据疾病状况、家庭经济状况和患者的意愿,可为成人患者使用含布洛芬的敷料及新型敷料减轻疼痛。

2. 创面气味的控制 用生理盐水彻底冲洗溃疡和创面周围组织,清除坏死组织,对于有恶臭味感染的溃疡可先用双氧水冲洗创面,再用生理盐水彻底冲洗创面。局部使用甲硝唑,可控制由厌氧菌和真菌感染引起的伤口气味。在病房里可考虑使用气味吸收装置,如活性炭包、香熏吸收房间里的气味,使患者产生舒适感。

3. 局部创面的处理

(1)可疑深部组织损伤期 此期处理目标是保护局部,防止持续受压,密切观察发展趋势。对无血疱、硬结者，可使用泡沫敷料或水胶体敷料；有血疱、硬结者，可剪去疱皮，根据渗出量情况选择泡沫敷料或水胶体敷料。

（2）Ⅰ期压疮　应用透明薄膜粘贴在发红和容易受到摩擦的部位，以减轻摩擦力，同时给患者翻身时避免拖拉；或使用泡沫敷料或水胶体敷料减轻压力。

（3）Ⅱ期压疮　对未破的小水疱（直径小于5mm）要减少和避免摩擦，防止破裂感染，使其自行吸收。大水疱（直径大于5mm）在消毒后，在水疱的边缘用注射器抽出疱内液体或用针头刺破水疱；然后用无菌棉签挤压干净水疱内的液体或用无菌纱布吸干水疱内渗液，贴覆泡沫敷料，待水疱吸收后再将敷料去除。真皮层破损者，首先用生理盐水清洗伤口及周围皮肤，以去除残留在伤口上的表皮破损组织，然后根据伤口的渗液情况及基底情况选择水胶体敷料或藻酸盐敷料。

（4）Ⅲ期压疮、Ⅳ期压疮和不可分期压疮　对于此几期的伤口主要是进行彻底清创、去除坏死组织，减少感染机会。用抗菌敷料来控制微生物负荷和气味，用水凝胶敷料来舒缓疼痛，达到创面坏死组织自溃清创的效果。用泡沫敷料和藻酸盐敷料来控制严重的渗水和延长粘贴时间等。

第二节　康复护理技术

在临终关怀临床实践中，康复保健对于临终患者具有非常重要的作用，是提高其生存质量的有效途径之一。临终康复护理是指在充分考虑晚期患者躯体、精神、心理、情绪、社会和经济能力的前提下，促使患者在疾病或残疾的限制下最大限度地发挥其功能的过程。临终康复是涉及多学科专业人员的团队式服务过程，康复团队由医生、护理人员、物理治疗师、作业治疗师、言语治疗师、心理治疗师及社会工作者等专业人员组成。

一、作业疗法

作业疗法（occupational therapy，OT）是应用有目的的、经过选择的作业活动，对身体上、精神上、发育上有功能障碍或残疾，以致不同程度地丧失生活自理能力和职业能力的患者进行治疗和训练，使其恢复、改善和增强生活、学习和劳动能力的一种治疗技术。严重认知障碍、意识不清及心、肺、肝、肾功能严重不全等需要绝对卧床休息者是作业疗法的禁忌证。

（一）作业疗法的分类

1. 根据作业名称　分为木工作业、黏土作业、编制作业、手工艺作业、日常生活活动训练、认知治疗性作业、园艺作业、文书作业、计算机操作作业等。

2. 根据治疗目的　分为减轻疼痛作业、改善关节活动度作业、增强肌力作业、增强协调能力作业、增强耐力作业、调节神经作业、改善功能作业、提高日常生活能力作业等。

（二）作业疗法的作用

作业疗法对于临终患者来说，可以帮助其恢复运动功能和必需的关节活动度，改善躯体功能，提高日常生活活动能力和自理能力。临终患者由于长期卧床，导致社会活动参与能力丧失，社会交流能力下降，使临终患者在社会交流过程中害怕表达自己的想法，不能与家人、医护人员进行正常沟通。作业疗法能借助作业活动改善晚期患者的社会能力和社会行为，提高个体表现能力和社会角色扮演能力，提高认知和感知能力，克服心理障碍，从而提高生活质量。

（三）作业疗法的应用

作业治疗活动很多，如何选择适合晚期患者的作业治疗活动对于作业治疗师而言是一项有难度的专业技能考验。

1. 日常生活活动训练（activities of daily living，ADL） 简称 ADL 训练，生活自理是晚期患者重新回归社会的重要前提。一般可分为进食、穿衣、床椅、转移、个人清洁卫生、上厕所、洗澡、家务劳动等。

2. 功能性作业训练（functional occupational therapy，FOT） 患者无论进行哪一种作业活动都必须完成相应的动作。如砂磨板，通过工作环境的改造，扩大关节的活动度，增加负荷，改变动作复杂性，使患者的肌力、关节活动度、协调性、体耐力、肌耐力及平衡能力等各方面得以提高。

3. 娱乐活动 娱乐活动在人类生命活动中与工作行为同样重要。其在人体的感觉过程、生理功能、认知和语言能力、社会关系等方面的形成及恢复过程中发挥着不可替代的作用。晚期患者要想回归社会，作业治疗是其娱乐活动能力恢复的重要手段。

4. 认知作业治疗 主要是通过作业治疗师对晚期患者的记忆、计算、解决问题能力等认知功能进行治疗，以提高患者独立生活的能力。

5. 辅助器具 患者康复服务器具的选购、设计、改造和使用都需要作业治疗师的参与，作业治疗师可以指导晚期患者通过康复辅助器具的帮助获得最大限度的生活独立。

（四）作业疗法的实施原则

1. 准备治疗性活动。

2. 预先选择患者的体位。

3. 按照结构顺序，将动作分解为连续步骤，并向患者详细解释每个步骤之间的关系。

4. 指令语言简单明了，当患者熟练掌握后再进行下一步的学习。

5. 开始时应有示范，治疗过程中和结束时有检查和评估。

6. 观察患者疲劳指征。

7. 适当给予支持和帮助。

8. 熟悉各个步骤的详细内容和特征。

9. 用显而易见的方法评定患者的进步。

二、言语疗法

临终患者的言语治疗主要是对因恶性肿瘤和其他原因导致的各种言语障碍的患者进行康复性治疗，使临终患者恢复交流能力，提高生活质量。

在临终关怀机构中，临终患者出现言语障碍是较常见的，如进行性神经肌肉疾病。而在其他一些疾病中，口语交流障碍主要表现为言语障碍和失声。对于临终患者而言，沟通障碍会使他们感到孤独，导致严重的心理问题，因此临终关怀团队中语言治疗师的特殊作用是通过尽可能长时间的沟通与交流，以维持晚期患者生命存活期间的生活质量。

（一）言语治疗的主要内容

1. 维护临终患者的交流信心，促进其运用所有的交流方式进行沟通，包括用手势和书写来补充谈话内容。

2. 帮助临终患者及其家属改变原来的交流策略和交流方式，使临终患者与临终关怀工作人员和家属的沟通得以顺利进行。

3. 向临终患者及其家属提供持续的帮助，让临终患者的家庭成员参与咨询和治疗过程。

（二）言语治疗的主要方法

语言和言语治疗师对临终患者进行的康复治疗，其目的是为了尽可能长时间地充分运用其已经损伤的发音机制治疗言语障碍，提高其生活质量。

1. 呼吸训练　利用膈肌运动的深呼吸训练可以帮助临终患者避免因说话出现呼吸困难。临终患者进行浅呼吸的，可以通过治疗师帮助患者学会短语和短句来清楚明确地表达思想。

2. 发声训练　发声训练开始时具有一定的难度，可能会出现音量弱小、喘息声、声音紧绷或中断的现象。语言和言语治疗师会要求临终患者同步进行呼吸和发声训练。当患者不能帮助其提高听觉意识、将声音贯穿于整个句子时，通过录音磁带或喉动描记器帮助提高听觉意识，帮助患者提高音调，并扩展音调范围。

3. 韵律训练　某些临终患者会有难以掌握说话节律的症状，表现为说话变得越来越快，直到快得不能理解。节拍器能够帮助临终患者练习单音节语言及减慢语速。

4. 发音训练　有语言障碍的临终患者应着重训练发音位置。语言和言语治疗师的治疗主要是提高患者发音的清晰度，清晰度也可以通过改变语速、强调重音和停顿来提高。语言含糊的患者需要夸张下颌、唇和面部运动训练，以帮助患者补偿由于肌肉强直导致的发音含混。

5. 佩戴义齿　当疾病的发展导致临终患者体重减轻，面部肌肉的张力也将发生变化，患者原有的义齿可能会变得松弛，进而影响说话和进食。重新安装合适的义齿或试行牙齿固定术可以在某种程度上改善晚期患者的语言能力。

6. 降低肌张力　临终患者说话时相关肌肉处于高度紧张状态，肌张力会增高，导致患者发音不清。患者在放松状态下集中精力说一句话，由于肌张力增高导致的肌肉痉挛就会减轻，因此经常听一些欢快轻松的音乐和在康复师的指导下做一些放松运动，具有一定的疗效。

7. 有效降低疲劳和厌倦　在治疗过程中，患者不免感觉疲倦，造成其语言质量会下降。另外，对于语言和言语治疗师而言，因反复听患者说话，往往会让他们产生疲倦感。因此，治疗师必须保持充分的时间与患者交谈，在交谈过程中不打断患者说话并帮助患者完成句子，鼓励患者说话，交流过程语气亲切温和。

三、推拿疗法

推拿是指在中医基础理论（尤其是经络腧穴学说）指导下，根据病情，运用各种手法作用于人体体表特定部位或穴位上，以调节机体生理、病理状态，从而达到防治疾病目的的一种方法。护理人员应了解推拿疗法的原理，在临终护理中进行运用，促进临终患者的舒适，减轻其症状。

（一）常用推拿手法

用手或肢体其他部分，按各种特定的规范化动作，在体表操作的方法，称为推拿手法。推拿手法的基本要求是：持久、有力、均匀、柔和。根据手法的动作形态，推拿手法分为以下几类。

1. 一指禅推法　用拇指指腹或指端着力于推拿部位，腕部放松，沉肩、垂肘、悬腕，肘关节略低于手腕，以肘部为支点，前臂做主动摆动，带动腕部摆动和拇指关节做屈伸活动。手法频率每分钟120～160次，压力、频率、摆动幅度要均匀，动作要灵活，操作时要求患者有透热感。本法接触面积较小，但深透度大，常用于头面、胸腹及四肢等处。

2. 㨰法　是以小指掌指关节背侧附着在一定部位，以肘部为支点，前臂做主动摆动，带动腕部做伸屈和前臂旋转的复合运动。注意压力、频率、摆动幅度要均匀，动作要协调而有节律。本法压力大，接触面也较大，适用于肩背、腰臀及四肢等肌肉较丰厚的部位。

3. 推法　用指、掌或肘部着力于一定部位，进行单方向的直线摩擦。用指称指推法；用掌称掌推法；用肘称肘推法。操作时指、掌、肘要紧贴体表，用力要稳，速度缓慢而均匀，以能使肌肤深层透热而不擦伤皮肤为度。此法可在人体各部位使用。

4. 揉法　用手掌大鱼际或掌根或手指指腹吸定于一定部位或穴位上，腕部放松，以肘部为支点，前臂做主动摆动，带动腕部和手指做轻柔缓和的摆动。操作时压力要轻柔，动作要协调而有节律，一般速度每分钟120～160次。本法刺激量小，适用于全身各部位。

5. 摩法　用手掌掌面或食指、中指、无名指指腹附着于一定部位或穴位，以腕关节为中心，连同前臂或掌、指做节律性的环旋运动。操作时肘关节自然弯曲，腕部放松，掌指自然伸直，动作要缓和而协调，频率每分钟120次左右。本法刺激轻柔缓和，常用于胸腹、胁肋部位。

6. 擦法　又称平推法，是用手掌大鱼际、掌根或小鱼际附着在一定部位，进行直线来回摩擦，使局部皮肤微红为度。动作要均匀连续，呼吸自然，不可屏气，频率每分钟100～120次。本法适用于胸腹、肩背、腰臀及四肢。

7. 拿法　捏提起谓之拿，即用拇指与食、中两指或用拇指与其余四指相对用力，在一定部位或穴位上进行节律性的提捏。操作时用劲要由轻而重，不可突然用力，动作要和缓而有连贯性。临床常配合其他手法使用于颈项、肩背、腹部和四肢等部位。

8. 搓法　用双手掌面夹住一定部位，相对用力做快速搓揉，同时做上下往返移动。操作时双手用力要对称，搓动要快，移动要慢。手法由轻到重，再由重到轻，由慢到快，再由快到慢。适用于腰背、胁肋及四肢部位，以上肢部最为常用，一般作为推拿治疗的结束手法。

9. 抹法　用单手或双手拇指指腹紧贴皮肤，做上下或左右往返移动。操作时用力要轻而不浮，重而不滞。本法适用于头面及颈项部。

10. 抖法　用双手握住患者的上肢或下肢远端，用力做连续的小幅度上下颤动。操作时颤动幅度要小，频率要快。本法可适用于四肢部，以上肢为常用。临床上常与搓法配合，作为治疗的结束手法。

11. 振法　用手指或手掌着力于体表，前臂和手部的肌肉强力地静止性用力，产生震颤动作。用手指着力称指震法，用手掌着力称掌震法。操作时力量要集中在指端或手掌上，震动的频率越高，着力越重。此法多用于单手操作，也可双手同时进行。适用于全身各部位和穴位。

12. 按法　用拇指端或指腹按压体表，称指按法。用单掌或双掌，也可用双掌重叠按压体表，称掌按法。操作时着力部位要紧贴体表，不可移动，用力要由轻而重，不可用暴力猛然按压。按法在临床上常与揉法结合应用，组成"揉按"复合手法。指按法适用于全身各部位；掌按法适用于腰背部及腹部。

13. 点法　有拇指点和屈指点两种。拇指点是用拇指端点压体表。屈指点有屈拇指，用拇指指间关节桡侧点压体表，或屈食指，用食指近侧指间关节点压体表。本法作用面积小、刺激量大，常用在肌肉较薄的骨缝处。

14. 捏法　用拇指与食、中两指或拇指与其余四指将患处皮肤、肌肉、肌腱捏起，相对用力挤压。操作时要循序而下，均匀而有节律。此法适用于头部、颈项部、肩背及四肢。

15. 拍法　用虚掌拍打体表，称拍法。操作时手指自然并拢，掌指关节微屈，平稳而有节奏地拍打患部。拍法适用于肩背、腰臀及下肢部。

16. 弹法　用一手指指腹紧压住另一手指指甲，受压手指端用力弹出，连续弹击治疗部位。操作时弹击力要均匀，频率为每分钟 120 ~ 160 次。此法可用于全身各部，尤以头面、颈项部最为常用。

（二）推拿疗法操作程序

1. 备齐用物，携至床旁；核对床号姓名；再次核对治疗卡，向患者说明推拿疗法的作用、方法，以取得合作。

2. 根据按摩部位协助患者取合适体位，暴露按摩部位。

3. 根据患者的症状、发病部位、年龄及耐受性准确取穴，并运用适宜的手法，每次 15 ~ 30 分钟。

4. 在操作过程中观察患者对手法的反应和感觉，若有不适，应及时调整手法或停止操作。

5. 操作后协助患者穿好衣服，安排舒适体位，整理床单位。

（三）推拿疗法注意事项

1. 室内空气新鲜，温度适宜，冬季做好保温，以免受凉。

2. 做好解释工作，消除患者紧张心理，取得患者的配合，安排舒适而便于操作的体位。

3. 根据患者的年龄、性别、病情、病变部位选取相应的部位，采用合适的体位和手法，以患者舒适、不易疲劳、操作方便为宜。

4. 操作前应修剪指甲，以防损伤患者皮肤，在行腹、腰部推拿前，嘱患者排空大小便。

5. 操作时手法用力要均匀、柔和、有力、持久，禁用暴力，以防组织损伤。为减少阻力或提高疗效，操作者手上可蘸水、滑石粉、液状石蜡、姜汁、酒等。

6. 推拿过程中仔细观察患者的情况，如出现头晕目眩、恶心、自汗等反应，应立即停止推拿，并做好相应处理。

7. 推拿疗法一般每次 15 ~ 30 分钟，每 10 天为 1 个疗程。

第三节　舒缓疗护技术

舒缓疗护技术是关注临终患者生理、心理、精神及社交的需求，通过艺术疗法及芳香疗法等技术给予患者舒适、放松及愉悦的感受，获得心理满足，目标在于提高和改善临终患者的生活质量。

一、艺术疗法

艺术疗法对临终患者心理活动具有积极的影响，可促进集中注意，提高灵巧性和意向持久性，提高自信心，消除自卑感；减轻焦虑、抑郁和压力，加强自我控制能力，减少对家庭、朋友及医护人员的依赖。

（一）音乐疗法

音乐疗法是指有目的地运用音乐的特性和感染力对人体的影响，作为临终康复护理实践中对晚期患者的社会心理和宗教等方面的支持形式，或者作为躯体症状控制、护理和药物治疗的辅助干预措施，是使晚期患者的身心得到舒适的重要手段。

1. 作用　音乐治疗虽然不能改变临终患者疾病的历程，但却是一种很有效果的辅助治疗方法。播放患者过去熟悉的音乐，可以帮助患者勾起对过去美好生活的回忆，转移患者对疾病困扰的注意力，缓解患者的身心痛苦；播放现时的流行音乐，让患者也有与时俱进的感觉，并激起患者对美好生活的留恋与向往。对于信仰宗教的患者，播放他们所信奉的神及教会的音乐，可以减少他们对死亡的恐惧，寻求到一种新的精神寄托。

2. 方法　音乐治疗包括听音乐、音乐创作和表达、传统音乐制作、口头交流等形式，在临终关怀服务中应主要采用接受式音乐治疗方法。该方法主要是以聆听音乐为手段，使人们对美好的音乐产生反应，从而对临终患者起到控制疾病、缓解身心痛苦和提高生活质量的目的。同时对患者的家属和其他照护人员起到化解痛苦、缓解压力、优化环境和净化心灵的作用。

音乐治疗可以按照音乐治疗师或医生的治疗处方进行，治疗时音量要适宜，一般不超过70分贝，环境要安静。

（1）**听音乐**　当临终患者产生愤怒、孤独、恐惧等心理反应时，音乐治疗师用恰当的音乐将患者的心理状态准确地表现出来，并通过音乐调动患者的情绪，使其走出情绪低落状态。患者在听音乐时，治疗师可邀请患者参与治疗过程，患者可以和治疗师一同演唱熟悉的歌曲，甚至治疗师可以根据晚期患者当时的身体状况，鼓励患者使用其熟悉的乐器一同演奏。在听音乐的过程中，临终患者会从音乐中感受喜悦，并将这种喜悦分享给其家人或同室病友，听音乐可以成为临终患者在临终护理服务整个治疗过程中不可或缺的一部分。

（2）**音乐联想**　临终患者在听音乐时，在音乐治疗师的指导下，想象与音乐相对应的画面和场景，如曾经旅行过的地方或是遇见的某个人及有意义的经历，以达到患者自我理解和自我成长的目的。

（3）**发挥家属的作用**　参与音乐疗法在干预临终患者心理精神状态和辅助治疗临床症状时，强调音乐和临终患者及其家属之间的密切联系，以及面对死亡威胁时音乐对临终患者的重要作用。音乐治疗是将患者与家属作为一个整体考虑，并在治疗中充分发挥患者家属、亲友的作用。在治疗开始时，也可以酌情安排患者家属或亲友收集歌曲，可以适当减少他们的无助感，进而将注意力从疾病和死亡转向正视生命的过程。

音乐在人际关系或人生的某个阶段具有明显的提示作用，可以引发晚期患者对美好或痛苦生活的回忆，再现逝去的情感。临终患者对濒死和死亡的感受，有时很难在亲属和好友面前表达，但可以通过记忆中的歌曲来表达和抒发。音乐治疗师应该鼓励临终患者以音乐的形式将压抑、疼痛等不良感受和情绪宣泄出来。音乐还可以在居丧期间社会支持工作和忧伤辅导中发挥显著作用。由于治疗师的参与，音乐还可以充分宣泄家属的哀伤，并使其能够尽快度过哀伤期，重新回归社会。

（二）绘画疗法

绘画治疗是指借助绘画及其创造性的自由表现活动，使绘画者将潜意识内压抑的情感与冲突显现出来，并且在绘画过程中获得抒发与满足，从而达到诊断与治疗的效果。它作为艺术疗法之一正被人们所逐渐关注。临终患者可以通过单独或小组活动的形式进行绘画创作，使参与者看到自己的进步，并得到他人的承认和鼓励，得到自我表现，增强参与兴趣。

1. 作用　通过绘画疗法能够达到以下临床疗效：改善和恢复情绪，缓解抑郁、焦虑及心理应激等；树立自尊和健康的自我形象；促进人际交往，改善社交功能；改善躯体症状：绘画疗法能够有效地缓解癌症患者的疼痛和焦虑，减轻疲乏综合征等躯体症状，从而提高患者的生活质量。

2. 绘画形式　绘画治疗在实际治疗中主要有三类形式：①自由绘画：在这种技术中，患者有最大的自由度表现其最渴望表现的内心世界，治疗师可考察出患者最主要的情结、被压抑最深的情绪、最迫切需要解决的事情。②规定内容的绘画：如 Buck 创造的 HTPtest（house、tree、person），即用三张纸画家、树、人，以此来判定患者的智能，人格整合程度，对家庭、亲情的态度和看法，以及对待自我成长的看法，并通过绘画后的自由联想了解患者的心理；Baumtest 是以画树来判定自我心理状态，通过画后的交谈达到释放压抑的情感，了解从未被注意到的自我，达到洞察心理的作用。③介于二者之间，给出一定的刺激，但并不规定以什么内容作画，主要是对未完成的绘画进行添补，治疗师最终的分析也不是根据患者的绘画内容，而是根据患者在给定的图画上做了什么性质的改动。

在绘画的过程中，绘画治疗除了要准备各种绘画的材料、舒适的空间、充裕的时间之外，更多地需要给予治疗对象秩序感、安全感和被尊重感，尊重其任何作品的呈现和成就。细心的倾听和温馨的关怀可引起治疗对象兴趣，诱导其在治疗中进行创造表现。现行的绘画治疗形式主要为画人、画树、画屋，自由联想绘画、涂鸦，绘画讲故事，九宫格统合绘画法等用具体形象表述抽象感觉的绘画技术。

临终患者大都会产生焦虑、消极、恐惧、孤独的情绪，甚至一些自暴自弃的想法。绘画有利于放松焦虑的情绪、改善心情、表达真实的自我情感和找到新的人生意义。在对临终患者进行心理辅助治疗过程中，国外多项研究均发现绘画艺术疗法能够有效缓解患者疼痛和焦虑，减轻疲乏综合征等躯体症状，从而提高患者的生活质量。

（三）诗歌疗法

现代意义上的诗歌疗法（poetry therapy），是阅读疗法与写作疗法的一种，即在治疗师的选择下，针对不同的治疗目的向患者推荐一些有不同情感色彩的诗与歌（通俗歌曲），让个体或团体阅读、诵读，或直接让患者参与写诗，帮助治疗师发现问题。并通过宣泄、领悟、净化、升华等作用，消除患者的不良情绪或心理障碍，是一种提高心身健康质量的心理治疗方法。

诗歌疗法依治疗人群分为个体治疗、家庭治疗、团体治疗。主要操作模式有：感受的/规定的、表达的/创作的、象征的/宗教的三大模式。

1. 感受的/规定的（receptive/prescriptive）模式　采用诗歌作品（或通俗歌曲）进入治

疗的模式。此模式有一个重要的概念"前在诗歌"（preexisting poems），即根据治疗要求，有目的挑选的诗或歌。此技术主要难点是挑选诗歌，解决之道就是治疗师拿自己做实验。在治疗之前，治疗师先测试入选的诗歌对自己产生了什么反应，再向治疗者推荐。治疗师在治疗过程中需要随时观察患者对诗歌的反应，并向患者提问，如"这首诗对于你意味着什么?""是否哪句诗特别感动了你或唤起了自我?"最后，可以要求患者选择自己喜欢的诗或歌。从这些诗与歌中，治疗师可以发现许多患者的信息，从而更好地理解患者的问题及促进患者的自我理解。

2. 表达的/创作的（expressive/creative）模式　该模式包括创作型的书写、写日记、写信三种形式。创作型的书写包括自由写作（任何主题或形式）与命题写作（对形式与内容作特别的要求）。与普通写作不同的是，治疗师可以向患者提供一个中心词，让患者自由联想与之相关的人、记忆、感觉、地方，最终形成一首诗歌。在写日记形式中，可以是简单的开放性结尾的经历记录，也可以是严谨深邃的思维行为的日志。写作者有权决定是否与治疗师分享日记内容。写信形式需要治疗师与患者互通信件，此举有利于拉近患者与治疗师之间的关系。

3. 象征的/宗教的（symbolic/ceremonial）模式　用象征或图像替代情感、行为、信仰的表述。美国的 Combs 和 Freedman 两位治疗师提供了发现情感与态度象征的方法。过程如下：列出一张情感、态度表格，对每条情感、态度进行想象。首先把它想象成一幅图画，记录下来。再把它想象成一个姿势、一种行为、一个声音记录下来。如冯至的诗《蛇》中就有这样的句子："我的寂寞是一条蛇，静静的没有言语。"就把诗人抽象的寂寞赋形为一条具象的蛇，这样的诗句用于心理治疗既促进患者内心的成长，又有利于治疗师发现问题从而帮助患者解决问题。

（四）舞蹈疗法

舞蹈疗法是指通过舞蹈的运动形式，调节人体机能，以调整情绪、治疗疾患，建立人体身心平衡关系的方法，是新兴艺术疗法中的一种重要形式。练习舞蹈对人的心理有疏导、慰藉作用，伴随着音乐，患者在一种近乎潜意识状态下用肢体语言宣泄自己的感情和内心冲突，从而达到缓解心理压力的目的。舞蹈疗法既可以被当成是一门艺术，也是一门科学，是促进身心健康的一种重要手段。舞蹈疗法可使晚期患者保持积极的生命状态，提升其生命质量。

舞蹈疗法一般可以在病房建筑的大厅中进行。一周可进行数次，每周 1 次是最低限度。为了促进团体内有意义的相互交流，以 6～8 人为宜，患者团体由舞蹈治疗师进行管理和引导。在开始进行治疗活动的时候，舞蹈治疗师必须尽力感受现场的气氛，并选择和现场气氛一致的音乐。动作以患者参加者的动作为基础，即兴地强化患者的动作中有建设性的、健康的部分。患者的心理状态随时间的推移会出现许多不同的变化，治疗师要根据这些变化改变治疗的方向。一般治疗活动的具体内容如下：

1. 热身　创造出接纳的气氛。提高身体各部分的活性，增强身体活动的意识，尽可能引导出有表现性的动作。

2. 发展　促进表现性动作的发展，促进团体的感情表现和感情体验。

3. 终结　调整高涨的情感，以平静的气氛终止治疗活动。

艺术疗法除以上疗法外，还包括虚幻疗法、陶艺疗法、心理剧和连句疗法等。

NOTE

二、芳香疗法

在西方的医疗保健领域中，芳香疗法已获得许多认可，几乎可以与每一个专业项目做结合，相关研究也显示了其在临终护理中的疗效。芳香疗法可促进临终患者舒适，提升生命质量。

（一）概念

芳香疗法（aromatherapy）是采用野生或人工栽培植物的天然精油（essentialoil），借由药草本身的功效，利用天然芳香气味分子，经由嗅觉、皮肤黏膜等进入人体，通过发挥性元素途径及化学接受器传导化学讯息路径来发挥作用，达到治疗效果。

（二）功能

精油在护理上的辅助功能相当广泛，包含抗压力、焦虑、忧伤、不安情绪等。精油可缓解肌肉酸痛、神经痛、头痛、感冒呼吸道症状、失眠等，还可缓解皮肤问题，如皮肤炎、烧伤、伤口瘢痕愈合、皮肤老化等。

（三）精油的选用

精油因所含成分不同而各有作用，且每种精油的成分复杂而具有多重功效。选用精油时需要注意：

1. 患者的差异性 不同症状需要选择不同的精油（表 11 - 1），另外由于个体对气味的感受主观，会引发不同的情绪，故需要尊重患者对气味的选择。

2. 精油的治疗和保存 需要确保精油的质量，标识有正确的学名、产地、保存期限等，且需以深色不透明的玻璃罐存放于阴凉之处。

表 11 - 1 不同精油的选择

作用	精油
疼痛缓解	薰衣草、迷迭香、辣薄荷、马荷兰、洋甘菊、百里香
缓解恶心感	辣薄、姜、肉桂、洋甘菊
抗菌	薰衣草、茶树、柠檬、佛手柑、杜松
抗病毒	薰衣草、茶树、尤加利
消除胀气	辣薄荷、姜、佛手柑、马荷兰
改善呼吸	乳香、尤加利、香茅、丝柏
利尿	丝柏、柠檬、葡萄柚、杜松、茴香
改善失眠	薰衣草、橙花、洋甘菊、檀香、乳香
镇静	佛手柑、洋甘菊、薰衣草、檀香、马荷兰
增进舒适感	柠檬、迷迭香
抗忧郁	柑橘类精油、马荷兰、百里香

（四）使用方法

在评估患者症状、选定可用的精油后，仍需要配合合适的方法才能让精油的效果得以发挥。芳香疗法主要是外用，如按摩、冷热敷、沐浴及漱口等。

1. 按摩 芳香按摩一般使用 1% ~ 2.5% 浓度（浓度 1% 是由 4 滴精油加上 20mL 基础油）。例如，运用于水肿按摩的按摩油可用柠檬、葡萄柚、杜松、丝柏、茴香精油各 10 滴，加基础油 200mL、蒸馏水 200mL 调和之后，每次适量使用。

2. 冷热敷　冷热敷是运用与皮肤的接触，使精油发挥效用。方法为将精油滴于少量水中，再以毛巾沾湿，如热毛巾中加入薄荷敷于腹部，有助于缓解肠胃不适，而冷敷则有助于缓解头痛。

3. 沐浴　将精油 4~8 滴滴于浴盆中泡澡，可协助全身肌肉放松，缓解疲劳。

4. 吸入法　将精油 6~8 滴置于熏香器中，借由低温让精油分子发挥，透过嗅神经传导气味，让精油发挥其特性。例如，临床常用茶树、薰衣草、柠檬精油除臭和清洁空气。

5. 漱口　将精油 1~2 滴加入开水或茶叶水（120~200mL），做漱口剂使用，可以改善口腔感染、治疗牙痛等。当口腔异味重时，可将柠檬精油加入一杯茶叶水漱口除味；有口腔溃疡时，则以薰衣草、茶树精油加入开水中漱口，能缓解溃疡的不适，甚至有助于溃疡的愈合。

6. 伤口护理　抗炎作用的精油可直接使用于表层伤口，例如，直接将薰衣草精油纯剂涂抹于静脉炎部位，可快速改善静脉炎的情形。

（五）使用注意事项

1. 要注意精油的安全，注意保存期限，并注意有无氧化。

2. 确认精油或按摩油是否适合患者的体质：先少量涂抹于皮肤不同的部位，在 24 小时内，如果有红斑或发痒等异样感觉，需减低浓度或更改其他性质相似的精油。

3. 使用精油时必须稀释，稀释后浓度单方不超过 3%、复方不超过 8%，尤其部分精油在高浓度时会产生毒性。如高剂量迷迭香会有神经毒性，鼠尾草和薄荷也具有神经毒性。由于临终患者的肝肾功能逐渐衰退，所以建议使用低浓度精油为原则。

【思考题】

1. 临终患者沐浴时的注意事项有哪些？

2. 临终患者压疮的预防方法有哪些？

3. 对临终患者实施作业疗法的作用是什么？如何应用？

4. 简述艺术疗法和芳香疗法对临终患者的意义和作用。

第十二章　居丧照护

居丧照护是通过对居丧者进行哀伤辅导，帮助居丧者有效地应对失去和悲伤，最大限度地降低由悲伤而带来的负性心理。通过遗体护理体现对逝者的尊重，给予家属最大的心理安慰并减轻哀伤；协助居丧者举行丧葬仪式，为居丧者提供心理支持，共同度过悲伤时期，使逝者安息，生者安康。

第一节　概　述

痛失亲人是人生最大的哀伤之一，居丧照护是向临终患者及其家属提供的一种人文关怀帮助服务。早期的适当干预能帮助居丧者顺利度过悲哀过程，早日恢复正常生活。

一、概念

1. 居丧（mourning）　是指自愿的行为表达和仪式，是被社会认可的、对丧失亲人的反应，其在不同的社会和不同的宗教团体中有不同的形式和持续时间。

2. 居丧反应　也称为对亲人死亡的悲伤反应（bereavement reaction）。与逝者关系越密切的人，产生悲伤反应也就越严重。亲人如果是突然死亡或是意外死亡，如突然死于交通事故或自然灾害，引起的悲伤反应最重。

3. 居丧照护（bereavement care）　是指医护人员运用医学、护理、人文知识及心理学技术等向居丧者提供哀伤辅导及支持性服务，帮助其在合理时间内引发正常的哀伤并监控完成哀伤的过程。

二、目的与意义

1. 帮助居丧者顺利度过居丧期　帮助居丧者接受亲人逝去的事实，有效应对失去和悲伤，降低负性心理反应，健康度过和经历哀伤的整个过程，恢复或建立新的生活。

2. 做好遗体护理，完成最后的告别　对逝者进行遗体护理，维持良好的遗体外观，体现对逝者的尊重和负责、对家属的安抚和慰藉，完成最后的、最好的告别。

3. 协助丧葬，实现善别和善后　丧葬文化民俗对居丧者的哀伤有极大的影响，举行丧葬仪式，有利于增加居丧者对死亡的真实感，及时宣泄悲伤情绪；同时在仪式中对逝者生命价值的肯定、尊重和赞扬，使逝者安息，生者受到鼓舞，增加继续新生活的信心和力量。

三、居丧照护程序

由医护人员和社会工作者等组成的居丧照护小组，按照居丧照护程序帮助居丧者顺利度过居丧期，早日回归正常生活工作。

（一）评估与诊断

1. 评估居丧者家庭及个人情况 包括家庭关系、经济情况、文化背景、宗教信仰等；逝者在家庭中的地位、对家庭的影响等；居丧者个人情绪、认知和行为评估。

2. 评估影响居丧者心理调适的因素 对于不同的人，在不同的丧亲中，所引发的居丧反应强度有很大的差别，主要受到以下4个因素的影响：①与逝去对象的关系：与逝去对象的关系程度是和居丧反应程度直接相关联的，如依赖程度、密切程度及与逝去对象存在安全的关系、冲突的关系还是爱恨交织的关系等。②死亡形式：如太突然、非自然的、意外的、超出人预期的死亡，会使居丧者没有心理准备，增加悲伤的强度和悲伤持续的时间。③个体因素：如人格因素、社会支持因素、宗教信仰和在之前自己经历的悲伤体验，以及其他的压力等都会对悲伤反应程度带来不同的影响。④社会与文化环境：因人们所处的社会文化背景不同，价值观念、风俗习惯、宗教信仰不同等也会对居丧者的悲伤反应带来不同影响。

3. 居丧者常见的护理诊断 ①抑郁：与亲人去世感到伤心、无助有关。②睡眠型态紊乱：与躯体不适、过度悲伤、不良情绪等有关。③不舒适：与躯体不适、心绪不宁等有关。④长期悲伤：与自我评价过低、拒绝接受逝者已去的事实有关。

（二）计划实施与评价

根据护理评估收集的资料，确定居丧者主要存在和潜在的健康问题，制订护理目标和计划。建立良好的信任关系，协助居丧者接受亲人已经逝去的事实，鼓励其不良情绪宣泄，告知居丧者悲伤抑郁反应是正常的，适当谈论逝者去世时情况，强化死亡的真实感觉，引发正常的悲伤反应。帮助居丧者与逝者关系进行重新定位，通过多种途径让居丧者有机会表达对逝者的思念或内疚感，比如可以给逝者写信，并以逝者的角色去写回信，翻阅逝者照片，讲故事等方法表达对逝者的思念，并逐渐把对逝者的感情转移到其他亲人或事物上去。协助居丧者度过特殊的日子，比如逝者生日、忌日等，可以去扫墓，亲人们在逝者坟墓前做简单的告别仪式。减轻对逝者的依恋，转向新的依恋。鼓励其利用有效的外部社会资源，重新开始新的生活。并对其日常生活进行指导，教会一些自我放松技术和促进睡眠的方法。

通过上门探视或电话回访，询问居丧者是否摆脱了悲伤的情感、进入新的生活，是否能以积极的心态面对未来的生活。具体可填写哀伤辅导追踪记录并进行评价。

第二节 哀伤辅导

丧亲经验是人必然会经历的，因丧亲带来的哀伤情绪会让人难以承受。居丧者不仅有心理哀伤，还面临许多社会再适应的问题，护理人员要对居丧者提供帮助，处理好其面临的问题，建立新的生活模式，本着"去者能善终，留者能善别"的宗旨为家属提供哀伤辅导。

一、基本概念

（一）概念

1. 哀伤（bereavement）　是指任何人在失去所爱和所依恋的对象（主要指亲人）时，所面临的境况，既是一个状态，也是一个过程，其中包括了悲伤（grief）和哀悼（mourning）的反应。表现形式有生理反应和情感、认知反应，也包括因为身心反应而带来的外在社交和行为表现。鲍比（Bowlby，1980）及派克斯（Parkes，1971）把丧亲当作是一种时间的过渡，并分为4个时期：麻木僵化期，渴念和搜寻期，解离、忧郁和绝望期，最后进入重组或复原期。

2. 悲伤（grief）　是居丧者的一种自然情感反应，是经历亲人或朋友死亡的情感和行为反应的一项重要特征。

3. 哀伤辅导　是针对近期丧失亲人的人，协助他们完成哀悼任务的心理辅导。辅导居丧者接受亲人去世的事实，并有效地应对失去，顺利度过悲伤期，最大限度地降低由于严重悲伤反应所带来的负性生理和心理等反应，改善居丧者生活质量，预防可能发生的影响健康的问题。

（二）哀伤理论

哀伤理论研究长期以来依循"悲伤过程假设（grief work hypothesis）"理论，20世纪80年代后强调"与逝者分离"的基本假设理论。当代研究者从依恋理论、爱结学说、创伤研究、认知应对研究、情感的社会功能等视角多方面对哀伤领域进行深入探索并出现了一些整合性的理论模型。英国精神专家约翰·鲍比（John Bowlby）认为依恋是从婴儿出生与照顾者身上本能产生的，如果失去了亲密联结关系就会产生哀伤。依恋类型分四类：安全型、回避型、矛盾型及混乱型。安全型的个体对亲人的逝去感到悲伤，但能尽快适应，不会被哀伤压倒；回避型的个体往往在丧失亲人后压抑或逃避和依恋关系有关的情绪；矛盾型的个体表现情绪化，不能很好应对与依恋相关的情绪，往往会沉溺于丧失亲人的痛苦中；混乱型的个体对自己和他人缺乏自信，不能正常的思考和谈论丧失。

了解哀伤理论，可以帮助我们很好解释哀伤的成因和规律，了解居丧者哀伤发生的过程和需要，进而制订相关咨询辅导方案。

二、悲伤的发展过程

悲伤是由于失去亲人所造成的"自我"丧失，而产生的生理和心理反应，这种反应是自然的、正常的过程。心理学家派克斯（Parkes）提出了人的悲伤反应要经历4个阶段，这4个阶段是循序渐进的，中间没有明显界限。

1. 麻木　家属在得知亲人去世的消息后，第一反应是震惊和麻木，尤其是突发的或意料之外的亲人死亡。表现为持久的发呆，甚至发呆持续数天。常常还存在非现实感，不能完全接受亲人已逝的事实。居丧者可能无法安静，就像在寻找去世的亲人。

2. 渴望　麻木反应之后就是悲痛，并常常渴望能再见到已逝去的亲人，反复思考逝者去世前的事情，似乎这样做可以发现到底是哪里出了错，现在可以纠正过来。有时候会感觉逝去的亲人就在身边，能看到亲人的影子，或听到亲人的声音。

3. 颓丧　悲痛之后变得冷漠，对周围事物、周围的人漠不关心，感觉到人生空虚毫无意义，对周围事物毫无兴趣。

4. 复原　随着时间的推移，悲伤减到可以接受的程度，放弃不现实的希望，开始新的生活，为了身边亲人，生活仍然充满希望。

派克斯的研究表明，居丧者经历以上4个阶段大约需要1年的时间。但是每个居丧者的表现和时间经历会有所不同。有的居丧者经历悲伤时间会稍长一些，甚至悲伤永远不会停止。但是这种触景生情、再度思念亲人而出现的悲伤感，已经融进许多令人快乐的思念，会想起和逝去的亲人在一起难忘的事情和快乐的时光，这些思念感可作为居丧者新生活的一个组成部分。

三、悲伤的分类

（一）正常悲伤

正常悲伤（normal grief）又称自然悲伤或非复杂的悲伤，是指遭遇丧亲失落后常见的感觉、认知和行为。美国哈弗大学医学院精神科教授沃尔登（Worden）从躯体、情感、认知和行为四个层面论述了正常悲伤的表现。

1. 躯体反应　主要包括饥饿感、胸部不适、呼吸短促、肌肉衰弱等。

2. 情感反应　包括忧愁、愤怒、罪恶感、焦虑、孤独、怀念、解脱及麻木的表现等。

3. 认知方面　表现否认、困惑，感到逝者仍然存在，甚至出现幻觉等。

4. 行为方面　包括睡眠障碍、哭泣、食欲下降、社会退缩、避免提起亲人或害怕失去对逝者的记忆等。

（二）病态悲伤

人的悲伤在程度和时间上是无法预料的，典型的悲伤反应不会超过1年的时间，但是也存在一些文化的差异。在悲伤过程中，由于某些因素使正常悲伤过程延长，或是悲伤出现延迟，或是经过正常悲伤过程后表现出难以控制的伤痛，则可能变为慢性症状，称为难以复原的悲伤，或病理性悲伤、复杂性悲伤。

1. 长期的悲伤（chronic grief）　居丧者悲伤延续1年以上后形成慢性抑郁或亚抑郁状态，主要表现自我评价过低或自罪感。拒绝接受逝者已去的事实，一直不合理地长期保存遗体或遗物等。

2. 延迟的悲伤（delayed grief）　居丧期未发生悲伤的患者，将有可能在后期发生抑郁、社会适应性不良、酗酒、惊恐发作、自残行为甚至自杀。也可能出现慢性愤怒和敌对、扭曲人际关系等，迟迟不能恢复正常的社交或工作。

3. 过度的悲伤（exaggerated grief）　居丧者反应过度强烈，甚至达到非理性的程度，表现对死亡的极大恐惧。

4. 掩饰的悲伤（mask grief）　悲伤者的反应和表现不能够发现与丧失亲人有关，未能在外显行为表达其悲痛之情，造成适应不良行为、生理疾患和精神症状。

病态悲伤反应影响身体健康，使免疫功能下降，患疾病风险增加。严重的还可以影响一个人的生存意愿，甚至导致死亡。

四、哀伤辅导措施

在亲人去世后，居丧者承受着巨大的悲伤体验和心理困扰，严重影响了现在和未来的生活。哀伤辅导能促进居丧者及时地宣泄、释放悲伤，健康地完成正常悲伤任务，缓解身心痛苦，减少或避免向病态或复杂哀伤的转变。

（一）哀伤辅导目标

哀伤辅导（grief counseling）的目的是接受失去亲人的事实，协助居丧者在合理的时间内，引发正常的哀伤，健康地完成哀伤任务。哀伤辅导不是使生者放弃与逝者的关系，而是协助他们在感情生活中为逝者找到一个适宜的地方，使他们能继续正常的生活。Worden 提出哀伤辅导目标有以下四点：

1. 接受失落的现实 哀伤者必须面对亲人已逝去的现实，只有当人们真正地面对痛苦、接受丧失时，才能获得力量去重整自己的生活。

2. 协助处理情绪 协助居丧者处理好已经表现出来的哀伤情感和潜在的情感，如愤怒、内疚、焦虑、无助和悲伤。允许自己悲伤、愤怒和有罪恶感，适时进行宣泄，逃避悲伤只会加深抑郁和苦闷。

3. 重新适应生活 协助居丧者克服失落后适应过程的障碍。适应包括外部适应如日常角色适应和内部适应如对新身份的认同和自我评价。

4. 与逝者建立联结 协助居丧者在参与新生活的过程中找到一个和逝者永恒的联结。对于居丧者来说，逝者会持续存在于他的意识中，可以通过介绍逝者、讲故事、仪式、冥想、给逝者写信等方式与逝者建立联结，作为缓和丧失痛苦的资源，将逝者留下的故事融入当下生命中，减轻哀伤痛苦。

（二）哀伤辅导技巧

1. 共情式倾听 共情是处理哀伤临床实践过程中的基础部分，哀伤辅导人员不仅要用倾听来感受居丧者，还应该用包容的态度来面对哀伤。居丧者一方面可以将自己的哀伤娓娓道来，另一方面也可以体验哀伤辅导人员所感受的哀伤，这种共情的投入就是哀伤辅导人员对来访者痛苦的开放、包容和理解。共情的投入提供了一个容器、一个神圣的空间，居丧者可以在这里自由徜徉，不受外界困扰，以一种安全的方式体验哀伤痛苦，释放痛苦，自我探索有利于找到哀伤的本质和相对应的方法。

2. 引导想象 意象引导练习，与逝者取得联系，消除居丧者疑虑，促进其情绪的转变，帮助居丧者从哀伤中走出来，追求新的目标。首先居丧者找个舒服的姿势坐下来或躺好、深呼吸、放松，想象自己在一个美好的地方：山川、流水、花草、树木……感受这美丽的景色。你也会注意到一束光亮穿过身体的每一部分，是你所爱之人的光辉，从一个富有治愈力的地方来安慰你，希望你知道他一切都很好，希望你可以自己照顾好自己，希望你能过得好。

3. 回忆录 鼓励居丧者撰写回忆录或回忆片段来怀念逝者，如记录所爱的人的特别之处、可爱之处、有什么爱好特长、喜欢吃什么、爱看什么节目等。鼓励居丧者能够与亲人朋友们分享他们所爱之人的人生片段。但此项方法不适合刚刚丧亲的家庭。

4. 体验哀伤之痛 此过程可以让居丧者以治疗性的书写来表达。书写的形式多种多样，可以写信、写日志、讲故事等。因为书写技术可以调动居丧者的自愈能力，帮助居丧者宣泄哀伤。在没有他人或干扰的环境中再次触碰自己的感受及正常表达出来，或者可以让居丧者大声读出来，进行宣泄和释放哀伤。

5. 使用逝者留下的纪念物品 逝者留下的纪念物品、音频、视频等对于居丧者是十分有益和有效的方法。如帮助临终患者录制录音或视频，表达和分享个人的真实情感与对亲人的祝福叮咛。听到录音或看到视频的家人和朋友能够在以后回忆起与亲人一起度过的美好时光，留下珍贵的记忆，减少日后可能会发生的遗憾，开始新的生活。

（三）哀伤辅导任务

每个人处理哀伤所需要的时间和状态是不同的，哀伤辅导所提供的教育就是提醒当事人，哀悼是一个长期的过程，而终点并不一定会达到哀伤前的状态。哀伤辅导要以个体需要为中心，协助其健全完成哀伤任务。

1. 建立信任关系　与居丧者建立良好的信任关系是开展哀伤辅导的基础。尤其是高危险人群，应给予高度的重视、关注和关爱。

2. 聆听与陪伴　对于亲人的死亡，多数居丧者最初的反应是不知所措，此时最好的方法就是陪伴、安抚和认真地聆听。做居丧者的听众比一个好的说教者更为重要。具体做法：①护理人员聆听的时候可以握着他们的手，积极认真地听，不要随意加入自己的判断和分析，要一边听一边点头，以表达自己的同理心。②要有回应地听，"对，请继续"等，表明自己在认真地听。③要有感性地听，说明听者把精力集中在谈话者的所思所想上。④适当地运用眼神交流、形体语言和恰当的身体触摸来与之交流。哀伤抚慰时切记以下几句话不要对居丧者讲："请节哀顺变""要勇敢""要坚强""不要哭"。

3. 指导居丧者宣泄情绪　允许家属释放悲伤情绪和适当哭泣，如果哭得太久或太激动，要采取适当的安抚行为，平复激动的心情。但是要给予居丧者足够的时间去表达，不要急于安慰或递送纸巾，因为这表达不要哭的信息。

4. 提高居丧者应对新生活的能力　通过角色扮演和问题解决等方法协助居丧者提高应对新生活的能力。但是要注意，一般不会建议居丧者在丧亲初期做出任何重大的生活决定，如不宜草率或匆忙结婚，建立新家庭。因为此期居丧者的情绪会影响一个人正常的判断能力。

5. 阐明正常的哀伤行为　协助居丧者认识哀伤的正常反应，鼓励居丧者坦然接受自己当下的情绪和行为，并提供必要的帮助资源。避免不恰当地发泄情绪，如酗酒、乱发脾气、自虐及虐待他人等。

6. 提供持续支持　通过团队辅导、追思活动及个别指导等形式给予持续的支持。尤其是某些纪念日或节日要提供足够的支持和帮助，以协助居丧者度过这艰难的日子。

7. 允许个体差异　每个人的哀伤表现与步伐都是独特的，不要为居丧者预设标准，因为每个人处理哀伤的节奏和方式方法是不同的。根据个体特点选择适合自己的最重要、最有效，必要时可配合选择如音乐治疗、艺术治疗、运动治疗、影片治疗、宗教治疗、意义治疗及反向治疗（做一个志愿者帮助别人）等方式方法。

8. 应对预期性哀伤　预期性哀伤视作哀伤的开始并具有预警作用。患者家属渐渐地承认亲人死亡不可避免，及早调整自己，做渐进性的心理准备；与患者充分交流表达感受，互相道谢、道情、道歉、道别、道爱并及时完成心愿，最后不会因亲人离去而措手不及，留下悔恨和遗憾。但准备死亡不可太早或太晚，一般而言，一个月是人们可哀伤忍受的时间。

9. 评估转诊的需要　哀伤辅导人员如果遇到复杂悲伤者，在自己能力和经验范围外，应寻求心理治疗师或精神科医师的帮助或转诊服务。

（四）儿童哀伤辅导

1. 如何向儿童告知亲人即将离世的消息 儿童和成年人一样在得知亲人离世的消息后会哀伤，我们应该关注儿童的心理需求，帮助儿童舒缓复杂的情绪，将有助于儿童健康成长。坦诚地告诉儿童亲人离世的消息是积极面对哀伤的第一步。

（1）首先了解儿童已知的情况 当儿童发现临终患者身体日渐衰弱、精神不好，向大人询问病情的时候，应该肯定儿童的敏锐观察，告知患者病情日渐严重。

（2）选择适当的时间和环境 选择儿童情绪稳定、患者安全无人打扰的情况下，家长或辅导者循序渐进地告诉儿童亲人即将离去的消息。如果儿童不能接受事实，辅导者要耐心地、坦诚地告诉儿童患者病情已经很严重最终结果是死亡。

（3）尊重儿童的反应和感受 面对亲人死亡的消息，不同儿童有不同反应，多数儿童悲伤哭泣，不相信事实；有的儿童只顾着玩，不做任何反应。这些都是儿童采取减压的方法，我们应该尊重儿童的反应，给予足够的私人空间表达哀伤。

（4）给予儿童支持和关爱 儿童得知亲人即将离去，会有不同的忧虑，会担心没有人关心爱护照顾自己，自己未来如何生活等问题，会产生不安全感。我们应该关心儿童，告诉儿童虽然亲人离去，还有亲人会爱他并关心照顾他，一起度过未来的日子。

2. 儿童哀伤辅导的方法 对儿童进行哀伤辅导要符合儿童的心理特点，常用的辅导方法有：记录儿童的生命故事、游戏治疗、音乐治疗、角色扮演及绘画等。具体方法如下。

（1）帮助儿童一起整理亲人的遗物（如衣服、相片等）。在整理过程中表达对亲人的思念，回忆家庭生活片段，也可以选择有意义的物品留作纪念。

（2）鼓励帮助儿童用自己的方法悼念亲人，比如记录儿童生命故事、绘画、写信等。

（3）陪伴儿童一起度过特殊的日子，比如逝者生日、母亲节、父亲节等，陪伴儿童并与之协商如何安排活动，有意义地追思逝者。

（4）在儿童的同意下，改变家中家居陈设，和儿童一起设计安排，通过共同的劳动使家庭更加温馨，同时也意味着家庭生活新的开始。

（5）多鼓励儿童参加社会活动、娱乐活动，寻找生活的乐趣和意义，更积极地面对人生。

第三节　遗体护理

遗体护理（postmortem care）是临终整体护理的最后步骤，也是临终关怀的重要内容之一。是对逝者人格的尊重，也是对逝者家属的心理安慰。

护理人员要尊重逝者和家属的民族习惯和要求，尽心尽力地以慎独精神做好遗体护理工作。

一、遗体护理过程

（一）目的

遗体护理的目的是使遗体清洁、五官端详、四肢舒展、无渗液，维持良好的外观，易于辨认。安慰家属，减少哀痛。

（二）准备

1. 用物准备　血管钳、剪刀、遗体识别卡、松节油、绷带、棉球、梳子、尸单、衣裤、鞋、袜，有伤口者备换药敷料，必要时备隔离衣、手套。

2. 护理人员准备　接到医生开出的死亡通知后，再次核对，确认患者死亡及时间，停止一切治疗及维持生命的护理。通知逝者家属并向家属解释遗体护理的目的、方法、注意事项和配合要点。

（三）操作步骤

1. 填写死亡通知单 2 张，送给医务科和患者家属。填写遗体识别卡 3 张，分别放于遗体的右手腕部、腰部、太平间的停尸屉外。

2. 携用物至床旁，屏风遮挡患者，维护患者隐私。

3. 请家属暂时离开病房，或共同参与进行遗体护理。护理人员撤去一切治疗护理用品，包括输液管、氧气管、引流管等。将床放平，遗体仰卧，头下放置一软枕，放置面部瘀血变色。双臂放于身体两侧，留一层大单遮盖遗体。

4. 清洁面部，整理遗容。洗脸，协助闭上眼睑，不能闭合者，可用毛巾湿敷或于上眼睑下垫少许棉花。嘴不能闭合者，轻柔下颌，用四头带或绷带托起下颌。

5. 填塞孔道。用血管钳将棉花塞于口、鼻、耳、肛门、阴道等孔道。

6. 清洁全身。脱去衣裤，擦净全身，擦洗顺序依次为上肢、胸部、腹部、背、臀及下肢。如果有胶布痕迹，应用松节油擦净，有伤者更换敷料，有引流管者应该拔出引流管后缝合伤口或用蝶形胶布封闭并包扎。

7. 包裹遗体。为逝者穿上衣裤，梳理头发，将一张遗体识别卡系在遗体右手手腕部，便于遗体识别。用尸单包裹遗体，须用绷带在胸部、腰部、踝部固定牢固，将第二张遗体识别卡放置尸体腰前尸单上。

8. 运送遗体。运送遗体于平车上，盖上大单，送太平间，置于停尸屉内，放第三张遗体识别卡于停尸屉外。取回大单、枕套、被套、床单一并清洗、消毒。非传染病患者按一般出院患者方法处理，传染病患者按传染病终末消毒处理。

9. 脱手套、脱隔离衣，洗手后，在当日体温单 40～42℃用红笔纵向书写死亡时间，停止一切医嘱，办理出院手续结账。

10. 清点遗物交给家属，若家属不在，应由两人共同清点，物品列出清单，交护理人员长保管，以后交给其家属。

（四）注意事项

1. 严肃认真，一丝不苟　遗体护理时，临终关怀医护人员应始终保持尊重逝者的态度，不随意暴露遗体，严肃认真地按照操作规程进行护理。动作敏捷果断，抓紧时间，以防遗体僵硬造成护理困难。

2. 注意减少对邻里的叨扰　患者在病房即将死亡或刚刚死亡，为避免惊扰其他患者，条件许可的话可将逝者移至单间，以便去世后在此处进行遗体护理。如条件不允许，可以用屏风隔离遮挡。

3. 对社会负责　对于逝者的穿戴用物等，应给予彻底的消毒再做其他处理。特别是患有传染病的逝者，其遗体护理更应该按照严格的隔离消毒常规进行，防止传染病的传播，以免给社会带来危害。

4. 妥善处理遗嘱和遗物 患者去世后,医护人员应该妥善地清点和保管好逝者的遗物、医嘱,并及时交给逝者法定家属或所在单位领导。

二、遗体整容

遗体整容作为一门正在兴起的专业操作技术,日益受到人们的重视。对逝者进行遗体整容,可以确保逝者以美好的形象安详有尊严地离去,使家属得到心灵的安慰,减轻家属失去亲人的痛苦。

1. 物品准备 化妆用品:化妆水、润肤霜、底色霜、定妆粉(化妆盒)、口红、腮红、眼影、眉笔、梳子、毛刷等。缝合包用品:治疗盘、治疗巾、缝合包、纱布、绷带、棉花、止血钳、剪刀、酒精等。遗体准备:化妆前,遗体要先做好遗体护理,即先清洁护理、消毒处理、填塞管道等。

2. 步骤 首先对破相的遗体进行修补缝合,尽量恢复原状;将遗体平卧、双臂于身体两侧。然后将治疗巾铺在胸前或颈部。化妆水、润肤露擦于面部、颈部暴露的部分;底色霜、定妆粉擦于面部、颈部暴露的部分;画出眉形及眼线,根据年龄对眼周围进行配色打眼影;扑上腮红,尽量均匀;画出唇线,涂口红;最后扑粉定妆。

3. 注意事项 化妆遗体最好不要超过四个小时,一般在去世 2~4 小时内完成。时间太久,遗体太僵硬,给化妆带来困难。若是从冰柜中取出遗体,应先在室温 20℃ 左右下放置 2~4 小时后,再进行整容化妆,尤其要注意先将面部皮肤按摩,使其水分渗出,松弛后方可进行化妆。

第四节 丧葬仪式

居丧期间重要的活动就是举行丧葬仪式,葬礼是一种社会仪式,也称安葬或火化遗体的仪式。葬礼仪式有着重要的心理学意义,大家聚集在一起哀悼逝者,肯定逝者的社会价值,给予居丧者一定的情感支持和帮助。

一、丧葬办理程序

1. 开具死亡证明 在医院去世的患者,由医院开具死亡证明书;居家去世的患者,可由居委会开具正常死亡原因证明,然后去就近医院开具死亡证明书;非正常死亡的由公安机关或法医医院开具死亡证明书。

2. 联系殡仪馆 家属领到死亡证明书后,联系殡仪馆将遗体接运到殡仪馆,根据家属意愿办理遗体冷冻保存、遗体整容、告别仪式、火化手续、选择丧葬用品等。

3. 确定开追悼会的时间 通知好友开追悼会的时间,亲朋好友与逝者做最后的告别。

4. 火化遗体,领取骨灰 追悼会结束后,遗体将被火化。家属可以在窗口目送遗体进入炉膛、出炉膛,可以要求自己捡骨灰,领走骨灰。

5. 安葬 骨灰安葬方式多种多样,常见的是墓葬,即将骨灰埋于地下,地上立碑。还有常见的是骨灰堂，室内骨灰架寄存。其他安葬方式还有骨灰墙、骨灰亭、骨灰廊、骨灰林、骨灰撒海、树葬等。安葬总的要求是提倡少占土地，树立现代丧葬文明。

二、民俗丧葬仪式

民间丧葬风俗是中国风俗中较稳定的一部分，历史上曾经流行过土葬、火葬、水面葬、悬棺葬等多种葬法。其丧葬仪式的形式主要包括以下几部分。

1. 报丧 发讣告，讣告也叫讣文，是人去世后报丧的凶信。我国现代讣告形式有三种，一般式、公告式、新闻报道式。民间一般采用的是一般式，比如登门告知，但是一般不入内，或电话告知等。

2. 停灵 ①运送遗体到殡仪馆。②设置灵堂。③接待吊唁亲友。

3. 告别仪式 ①居丧者和来宾各就各位。②奏哀乐。③全体人员向灵前行鞠躬礼。④主持者读追悼文或祭文。⑤来宾绕遗体告别。

4. 出殡 居丧者手捧遗像在前，然后是花圈、乐队和送葬者。

5. 祭祀 逝者安葬后的三天内，家庭内部举行一个简短的缅怀仪式。然后进行"七七"追思活动，家人团聚，共同表达哀思。"头七"是亲人去世后的第七日，此后每七天一祭，依次类推，至"七七"即逝后的四十九天结束。以后每年清明节、逝者忌日举行祭祀或追思活动。

三、宗教丧葬仪式

我国宗教信仰自由，不同的宗教组织对生和死的理解不同，所以医护人员也要尊重和支持逝者及家属的宗教丧葬仪式。每种宗教丧葬仪式都体现了宗教的生死观及文化内涵。

1. 佛教丧葬仪式 中国佛教徒的葬礼有坐龛、坐缸、火葬、土葬。佛教的礼仪分三部分：临终礼仪、超度亡灵、殡殓仪规。

（1）临终礼仪 佛教对临终者采用净土念佛的方法。佛教认为一个临终的人，只有诚心念佛，才能消除临终前的牵挂和妄想，减轻死亡的烦恼，实现魂归净土。此项礼仪又称护念或助念。临终助念时间从垂危患者奄奄一息开始，到气息停止、神识消失为止。

（2）超度礼仪 超度礼仪是佛法普度众生、轮回转世的表现形式，使之解脱，摆脱了烦恼、贪欲等，得到自由自在精神安慰的境界。超度亡灵的礼仪有：作七、诵经、拜忏、打佛七、水陆法会、放焰口等。

（3）殡殓仪规 逝者命终12小时后，便可移动遗体，为其沐浴、化妆、更衣等。佛教认为出殡、下葬仪式应该简单朴实，不搞繁文缛节的礼仪，也不必哭墓，切记铺张浪费。

2. 道教丧葬仪式 道教丧葬礼仪主张"道法自然"的殡葬礼仪，可分为临终礼仪、善后礼仪和祭祀礼仪三部分。

（1）临终礼仪 对重病将逝者，道众热情关怀、诵经送终，通过谈话启发临终患者坚守正念。安排临终唐舍，升虚礼仪周到细致，使临终者心情坦然豁达。

（2）善后礼仪 善后礼仪，道教称之为"送大单"或"羽化"，指道教徒逝去后的丧礼，包括小殓、大殓和安葬三项。小殓是指逝者装裹即穿寿衣；大殓是指装殓入棺；安葬礼仪是指将逝者送至墓地下葬时，道士行香诵经，超度亡灵，孝子叩拜，行吊慰之礼。

（3）祭祀礼仪 主要为逝者设"灵席"做七七荐祭礼。道教中有醮墓礼，即子孙后代需祭祀先人坟墓所在山川土地神祇。道教还规定清明节、中元节日要上坟祭扫亡灵、诵经、放焰口等。

3. 基督教丧葬仪式

（1）入殓仪 教徒去世后首先设灵堂，行守灵礼，包括吟圣歌、读经文、追思、祈祷、上香、洒圣水等。守灵结束后行入殓礼：降福棺木、献香、洒圣水、致祷词、遗体入棺、行礼、盖棺。

（2）弥撒礼 殡葬弥撒礼是在圣歌声中进行的，由主持人可以是主教或神父致辞，然后由主持人带领行忏悔礼。

（3）追思礼仪 一般由神父或主教主持，以集体唱圣歌开始，唱毕，众人应阿门，主礼人致候词、祈祷、读经、信友祷词、诵念天主经、辞灵礼、祝祷、瞻仰遗容等。

（4）骨灰安放礼 首先主礼人致辞，然后向骨龛洒圣水，接着全体宣示信仰。

（5）扫墓 划十字圣号，诵念祷词和祝福，向亡者献礼品、献花、献香、献果等。

4. 伊斯兰教丧葬仪式 伊斯兰教认为人人都会经历死亡，无人能够逃避，把死亡当作一个人最后的必然归宿。中国穆斯林仍遵守着古老的葬礼制度，可以概括为三个字："土""速""俭"，即人深埋土葬、遗体速葬、厚养薄葬。在葬礼期间，禁止号啕大哭，禁止喧哗、宴客，禁止轻生和自杀、放鞭炮、敲锣打鼓或使用其他乐器，禁止设灵位、挂遗像，也不摆设祭祀台和供品等。葬埋程序大体有备殓、浴礼、殡礼、埋葬、坟墓五个方面。

5. 天主教丧葬仪式 天主教殡葬礼仪，可以在家庭、圣堂或墓地举行。中国台湾和香港天主教会天主教葬礼仪式主要有三个阶段：守灵、出殡和下葬，各个阶段都有一定的仪式。

【思考题】

1. 居丧照护的目的和意义有哪些？

2. 居丧者家属悲伤一般经历几个阶段？

3. 简述遗体护理的目的和注意事项。

4. 患者李某，27岁因乳腺癌晚期入院，不久后治疗无效而死亡，其母亲悲伤欲绝，终日以泪洗面，不能自拔，严重影响其身心健康，请问可以提供哪些哀伤辅导帮助其母回归正常生活？

附　录

附录 1　安宁疗护中心基本标准（试行）

国家卫生计生委

安宁疗护中心是为疾病终末期患者在临终前通过控制痛苦和不适症状，提供身体、心理、精神等方面的照护和人文关怀等服务，以提高生命质量，帮助患者舒适、安详、有尊严离世的医疗机构。

一、床位

应根据当地实际需求和资金情况，并兼顾发展等设置床位数，床位总数应在 50 张以上。

二、科室设置

（一）临床科室：至少设内科、疼痛科、临终关怀科。

安宁疗护住院病区应当划分病房、护士站、治疗室、处置室、谈心室（评估室）、关怀室（告别室）、医务人员办公室、配膳室、沐浴室和日常活动场所等功能区域。

（二）医技和相关职能科室：至少设药剂科、医疗质量管理、护理管理、医院感染管理、病案管理部门。

医学影像、临床检验及消毒供应服务等，可以由签订协议的其他具备合法资质机构提供。

三、人员

（一）安宁疗护中心至少有 1 名具有副主任医师以上专业技术职务任职资格的医师。每 10 张床位至少配备 1 名执业医师。根据收治对象的疾病情况，可以聘请相关专科的兼职医师进行定期巡诊，处理各专科医疗问题。

（二）安宁疗护中心至少配备 1 名具有主管护师以上专业技术职务任职资格的注册护士。每 10 张床至少配备 4 名护士，并按照与护士 1∶3 的比例配备护理员。

（三）可以根据实际需要配备适宜的药师、技师、临床营养师、心理咨询（治疗）师、康复治疗师及中医药、行政管理、后勤、医务社会工作者、志愿服务等人员。

四、建筑要求

（一）安宁疗护中心的建筑设计布局应当满足消防安全、环境卫生学和无障碍要求。

（二）病房每床净使用面积不少于5平方米，每床间距不少于1.5米。两人以上房间，每床间应当设有帷幕或隔帘，以利于保护患者隐私。每床应配备床旁柜和呼叫装置，并配备床挡和调节高度的装置。

（三）每个病房应当设置卫生间，卫生间地面应当满足无障碍和防滑的要求。

（四）病区设有独立洗澡间，配备扶手、紧急呼叫装置。充分考虑临终患者的特殊性，配备相适应的洗澡设施、移动患者设施和防滑倒等安全防护措施。

（五）设有室内、室外活动等区域，且应当符合无障碍设计要求。患者活动区域和走廊两侧应当设扶手，房门应当方便轮椅、平车进出；功能检查用房、理疗用房应当设无障碍通道。

（六）设有关怀室（告别室），考虑民俗、传统文化需要，尊重民族习惯，体现人性、人道、关爱的特点，配备满足家属告别亡者需要的设施。

五、设 备

（一）基本设备。至少配备听诊器、血压计、温度计、身高体重测量设备、呼叫装置、给氧装置、电动吸引器或吸痰装置、气垫床或具有防治压疮功能的床垫、治疗车、晨晚间护理车、病历车、药品柜、心电图机、血氧饱和度监测仪、超声雾化机、血糖检测仪、患者转运车等。

临床检验、消毒供应与其他合法机构签订相关服务合同，由其他机构提供服务的，可不配备检验和消毒供应设备。

（二）病房每床单元基本装备。应当与二级综合医院相同。

（三）其他。应当有与开展的诊疗业务相应的其他设备。

2017 年 1 月 25 日

附录2　上海市社区卫生服务中心临终患者病情（生存期）评估表

床号　　姓名　　性别　　年龄　　住院号　　诊断

排序号	评估病情项目	级差比例					评估时间		
		100%	50%	30%	20%	10%	入院	一周	一月
1	摄入	平时正常量 18	平时半量以下 9	少量流质 5	少量啜饮 3	＊仅口唇囟动 1			
2	体能生活	自主行走全自理18	搀扶走大部分自理9	大多卧床自行用餐5	卧床能坐靠能交流3	＊仅能肢体徐动、吞咽1			
3	年龄（岁）	<50 10	50～69 5	70～79 3	80～90 2	>90 1			

NOTE

续表

排序号	评估病情项目	级差比例					评估时间		
		100%	50%	30%	20%	10%	入院	一周	一月
4	呼吸次/分	正常 10	活动后气促 5	平卧时气促 3	*>30 或<10 2	#张口点头样 1			
5	神志	正常 10	淡漠眼神呆滞 5	嗜睡或烦躁 3	*浅昏迷 2	#深昏迷或见"回光返照" 1			
6	血压收缩压	正常 6	<平时值20% 3	<100mmHg 2	*<80mmg 1	#<70mmHg 0.5			
7	脉搏次/分	正常 6	>100 或不齐 3	>120 或<60 2	*>160 或<50 1	#<45 0.5			
8	营养状态	无消瘦 6	略有消瘦 体重下降>10% 3	轻度消瘦 体重下降>20% 2	中度消瘦 体重下降>30% 1	重度消瘦 体重下降>40% 0.5			
9	脏器状况	无损伤 4	非重要脏器 损伤2	一个重要脏器 损伤1.5	两个重要脏器 损伤1	三个以上重要脏器 损伤0.5			
10	体温腋下℃	正常 4	>37.1 2	>38 1.5	*>39 或<36.2 1	#>40 或<35.7 0.5			
11	尿量mL/日	正常 4	略减>700 2	减少>400 1.5	*少尿<400 1	#无尿<100 0.5			
12	水肿	无 4	下肢水肿 2	全身水肿 1.5	伴胸.腹水 1	胸、腹水伴呼吸限制 0.5			
	共计								

说明：

1. 上表中含"*、#"格为限定警示指标内容，符合"*"内容3项以上者或符合"#"2项以上者，可确定病情已进入濒临死亡阶段，预计生存期约为3天。

2. 重要脏器指对生命延续有明显影响的脏器，如心、肝、肺、肾、脑，损伤包括脏器转移和/或功能衰（减）竭。

3. 血压的平时值指发病以前，血压在同样条件下的平均（3次以上）测值。

4. "回光返照"指患晚期癌肿或其他衰竭性疾病的患者，在临终弥留时，出现短期的"食欲增加、精神亢奋、神智转清、开口说话、思维清晰、肢体徐动"等现象，1~3天后病情急转，出现死亡。

5. "下肢水肿"指腿、足部任一侧、段的水肿，"胸腹水伴呼吸限制"指大量胸、腹水时引起呼吸困难。

6. 某些初入院患者，病情尚不稳定，如颅内内压增高、严重感染、高热，需待急症病况得到控制，方能比较准确地评估，本评估所得结果建立在安宁护理和缓和医疗的基础之上。

附录3　护理人员伦理准则

本准则提供通用的护理伦理原则与伦理规范，指导护理人员临床实践、护理行为和伦理决策。

第一章　总则

第一条，护理人员职责：为护理对象提供专业的关怀照顾，协同医师实施诊疗计划，及时与医疗团队沟通，开展健康教育与康复指导，提供全人护理，履行保护生命、减轻痛苦、促进健康、预防疾病的护理宗旨。

第二条，护理对象：个人、家庭、群体、社区。

第三条，伦理原则：尊重、关爱、不伤害、公正。

第二章　护理人员与护理对象

第四条，关爱生命，无论何时，救护生命安全第一。尊重人格尊严、知情同意权、自主权、个人隐私权和文化背景。

第五条，善良为怀，仁爱为本，热心、耐心、细心、诚心，提供全人、全程优质护理。

第六条，恪尽职守，审慎无误，无生理、心理、经济伤害，确保优质护理。

第七条，诚实守信，拒绝贿赂，一视同仁，公平正义，维护护理对象利益至上。

第八条，注重沟通、协调，构建理解、信任、合作、和谐的护患关系。

第三章　护理人员与合作者

第九条，护理人员与护理人员、医生、药技、行政、后勤等其他人员之间在人格和专业上是平等的。要团结互助，互相监督，互相支持，理解宽容，尊师重道，有团队精神，共建和谐医疗团队。

第四章　护理人员与专业

第十条，忠诚专业，爱岗敬业，遵守《护理人员条例》，恪守护理行为规范。

第十一条，终身学习，更新护理知识和技能，确保提供高质量的护理实践。

第十二条，遵循技术伦理，循证护理，精益求精；陶冶护理专业精神，发展专业，追求事业。

第十三条，积极参与护理科研，坚守学术诚信，求实创新，自觉抵制剽窃、杜撰、抄袭等学术不端行为。

第五章　护理人员与社会

第十四条，积极开展全民健康教育，在促进医疗护理公平和公众合理应用、享受卫生资源中坚守良知。

第十五条，当发生严重威胁公众生命健康的突发事件时，以公众健康为己任，主动请缨，服从命令，积极参加救护。

第十六条，积极参与医疗护理改革和社会公益活动，展示护理人员专业形象，维护职业尊严。

第六章　护理人员与环境

第十七条，为护理对象营造和提供安全、舒适、舒心的物理环境和人文环境。

第十八条，在护理执业活动中，防止医源性损害和医疗废物污染环境。

第十九条，维护护理对象、护理人员个人、医疗团队的信息和网络环境安全。

第二十条，共同创建和维护安全、公平、和谐的护理工作环境，以有利于保障提供符合专业价值的护理服务。

第七章　护理人员自身修养

第二十一条，自尊自爱，自信自强，积极应对压力，保持身心健康。

第二十二条，仪表端庄，言行优雅，严谨慎独，情操高尚。

第二十三条，兼顾事业与家庭，赢得事业与家庭和谐发展。

中华医学会医学伦理学分会

全国护理伦理学专业委员会

中国生命关怀协会

附录4　台湾安宁缓和医疗条例

第一条，为尊重末期患者之医疗意愿及保障其权益，特制定本条例。

第二条，本条例所称主管机关：在中央为行政院卫生署；在直辖市为直辖市政府；在县（市）为县（市）政府。

第三条，本条例专用名词定义如下：

一、安宁缓和医疗：指为减轻或免除末期患者之生理、心理及灵性痛苦，施予缓解性、支持性之医疗照护，以增进其生活品质。

二、末期患者：指罹患严重伤病，经医师诊断认为不可治愈，且有医学上之证据，近期内病程进行至死亡已不可避免者。

三、心肺复苏术：指对临终、濒死或无生命征象之患者，施予气管内插管、体外心脏按压、急救药物注射、心脏电击、心脏人工调频、人工呼吸等标准急救程序或其他紧急救治行为。

四、维生医疗：指用以维持末期患者生命征象，但无治愈效果，而只能延长其濒死过程的医疗措施。

五、维生医疗抉择：指末期患者对心肺复苏术或维生医疗施行之选择。

六、意愿人：指立意愿书选择安宁缓和医疗或作维生医疗抉择之人。

第四条，末期患者得立意愿书选择安宁缓和医疗或作维生医疗抉择。

前项意愿书，至少应载明下列事项，并由意愿人签署：

一、意愿人之姓名、国民身份证统一编号及住所或居所。

二、意愿人接受安宁缓和医疗或维生医疗抉择之意愿及其内容。

三、立意愿书之日期。

意愿书之签署，应有具完全行为能力者二人以上在场见证。但实施安宁缓和医疗及执行意愿人维生医疗抉择之医疗机构所属人员不得为见证人。

第五条，二十岁以上具完全行为能力之人，得预立第四条之意愿书前项意愿书，意愿人得预立医疗委任代理人，并以书面载明委任意旨，于其无法表达意愿时，由代理人代为签署。

第六条，意愿人得随时自行或由其代理人，以书面撤回其意愿之意思表示。

第六条，一经第四条第一项或第五条之意愿人或其医疗委任代理人于意愿书表示同意，中央主管机关应将其意愿注记于全民健康保险凭证（以下简称健保卡），该意愿注记之效力与意愿书正本相同。但意愿人或其医疗委任代理人依前条规定撤回意愿时，应通报中央主管机关废止该注记。

前项签署之意愿书，应由医疗机构、卫生机关或受中央主管机关委托之法人以扫描电子文件存记于中央主管机关之资料库后，始得于健保卡注记。经注记于健保卡之意愿，与意愿人临床医疗过程中书面明示之意思表示不一致时，以意愿人明示之意思表示为准。

第七条，不施行心肺复苏术或维生医疗，应符合下列规定：

一、应由两位医师诊断确为末期患者。

二、应有意愿人签署之意愿书。但未成年人签署意愿书时，应得其法定代理人之同意。未成年人无法表达意愿时，则应由法定代理人签署意愿书。

前项第一款之医师，应具有相关专科医师资格。末期患者无签署第一项第二款之意愿书且意识昏迷或无法清楚表达意愿时，由其最近亲属出具同意书代替之。无最近亲属者，应经安宁缓和医疗照会后，依末期患者最大利益出具医嘱代替之。同意书或医嘱均不得与末期患者于意识昏迷或无法清楚表达意愿前明示之意思表示相反。

前项最近亲属之范围如下：

一、配偶。

二、成年子女、孙子女。

三、父母。

四、兄弟姐妹。

五、祖父母。

六、曾祖父母、曾孙子女或三亲等旁系血亲。

七、一亲等直系姻亲。

末期患者符合第一项至第四项规定不施行心肺复苏术或维生医疗之情形时，原施予之心肺复苏术或维生医疗，得予终止或撤除。第三项最近亲属出具同意书，得以一人行之；其最近亲属意思表示不一致时，依第四项各款先后定其顺序。后顺序者已出具同意书时，先顺序者如有不同之意思表示，应于不施行、终止或撤除心肺复苏术或维生医疗前以书面为之。

第八条，医师应将病情、安宁缓和医疗之治疗方针及维生医疗抉择告知末期患者或其家属。但患者有明确意思表示欲知病情及各种医疗选项时，应予告知。

第九条，医师应将第四条至前条规定之事项，详细记载于病历；意愿书或同意书并应连同病历保存。

第十条，医师违反第七条规定者，处新台币六万元以上三十万元以下罚锾，并得处一个月以上一年以下停业处分或废止其执业执照。

第十一条，医师违反第九条规定者，处新台币三万元以上十五万元以下罚锾。

第十二条，本条例所定之罚款、停业及废止执业执照，由直辖市、县（市）主管机关处罚之。

第十三条，依本条例所处之罚锾，经限期缴纳，届期未缴纳者，移送法院强制执行。

第十四条，本条例施行细则，由中央主管机关定之。

第十五条，本条例自公布日施行。

NOTE

安宁缓和医疗条例施行细则

第1条，本细则依安宁缓和医疗条例（以下简称本条例）第十四条规定订定之。

第2条，经诊断为本条例第三条第二款之末期患者者，医师应于其病历记载下列事项：

一、治疗过程。

二、与该疾病相关之诊断。

三、诊断当时之病况、生命征象及不可治愈之理由。

第3条，本条例第六条之一第一项但书所称废止该注记，其方式准用同条第二项规定。

第4条，本条例第七条第一项第一款所称之二位医师，不以在同一时间诊断或同一医疗机构之医师为限。

第5条，本条例第七条第二项所称相关专科医师，指与诊断患者所罹患伤病相关专业领域之专科医师。

第6条，本条例第七条第六项所称得以一人行之，于同条第四项所定同一款之最近亲属有二人以上时，指其中一人依同条第三项规定出具同意书者，即为同意不施行、终止或撤除心肺复苏术或维生医疗。

第7条，本条例第八条所称家属，指医疗机构实施安宁缓和医疗或提供维生医疗抉择时，在场之家属。

第8条，本条例第九条所定之意愿书或同意书，应以正本为之。但患者转诊者，由原诊治医疗机构留具复印件，正本随同患者转诊。

意愿书已依本条例第六条之一第二项规定，以扫描电子文件存记于中央主管机关数据库者，诊治医疗机构得下载打印，并等同前项之正本。患者在同一或不同医疗机构就医时，其能提出前次签署同意书之复印件或复写本者，无需重复签署。诊治医疗机构应将该复印件或复写本，连同病历保存。

第9条，本细则自发布日施行。

主要参考书目

［1］施永兴.临终关怀学概论［M］.上海：复旦大学出版社，2015.

［2］李义庭，李伟，刘芳，等.临终关怀学［M］.北京：中国科学技术出版社，2015.

［3］史宝欣.临终护理［M］.北京：人民卫生出版社，2010.

［4］孟宪武，崔以泰.临终关怀［M］.天津：天津科学技术出版社，2002.

［5］化前珍.老年护理学［M］.北京：人民卫生出版社，2011.

［6］杨立群.基础护理学［M］.北京：人民卫生出版社，2013.

［7］宋岳涛，刘运湖.临终关怀与舒缓治疗［M］.北京：中国协和医科大学出版社，2014.

［8］吕探云，孙玉梅.健康评估［M］.北京：人民卫生出版社，2013.

［9］查尔斯·科尔.死亡课：关于死亡、临终与丧亲之痛［M］.6版.北京：中国人民大学出版社，2011.

［10］史宝欣.多元文化与护理［M］.北京：高等教育出版社，2010.

［11］施永兴，王光荣.缓和医学理论与生命关怀实践［M］.上海：上海科学普及出版社，2009.

［12］吕秋香，杨捷.卫生法学［M］.北京：北京大学医学出版社，2011.

［13］尚少梅.中国社会福利协会养老服务指导丛书：老年护理师实务培训（高级）［M］.北京：北京大学医学出版社，2014.

［14］高淑芬.老人护理学［M］.3版.台北：永大书局，2011.

［15］王英伟.安宁缓和医疗临床工作指引［M］.2版.台北：财团法人台湾安宁照顾基金会，2010.

［16］蔡丽云.安宁缓和护理学［M］.6版.台中：华格那企业，2016.

［17］史宝欣.生命的尊严与临终护理［M］.重庆：重庆大学出版社，2007.

［18］玛姬·克拉兰.最后的拥抱［M］.北京：华夏出版社，2013.

［19］阿图·葛文德.最好的告别［M］.杭州.浙江人民出版社，2015.

［20］闻曲，刘义兰，喻姣花.新编肿瘤护理学［M］.北京：人民卫生出版社，2015.

［21］赵平，王陇德，黎钧耀.预防肿瘤学［M］.北京：人民卫生出版社，2015.

［22］抗癌协会肿瘤心理学专业委员会.中国肿瘤心理治疗指南［M］.北京：人民卫生出版社，2016.

［23］高振英.最后的陪伴［M］.北京：学苑出版社，2016.

［24］白琴.舒缓疗护［M］.北京：人民卫生出版社，2013.

NOTE

［25］李嘉诚基金委员会．姑息医学：晚期癌症的宁养疗护［M］．汕头：汕头出版社，2008．

［26］（美）迈克尔·R. 雷明，乔治·E. 迪金森．温暖消逝：关于临终、死亡与丧亲关怀［M］．庞洋，周艳译．8 版．北京：电子工业出版社，2016．

［27］宋玉敏，安彦平，白彦芬．儿童白血病诊疗手册［M］．北京：人民军医出版社，2013．

［28］王燕，高静．老年护理学［M］．北京：中国中医药出版社，2016．

［29］孙东东．医疗告知手册［M］．北京：中国法制出版社，2007．

［30］施永兴，罗维．老年人安宁疗护［M］．上海：上海科学普及出版社，2016．

［31］施永兴．人生终站的陪伴：临终关怀百题［M］．上海：上海交通大学出版社，2012．

［32］邸淑珍．老年护理［M］．北京：中国中医药出版社，2015．

［33］李小寒．护理中的人际沟通［M］．上海：上海科学技术出版社，2010．

［34］刘晓红，康琳．协和老年医学［M］．北京：人民卫生出版社，2016．

［35］刘泰，谌剑飞．中西医结合睡眠障碍诊疗学［M］．北京：中国中医药出版社，2011．

［36］李惠玲．临终关怀指导手册［M］．苏州：苏州大学出版社，2014．

［37］Jennifer M. Strickland，pharmD，BCPS. 姑息药学关怀［M］．王晓波，王敬国，袭荣刚，等译．北京：人民卫生出版社，2012．

［38］李继平．护理管理学［M］．北京：人民卫生出版社，2014．

［39］苏永刚．中英临终关怀比较研究［M］．北京：中国社会科学出版社，2013．

［40］施永兴，王光荣．中国城市临终关怀服务现状与政策研究［M］．上海：上海科技教育出版社，2010．

［41］（美）伊丽莎白·库伯勒·罗斯，大卫·凯思乐．当绿叶缓缓落下：与生死学大师的最后对话［M］．张美惠译．成都：四川大学出版社，2008．